臨床心理学にとっての精神科臨床

―臨床の現場から学ぶ―

渡辺雄三・総田純次編

人文書院

目次

臨床心理学にとっての精神科臨床

——臨床の現場から学ぶ

はじめに

総田純次

この二十年ほどの間に、臨床心理士という職能が自立した職種として社会的に広く認知されるようになった一方、かつて心理療法や心理査定をも先導してきた精神医学は薬物療法や脳の研究の飛躍を通じて一般医学化の傾向を強めることになった。この結果、精神医学と臨床心理学の間で「こころなき脳科学」と「下部構造なき心理学」という両極化が進み、それが双方に独善性と貧困さをもたらしているのではないかという危機感を生んでいる。笠原嘉は二〇〇六年の「日本精神病理・精神療法学会」の教育講演で、若き精神科医が精神科臨床の場で精神療法的訓練を学ぶ機会が乏しくなりつつある現状を嘆いている。臨床心理学のほうでは、本書でも岡田（第二部第八章）らが強調しているように、とりわけ長年単科精神科病院で勤務してきた臨床心理士から、面接室の中だけに閉ざされた心理療法や心理査定といった作業の一面性が指摘されている。

『臨床心理学にとっての精神科臨床』というタイトルの本書はこうした危機感から編まれることになった。臨床心理士の作業は、心理療法であれ、心理査定であれ、コンサルテーションであれ、心理的次元に特化して為されている。それが臨床心理実践の専門性を保証している。しかし心理臨床が心理学という学たらんとすることで臨床の現実を抽象化してしまうと渡辺の論じるように（第一部第五章）、臨床とは身体、人間関係、社会的状況を事実的に生きる患者に治療者として関わることであって、心理的次元はこうした「下部構造」とでも呼べる事実性によって支えられ、規定されているのである。

心理療法にとって「治療構造」の重要性が繰り返し強調されるのは、心理療法が心理療法として自立的に営まれるためには、こうした「下部構造」が支えとなるように予め調整しておく必要があるからにほかならない。私自身の論文（第二部第二章）ではこれを「マネジメント」とか「広義の心理療法」と呼び、臨床心理士のみならず、精神科医、看護師、ケースワーカーなどメンタルヘルスに関わるあらゆる職種が身に付けておくべき共通言語と位置づけた。辻悟（第二部第七章、川戸論文参照）や成田善弘、下坂幸三といったわが国の指導的な精神療法医がずっと以前から、特殊化された技法に基づく心理療法の基盤としての一般的なあるいは日常的な心理療法の重要性を提唱している通りである。

精神科臨床が臨床心理学に対してもつ重要な意義は、心理的次元での作業がいかにこうした個人の意のままにならない「下部構造」に規定されているかを自覚させること、ついで自分の権能の範囲でその調整をする技術を身につける場を提供するというところにあろう。初めに挙げた、「下部構造」が意のままにならないことの体験は、本書の複数の執筆者が「イニシエーション」という言葉で表現しているものである。これは心理療法志向の強い治療者の多くが抱いている未熟な全能感を打ち砕く。また三宅（第二部第十章）らが生き生きと記述しているように、激しい急性期状態での関わり以上に、何ヶ月何年にも渡って単調なやりとりの続く慢性患者との面接こそ治療者自身の治療者としての存在意義を揺すぶるものである。渡辺（第一部第五章）の言葉を借りれば、これは治療者の慢性的な「死」の体験ということになろう。こうした経験は治療者にとってクライシスである。一方では病院臨床や心理臨床への幻滅や自信喪失をもたらし、そこから逃避する人も少なからず生むだろうが、これを潜り抜けて臨床家としてより深い水準に至るチャンスでもある。

「下部構造」の意のままにならないことを自覚しつつ、なおそれを建設的な方向に誘導するように関わるというマネジメントは、「下部構造」の諸条件の多様さに対応して様々な領域に跨っている。本書で成田（第一部第一章）は、身体的要因（身体因と薬物療法）、患者を取り巻く社会的関係（家族や職場）、治療者側の要因（チーム医療）、経済的要因（医療経済と公的援助）など、こうした多様な諸条件とそれへの介入を包括的に論じている。松木（同第二章）は、こうした諸条件のもとに心理臨床家として事例に関わってゆくための技能の養成を、精神科外来、デイケア、精神科病院、保護室といった多様な精神科臨床の場と関連づけて整理している。

近年ではこれらの諸条件は領域としてより分化し、医師、看護師、作業療法士、ケースワーカーなど多くの職種に特化されるようになってきた。しかし専門職への分化は同時に統合されなければならない。多様な諸条件に跨る一つの事例をどのように総合的に組み立てるかがマネジメントの肝要であり、それは通常チーム医療のリーダーとされることの多い医師に委ねればよいのではなく、それぞれの関与者がそれぞれの立場で担うべきものである。つまりほかならぬ私がマネジメントの主体である。本書の中で、横山（第一部第三章）、岡田（第二部第八章）、小泉（同第九章）、佐藤、野田（同第十章）などが叙述しているように、自分の職能が組織の中で十分認知されていないときですら、専門的な立場から主体的に行動することは個々の事例の成り行きを左右するのみならず、長期的には病院という治療環境すら変容させる可能性を秘めている。

こうしたマネジメントの習得にとって、松木（第一部第二章）、江口（第二部第一章）、山田（同第三章）ら多くの論者がそこでの臨床経験の重要性を強調する精神科病院は次のような点で有利である。①「重篤」とか「こころの闇」といった言葉で表現される、患者・治療者間の暴力的な相互作用に関わる機会をもつことができること、②その暴力性が病院のもつ種々の装置によって比較的安全に管理されていること（ただし隔離されているからこそ暴力的な現れをするとも言える。保護室とデイケアの落差を参照せよ）、③「重篤」な病態を規定する諸条件の多様さに対応して、投入される手段とそれを担うスタッフが多種であり、しかも要となるその連携を学ぶことが出来ること。精神科臨床でのこうした経験は、より日常的でソフトな治療構造臨床の場、例えば外来での心理療法（高橋：第二部第三章、小泉：同九章など）や学校や企業の相談室でのカウンセリングやコンサルテーション（米倉：同第五章、藤田：同第九章など）を支えるものともなろう。

こうした事例のマネジメントに基づいて面接が構造化されるとき、氏原（第一部第四章）が隣接する職能との差異化を図っているような、勝義の心理療法が可能となる。心理療法は構造化によって一種のエポケーを被り、患者、治療者の双方を規定している現実から自律性を獲得する。構造化された治療的空間において患者・治療者の相互作用は遊びの趣を獲得し、空想が展開するのだが、逆にこの空想の中に括弧に入れられた「現実」が映し出されるのである。つまり心理的次元と下部構造との関係は、単に下部構造が前者を規定しているというだけではなく、逆に心的現実が下部構造の諸条件を映し出すことによって、そこでの生き方を変容しうるのである。心理療法を通じての心と現実の絡み合いのこうした展開は、祖父江（第二部第六章）ら第二部の諸論文で見事に提示されている。マネジメントは勝義の心理療法が成立するための前提である。しかし勝義の心理療法こそがマネジメントに方向を与える。心的次元と下部構造との間に期待されるこの良い循環は、首尾よく運んだ心理療法の個別事例のみならず、本書の主題である医療と心理臨床の関係にも当てはまることである。成田（第一部第一章）や松木（同第二章）の指摘する精神医学と臨床心理学の近年の関係の嘆かわしさは、この循環を分断するものだからにほかならない。

「こころ」「精神」といった語で表されるものは、ヤスパースの言うように、他の現実の諸条件と同じ資格で一つの要因なのではなく、いわば光のように現実を照らし出し、照らし出すことにおいてのみ自らを表すものである。「こころ」は事物のように存在するわけではない。しかし事物のように存在しないからといって、「ない」わけではない。その意味で最近の精神医学は事物にのみ目を奪われ、それを照らし出す光に盲目になっていると言えよう。逆に「こころ」をそれが照らし出すべき現実から切り離すことも一種の実体化である。それは心理学という名のもとに「こころ」なるものをもう一つの条件として操作することに陥るだろう。『臨床心理学にとっての精神科臨床』、あるいはありうるかもしれない『精神科臨床にとっての心理学』は、照らし出されるものは照らし出すものがあって存在し、逆に照らし出すものは照らし出されるものを照らし出すことにおいてのみ自らを表すものであるという、この共属関係の回復を目指すものである。

本書を編むに当たって、第一部で精神科臨床の持つ意味を総論的に論じ、第二部では事例提示も含めて執筆者の臨床経験に近いところから語るという構成を取っている。しかし第一部でも横山論文（第三章）はかつての病棟開放化運動を生き生きと描写しているし、逆に第二部でも祖父江（第六章）のように事例を通じながら心理療法の本質に踏み込んだ論文もある。具体的に事例を提示しているかどうかにかかわらず、いずれの執筆者も自身の臨床経験から語っていることには変わりない。読者各位としては自身の経験と関心に従って興味ある章から読み始めていただくのがよいだろう。また臨床心理士資格認定協会の指定大学院の現行のカリキュラムについては、長年精神科での臨床活動を基盤としてきた臨床心理士からは批判もあるが、精神科臨床の実習に力を入れている二つの指定大学院の実情と課題を付章で紹介した。

第Ⅰ部　臨床心理学が学ぶべき基本的課題

第一章　精神科臨床の多面性

成田善弘

はじめに

筆者は精神科の一臨床医として大学病院、精神科病院、総合病院精神科、精神科外来クリニックなどの職場で臨床心理士とともに働いてきた。またここ十数年は臨床心理士を目指す大学院生の教育にもたずさわっている。そういう経験の中から感じてきた臨床心理士への期待についてはすでに別のところで述べたことがある[1][2][3]が、本稿ではそれらをまとめるとともに、とくに精神科臨床の特徴について、その多面性について臨床心理学と比較しつつ述べてみたい。

1　医学・医療の現状と臨床心理士への期待

医学は身体という目に見えるものを扱う学問であり、そこでは一人の人格ではなく、一個の身体あるいはその部分が問題になる。近代医学では身体は一つの機械と見なされ、病気はその一部の障害や欠損ととらえられている。したがって治療とは身体という機械の故障した部分や欠けた部分を修理したり、他者の臓器や人工の代替物で置き換えることである。こういう考え方を身体機械論という。この考え方では、患者の人格や歴史、その患者にとっての病の意味、他者との関係性といったものは問題にされない。こういう考え方を非人間的であるとして非難したくなる人もあるかもしれないが、近代医学はこのような考え方によって発展してきたのであり、われわれはこの近代医学の恩恵をおおいにこうむっている。たとえば手術中に用いられる人工心肺、腎不全患者に対する人工透析、臓器移植、白内障に対する人工レンズなどは、身体という機械の故障した一部を人工の代替物や他者の臓器で置き換えるものである。これらによって多くの患者の生命が救われ、その生活の質もおおいに改善している。

しかし医学・医療の進歩に伴ってさまざまな問題が生じてきていることもまた事実である。医療の細分化と専門化が進み、身体の部分、臓器は治療されるが、病をもつ一人の人間の苦悩に耳を傾ける人はいなくなった。それどころか一個の身体全体をみる人もいなくなりつつある。患者の人格や歴史や意味や関係性は顧みられなくなってきている。さらに医学・医療の進歩が新たに作り出している問題もある。かつては病気になれば治るか死ぬかのいずれかであったのが、今では病気をもったまま長く生きることが可能になっている。言い換えると、病気をもったまま長く生きねばならなくなっている。そしていかに生きるかという心理社会的問題が大きくなっている。また治療法の多様化に伴い患者に選択という負担がかかってきたこと、薬物の副作用や手術の後遺症、遺伝性疾患の出生前診断に伴う、その胎児を産むか産まないかという判断、体外受精や代理母出産などに伴う倫理的、社会的問題、脳死をめぐる問題、臓器移植のドナーとレシピエントの関係などの問題が生じてきている。そこでは機械論的身体観を超えて、人間の心や人格や関係性に目を向ける必要性が生じてきている。

一方臨床心理学は心という目に見えぬものを対象にし、身体の部分の欠損や障害ではなく一人の人間の苦悩を扱う。人間を無名化するのではなく、一人のかけがえのない人格として扱う。つまりその人の人格や歴史、病の意味、他者との関係性といった身体医学が顧みなくなったものが臨床心理学の対象なのである。

近年、医学・医療の領域に臨床心理士が進出しているのは、医学が新しいパラダイムを必要としていることによるのであろう。医学・医療の中に臨床心理学が関与し浸透することによって、医学・医療を深いところから組み換え、真の総合医学、全体医学を実現することが期待されている。

2　精神医学・医療と臨床心理学

前節で述べたことはすでに別のところで述べたことの要約である。筆者がこういうことをあらためて考えたのは、雑誌『臨床精神医学』が一九九九年に「病院における臨床心理士」という特集を組んだおりに、依頼されて「病院における臨床心理士の役割と貢献」[1]という一文を書いたときである。『臨床精神医学』という雑誌がこういう特集を組んだこと自体に、医学が臨床心理学に求めるものがあること、また臨床心理士がすでにかなりの程度に病院に進出していることを示している。依頼されてこの原稿を書いたときには、主として総合病院での経験を踏まえて、広く医学・医療の中の臨床心理士を想定して書いた。

これを書いたときの筆者は医師として臨床心理士に期待することを書いたのだが、そのときは精神科医としての自分と臨床心理士との間にそれほど大きな違いを意識していなかった。それは精神療法を専攻する精神科医としての筆者が総合病院の中で置かれている立場が、臨床心理士の立場と似ていたからかもしれない。精神医学は患者の身体の障害や欠損を扱うのではなく、心を対象とし、人格や歴史や意味や関係性を扱う学問である。この特徴は他科と比較して際立っている。そしてその精神医学の特徴をもっとも明瞭に自覚的に担っているのが精神療法だと思う。だから筆者は臨床心理学の役割を述べるときに、それを精神医学が果たすべき役割とほとんど同一視していた。

実際、臨床心理学の基礎を築いたとされる人たちの多くは、フロイトにせよ、ユングにせよ、サリヴァンにせよ、森田正馬にせよ、精神科医それも精神療法医である。臨床心理学は精神医学の中から生まれてきたと言ってよいであろう。筆者自身臨床心理士に接するときに、同じ道を志す同僚という意識で接してきたように思う。

しかし今回、「臨床心理学が精神科臨床から学ぶべき基本的課題」というテーマを与えられて、あらためて精神医学と臨床心理学の違いを考えさせられた。その上でふり返ってみると、筆者は臨床心理士に接するときに、同じ道に志す同僚という意識ばかりではなく、臨床心理学とは異なる方法論をもつ精神科医として接していたことに気づかされた。あらためて見直してみるとたしかに違いはある。精神科臨床の中では双方が互いにその違いを理解した上で、共通性をも意識し、協力してゆくことが必要であろう。

筆者がこういうことを言うのは、従来臨床心理学が精神医学との違いを主張することに精力を注ぐあまり、精神医学と精神科臨床から学ぶ態度に乏しいのではないかと感じることがあるからである。もちろんどのような学問もその創生期においては、まず他との違いを主張する。アイデンティティの確立は「私は他の何者かではない」という主張から始まる。精神医学も身体医学との違いを主張することによって自らのアイデンティティを確立し、その存在意義を主張してきた。臨床心理学が自らを確立するにあたって、まずもっとも近縁の学問である精神医学との違いを強調しなければならなかったのは当然のことかもしれない。

ただし、違いを強調することは、ときには、共通する部分を見ることを困難にしたり、互いに学んだり取り入れたりすることを妨げることにもなりかねない。本稿のはじめに医学・医療と臨床心理学を比較した際にも、筆者が医学・医療を単純化、極端化してとらえ、共通する部分を見ようとしていないという批判があるかもしれない。人格や歴史や意味や関係性を考えていこうという動きは、脳研究や心身医学や先端医療の中でいくらも見られるからである。臨床心理学にも、人格全体を見るよりもまず心の機能の一部に着目しそこを変化させようという試みもある。臨床心理学の揺籃期には精神医学との違いを強調する必要性があったであろうが、臨床心理学がしだいに自らを確立し成熟しつつある現在、あらためて精神医学を見直し、そこから学び取り入れる姿勢があってもよいのではないかと思う。その意味で本書のような企画がなされたことは臨床心理学の成熟のしるしであると思う。精神医学の方も、成熟した臨床心理学から学ぶことも多いと思う。以下に臨床心理学と比較しつつ精神医学の特徴をとり出してみるが、それが相互の理解を深め、よりよい臨床につながることを願う。

3 心と身体

臨床心理学と精神医学の違いの一つは、臨床心理学が基本的に心に注目するのに対し、精神医学は心と身体の両面に目配りするということである。精神医学は心（精神）をとり扱う学問であるが、医学であるからには必ず身体をも見ている。人間を心と身体という二元論からとらえようとしている。心と身体という二元論を克服し人間を全体的、一元的に理解しようという試みは哲学や心理学の領域で従来からなされてきたが、そういう議論は抽象的、観念的になりがちで、いまだ実際の治療には結びついていないように思われる。精神医学もまだ二元論を克服しえていない。具体的に言うと、人間の精神現象を理解するにあたって、それを身体的基盤から考える立場と心理的に考える立場の二つがあり、精神科医は患者の精神症状を理解するにあたって、ときには前者の立場で、ときには後者の立場で考えている。

精神科医の重要な仕事の一つは診断であるが、たとえば、うつ状態にある患者を診た場合、精神科医がまず考えるのは身体因性のうつ状態である。その患者に内分泌疾患や悪性腫瘍や脳血管障害や腎臓疾患や膠原病や電解質異常などがあるのではないか、あるいは薬剤の影響があるのではないかとまず考える。これらを見逃すと患者の生命の危機を招くことにもなりかねないからである。身体因性のうつ状態が否定されたら、次に内因性のうつ病を考える。内因とはむずかしい概念であるが、古典的には、生まれつきその個人に備わっている何らかの身体因が想定されるがいまだ解明されていないものを言うといってよいであろう。近年では、従来内因性と言われてきた症状は、遺伝因や脳機能の障害や社会文化的要因の影響など多元的に決定されると考えられるようになって、内因という概念はしだいに消失しつつあるようであるが、しかし内因性うつ病と呼ばれるある特徴をもったうつ病が存在することは事実である。これは心因によって生じるものではない。あるいは少なくとも心因が主要な原因ではない。脳機能の障害とくにセロトニンを中心とする神経伝達物質の調節障害と考えられている。こう診断できればまず休養を勧め、薬物療法を行う。薬物療法は神経伝達物質の調節の改善に作用し、相当に有効である。内因が否定されてはじめて心因を考える。人生の出来事や生活の状況が心因として作用して、うつ状態が生じているのではないかと考えるのである。つまり身体因→内因→心因の順に考えるのであって、決してこの逆ではない。近年では身体的要因と心理的要因が互いに複雑に作用し合ってうつ状態が生じると考えられるようになっているが、それにしても精神科医がまず身体因から考えることに変わりはない。その上で両者がどのようにからみ合っているかを考えるのである。

身体因性の精神障害にはさまざまなものがある。脳器質性の精神障害、中毒性の精神障害、症状性の（脳以外の身体の病変による）精神障害などである。総合病院の精神科医の重要な仕事の一つは、身体因性の精神障害とくに症状性の精神障害を診断することである。

こういう話を臨床心理学を学ぶ大学院生にすると、彼らが驚くことがある。なかには心の病はすべて心因により生じると考えていたという学生もいる。それほど極端でなくても、身体因性の精神障害がそんなに沢山あるとは知らなかったと言う学生はめずらしくない。もちろん、身体因性に始まった病像が心理的要因によって修飾されることはよくある。心理的要因が身体に影響を及ぼし、原疾患の経過に影響することもある。精神科医の仕事はそのあたりの相互関係に留意しつつ、そのどこに働きかけたらよいかを見定めてゆくことになる。

精神科医として臨床心理士の人たちと接していて感じることの一つは、彼らが当然ながらあくまで心理学的に考えていこうとする姿勢をもっているということである。その結果ときには身体への配慮が疎かになる場合もある。一つの方法論によって徹底して考えていくということは、その方法論の力を最大限に発揮させることになり、その方法論の光の当る限りのところを明るみに出す。それが思いもかけぬほど広い範囲にわたることもある。しかしすべてを心理学的に理解しようとすることには限界もある。心理学的理解をつきつめてゆくと、病に対する患者自身の寄与を問題にすることになり、ときには患者の責任を追及することになる場合もある。心理療法とは、ある意味では、患者の不幸には患者自身にも責任があることを認めてもらおうという試みである。そしてそれはときには患者に対して酷なことがある。臨床心理士にも、医師と同様にとまでは言わないが、患者の身体的、生物学的要因に目配りし、必要と判断したら医師に紹介してもらいたい。どこに紹介するか、いつ紹介するかを適切に判断することも臨床心理士の仕事の一部であると思う。適切な判断ができるためにはある程度の医学的知識が必要である。各科の医師とよい関係をもつことも必要であろう。総合病院で仕事をしている臨床心理士が面接室の中だけにとじこもっていては、患者の全体像が把握できず、必要な治療ができないこともある。また臨床心理士というものの存在を各科のスタッフに知ってもらうこともできない。総合病院の臨床心理士にはもっと積極的に各科出向いてもらいたい。

もう一つ、精神科医の重要な仕事は薬物療法を行うことである。近年薬物療法の進歩には目ざましいものがあり、統合失調症に対する抗精神病薬、気分障害に対する抗うつ薬や気分調整薬、不安性障害に対する抗不安薬や抗うつ薬の効果には見るべきものがある。とくに、かつてはもっぱら心因性と見なされて、心理療法のみが治療法であると考えられていたパニック障害や強迫性障害に対するＳＳＲＩ（選択的セロトニン再取り込み阻害薬）の効果には目を見張るものがある。臨床心理士もこういう現状を知って、必要に応じてクライエントに精神科医への受診と薬物療法を勧めてほしい。臨床心理士のなかには、心の問題が薬で解決するはずがないと考えたり、薬物療法に不信を抱いていたり、なかには薬物療法を勧める（勧めざるをえない）ことを心理療法の敗北であると考えたりして、クライエントが薬物療法を受けることをこころよく思わず、紹介をしたがらない人もいる。その結果クライエントに不必要な苦痛を与えている場合もないではない。

薬物療法には純粋に薬理学的作用による効果ばかりでなく、薬物がその患者に対してもつ心理的意味による効果もある。薬物を投与して患者に生じる反応は、患者と医師の関係により大きく左右される。薬物療法に対する患者の期待もさまざまである。薬によってすべて救われるといった魔術的な期待を抱く患者、薬物の効果を過大評価し、人格まで変えられることを恐れる患者、また精神科医から向精神薬の投与を受けることを狂気の烙印を押されることと受け取って、薬物療法に拒否的になる患者もいる。ときには医師から処方された薬に不満を言うことが、間接的な医師への非難、攻撃であったりする。またときには薬が医師からの贈り物であり、好意や愛のしるしと受け取られることもある。薬が「お守り」的な働きをすることもある。患者がつねに薬を持ち歩くことで、医師の存在を身近に感じようとすることもある。薬が彼らの不安を一時的に和らげるので、患者が依り所のない不安に襲われて頻回に、ときには大量に薬を服用することもある。薬が彼らの不安を一時的に和らげるので、過量服薬が嗜癖的になることもある。近年の向精神薬は安全性が高いとは言え、自殺の手段として用いられる危険性もないわけではない。過量服薬や自殺の危険を恐れて、医師が薬の管理を患者自身ではなく親や配偶者に委ねることもある。その場合、いつそれを患者本人の管理に戻すかを考え、そのことを本人の自立や成長として位置づけることが大事なことである。またときには、ある薬を服用するかどうか、量はどのくらいにするかを医師が患者にまかせることもある。それが患者に自立感を抱かせることもある。

薬物投与のもつ心理的意味についてふれたのは、臨床心理士にも薬をめぐって患者と話し合うことを回避しないでほしいと思うからである。処方するのは医師であるが、その薬を、あるいは処方されるということ自体を患者がどう体験しているかを理解するのは心理療法の重要な一部だと思う。一般に医師は薬理作用のみに関心をもち、薬物投与のもつ心理的意味については関心が薄いから、医師の診察でそういうことが話題になることは少ない。臨床心理士がそういう面に関心をもって聞けば、患者はいろいろ語ってくれると思う。そこから得られた理解を必要に応じて医師に伝えることもあってよいと思う。

4　治療を求めない患者・治療者を攻撃する患者

臨床心理士の面接のほとんどは、自ら面接を求めてくる人たち、つまり自分には何か問題がありその解決には専門家の援助が必要だと思っている人たちとの面接であろう。精神科医が対応しなければならないのは必ずしも自ら援助を求めてくる人たちばかりではない。病識のない精神病者は援助を求めないし、なかには医師を迫害者と見なす人もいる。パーソナリティ障害の患者のなかには自らは悩まず、周囲の人たちを悩ませている人もいる。通常の善意は役に立たず、理不尽な攻撃にされされることもある。好訴的な人もいる。暴力的な人もいる。筆者が共に学んだ精神科医のなかには患者に殺害された人もあり、激しい暴力を受けて重傷を負った人もいる。精神科医はそういう人たちにも対応しなければならない。自分の言動の一つひとつが著しく誤解されたり悪意に解釈されたりすることも日常の臨床の中でしばしばある。こういう人たちを治療の軌道に乗せるのはきわめて困難な仕事である。まず患者の体験の仕方、思考の仕方を理解し、そこから治療への道を模索しなければならない。これに対して臨床心理士の場合は、治療者のもつ枠組みや方法論にクライエントが入ってきてくれる場合が多いであろう。

病にかかり苦しんでいる人たちは、自分の病を理不尽なことだと感じる。なにゆえ自分がこういう苦しみを経験しなければならないのかについて、納得のゆく説明があるわけではない。彼らはやり場のない怒りを感じる。そしてその怒りはしばしば医師に向けられる。医師が社会的地位と権力をもっていると思われている分だけ、批判や非難も強くなる。医療訴訟の背景にこういう患者のやり場のない怒りが潜んでいることもあると思う。

とくに近年、人生の不幸や悲惨に対してそれを運命として受け入れるのではなく、自分の当然の権利に対する侵害と受け止めて他罰的になる人たちが増えているように思う。そういう人たちのなかには、自身の不幸を救ってくれないからといって、あるいはその不幸をむしろ増大させているとして医師を攻撃する人もいる。こういう人たちと接していると、底知れない無力感に陥り、もうこういう仕事からは手を引きたいと感じることもないわけではない。現に、厄介な自体にまき込まれることを恐れて、パーソナリティ障害の治療を断る精神科医もいる。

5　患者と社会

精神科医は患者個人だけでなく、患者をとりまく社会について考え、かかわらざるをえないことが多い。家族とも会い、患者の病気について説明し、治療への協力を依頼する。患者に支払い能力がない場合には、家族に治療費を支払ってもらわねばならない。入院患者であれば、いずれ家族に引き取ってもらわねばならない。入院患者を担当していた頃のことを思い出してみると、家族が患者との面会や患者の外泊を拒否したり、退院可能な状態になっても引き取ろうとしないことがめずらしくなかった。そのような場合、患者と家族の関係をどう調整するかが精神科医の重要な仕事になる。患者を引き取りたくないという家族の気持も、それまで患者とともに過ごしてきた家族の長い間の負担を思えば無理がないと思えることもある。医師として患者と家族の板ばさみになって苦慮することもある。

家族以外の関係者と会うことも多い。職場の上司や同僚あるいはメンタルヘルスの担当者、学校の教師、地域の保健師、場合によっては民生委員や保護司や警察官とも会わねばならない。ときには患者から迷惑をこうむっている近隣の人たちとも会わねばならない。そういう人たちに患者のことを理解してもらい、適切な対応をしてもらうようにするのはなかなかむずかしい仕事である。

さらに、患者が外出や外泊中に社会で起こすトラブルや事件にも対応しなければならない。経験の長い精神科医なら、自分の担当している患者が外泊中に傷害や殺人を犯してしまったということを経験している人もあるであろう。こういうときの主治医の立場はたいへん苦しいものになる。精神科医はただ患者の人権に配慮するだけではなく、社会の安全にも配慮しなければならない。主治医は外泊許可という判断が果して適切であったかについて責任を問われることになる。事件が起こればマスメディアにも対応しなければならない。近年、精神障害者の人権を尊重し、精神科病院を開放化し、入院期間を短縮し、患者を社会の中に受け入れていこうという動きがある。これは望ましいことである。われわれの世代の精神科医は、ここ三〇年から四〇年の間、病院を開放化し、患者を早期に退院させる努力をしてきた。しかし精神障害者が社会で犯罪を犯したりすれば、精神科医が責任を問われる。患者を一生病院に閉じ込めておけば社会で犯罪を犯す危険は避けられるが、早期退院を目指して努力すれば、事件の起きる可能性をゼロにすることはできない。そのはざまに立って、専門家として判断しなければならないが、人間が将来何をするかなど、現在の精神医学が予測できるわけではない。もちろん専門家としての能力の限りを尽くしてまず大丈夫と判断して外泊や退院を決めるのだが、それにもかかわらず患者が事件を起こすこともないわけではない。マスメディアの論調も、「精神障害者野放し論」と「患者の人権尊重論」の間を行ったり来たりする。もちろんそれぞれの論はそう主張すべき現実の事態があって出てきている。精神障害の治療がなおざりにされていたこともあり、患者の人権が尊重されていなかったこともある。それぞれの主張がそういう事態の改善に寄与してきたことは事実である。患者の人権と社会防衛とのはざまに立って苦慮しながら、つねにその両方から批判されるのが精神科医療の宿命かもしれない。なお念のためつけ加えておくが、内因性精神病者の犯罪発生率が一般人と比べて高いわけではない。

精神科医が社会との関係の中で書かねばならない書類ははなはだ多い。学校や職場に提出する休養のための診断書、自立支援や障害年金に関する診断書、入院患者についての任意入院、医療保護入院、措置入院についての診断書や報告書、その他さまざまなものがある。精神科医が書類書きに費す時間は相当なものである。しかも診断書を書くということには重大な責任が伴う。患者の人生を左右することにもなる。場合によっては裁判所に呼び出されることもある。

もう一つ書いておかねばならないのは医療経済のことである。現在の日本の医療はそのほとんどが保険医療の中で行われている。富める人も貧しい人もほぼ同じような医療を受けられることを可能にしているわが国の保険医療は世界に誇ってよいもので、諸外国から高い評価を受けているという。

とは言え、日常臨床の中で医療経済を考えると、現在の保険医療制度の中で病院経営を黒字にすることと良心的な医療を行うこととの両立はなかなかむずかしいことも事実である。これは何度も書いたことだが、保険診療で標準型精神分析（この名称には問題があるが、ここでは立ち入らない）を行うと、病院に入る金額は三九〇〇円である。相当な訓練を積んだ専門医が五〇分面接してこれだけの収入にしかならない。医師が働けば部屋は使うし、電燈はつけるし、冷暖房も使う。事務職員も働かなければならない。病院としては損失になる。これは一例だが、患者一人ひとりにある程度の時間をかける良心的な医療をして、かつ経営を黒字にするのは、現在の医療体制ではきわめて困難である。医師は経営者であればもちろんのこと、たとえ経営者でなくても、医療経済というものに直面せざるをえない。とくに公的な保険制度の少ないアメリカでは、短期間で症状に対する効果があると実証された（とされる）治療方法にしか保険会社が金を支払わないようになっている。わが国の保険制度もしだいに同様の方向に行くのではないかと思われる。しかし、精神科医が扱う疾患には短期間では改善しないものもある。心理療法を行うことで増悪を防いでいたり、ときにはより重篤な病気の発生を予防したりしていることは多々あると思うが、そういうことはいわゆる実証的調査、研究からは見えてこない。ましてや人生の意味を探究したり、パーソナリティの成熟を目指したりするような心理療法が現在の医療制度の中で評価されることはむずかしいのである。良心的な精神科医はこういう現実の中で、しかしできるだけよい医療を提供しようと努力している。理想だけ口にすることは容易であるが、現実の中でなしうる最善を模索することはむずかしい仕事である。

以上は精神科医が社会との関係の中でする仕事のほんの一端である。精神科医は患者の治療にあたって社会というものをつねに視野に入れている。社会には制度や法律も含まれる。そういうものを視野に入れ、それに制約されながら、またそれに助けられながら仕事をするのが精神科医である。

そんなことはあたりまえだ、どんな職業であれそうだと言えるかもしれないが、精神科医はとりわけそのことを意識させられる、意識せざるをえない職業であると思う。

6　チーム医療

精神科医療はチーム医療である。総合病院における他科との連携、協力についてはすでに述べたが、精神科の内部でも精神科医だけでなく看護師、薬剤師、医療社会福祉士、作業療法士、検査技師、看護助手、事務職員、その他さまざまな職種がともに働いている。スタッフが一つの社会を形成しているとも言える。臨床心理士もその一員である（はずである）。医療の中で比較的新しい職種である臨床心理士がチームの一員として認められるようになるには、まず医学・医療の現状をよく知って、そこで自分に期待されていること、あるいは自分のなしうることを知らなければならない。従来、臨床心理士の教育においては医学・医療についての教育の占める割合が少なく、多くの臨床心理士が医学・医療についてごくわずかの知識しかもたないままに医療の世界に入ってくることが多かったようである。そのため医療の世界の中で孤立しがちで、面接室にこもりがちとなり、患者との二者関係に埋没して、ときには「自分だけが患者のことをわかっている」と感じて、病院の体制や他のスタッフに対して批判の目を向けがちであったようである。もちろん批判的まなざしを失わないことは大切だが、批判するに先立って、まず自分が入っていこうとしている医療の実情をよく知ることから始めてほしい。精神科医療の中では、とくに入院治療においては、看護師の役割が大きいので、看護師とよい関係をもつことがきわめて重要である。臨床心理士も病棟に入り、看護師がどんな仕事をしているか、どんなことに悩んでいるかをよく知ってほしい。看護師の勉強会にも参加してほしい。そこで患者の心理を説明し看護スタッフの理解を深めてもらうことも必要であろう。ときには患者の弁護士として発言しなければならないこともあるであろう。しかし、患者との二者関係に埋没して他のスタッフの立場や気持を理解できなくなると、チームの一員として認められにくくなる。そうなってしまうと結局は患者の利益につながらない。場合によっては、病院の現状や現在のスタッフとの間で妥協点を探らなくてはならない。これは以前にも書いたエピソードだが、あるワークショップでこういう現実的配慮の必要性について論議していたとき、フロアーのある臨床心理士が立って「私たちは誰のために働いているのか」と発言した。現実と妥協することにより、患者のために働くという自らの仕事の原点が見失われてしまうのではないかという危惧からの発言であった。一瞬会場が粛然とした。たしかにこれは見失ってはならない原点である。しかし、患者のために働くと言うとき、その患者はいま目の前にいるその患者でなくてはならない。たとえば、臨床心理士が患者の気持を汲んだつもりで、患者が理想的なあり方で遇されていないと言ってスタッフを批判し、その結果スタッフと患者の関係が悪化し、患者がそこまでは望んでいなかったにもかかわらず退院せざるをえなくなるという事態を招いたとしたら、臨床心理士の発言はその当の患者の利益につながらないどころか、かえって不利益を招いたことになる。(そんな病院はさっさと退院して、もっとよい病院に行った方がよいという場合もなきにしもあらずだが、その場合はそういうよい病院があって患者を受け入れてくれるということが前提になる。)理想のためにだけ発言してはいけない。理想を見失わないようにしつつ、しかし目の前のその患者に現実的に益するように発言しなければならない。「患者のために」と言うとき、精神科医も臨床心理士もそこに自分たちの孤独や被害者意識や救済者願望を重ね合わせていないかを吟味しなければならないであろう。

看護師をはじめ他の職種の仕事の実態について知ることは大切である。そのための一つの方法として夜の病院を経験してみるのがよい。夜の病院は昼の病院とは別の顔をもっている。患者たちは不眠を訴えたり、病室から居なくなったり、自傷行為をしたり、性的行動化をしたりする。患者間のトラブルも起きる。昼間面接室で面接しているだけではけっして見えてこない現実がそこにはある。夜間勤務の看護師の仕事のたいへんさもわかるであろう。医師にも看護師にも薬剤師にも検査技師にも事務職にも当直があるが、臨床心理士には制度上それがない。だから臨床心理士はときには夜の病院に居残って、患者の実態や他のスタッフの仕事ぶりを見るのがよいであろう。そこから自分のなしうることが見えてくると思う。

精神医療の現場で働く臨床心理士の仕事は多面的である。職場が病院であるか外来クリニックであるか、そこにどういうスタッフが働いているかなどによって、臨床心理士に期待される役割もさまざまであろう。目の前にある仕事、もちこまれる仕事を、「それは専門外です」と断るのではなく、積極的に引き受けてもらいたい。とくに職種と職種の隙間にあるような仕事を見出し拾い上げてほしい。それには幅広い知識と技術、柔軟な姿勢が必要である。従来臨床心理学の大学院における教育が、いくつかの理論とそこから導かれる心理療法の教育に偏っていたのではないかと思う。臨床経験が豊富で現場をよく知る教員が少ないことにもよるであろう。そういう教育を受けてきて現場に入ると、今まで習ってきたことと現場で求められる仕事の大きな相違にとまどってしまい、現場で求められる仕事のかなりの部分が本質的でない仕事とか雑用に思えてしまって意欲を失うといったことが起きかねない。

臨床心理士は一方でその専門性を問われ、他方では幅の広いさまざまな仕事をすることを要請される。おそらく臨床心理士の専門性はその仕事の領域や対象にあるのではなく、その方法論に、そしてその方法論の背後にある「人間に対する姿勢」にあるのだと思う。人間をひとりの人格として尊重し、内面に関心を払い、その人の歴史性とその人をめぐる諸関係を探究し、そこにある意味を見出すこと、かかわりの中で新たな意味を作り出すことにあるのだと思う。こういう姿勢が身につくと、一見本質的でないように見える仕事にもやりがいを見出すことができるようになり、他職種との協力、連携も円滑に進むようになる。

おわりに

精神科医は患者の心の問題ばかりではなく身体について、そして社会における生活について関心を払わなければならない。自殺企図や暴力に対して緊急の対応もしなければならない。入退院の決定や診断書の発行など、患者の人生に大きな影響を及ぼす決断もしなければならない。家族や職場の上司やその他さまざまな関係者にも会わねばならない。患者の立場に立つだけではなく、ときには社会の側に立って考えることも求められる。理想と現実のはざまで妥協点を探らなければならないこともある。こういうことは精神科医の仕事であると同時に、精神科医療の本質でもある。こういう仕事をする中から、患者の人生全般に関心を払い、専門家としての責任をもつという姿勢が生じる。

臨床心理士の仕事にも同様のことが言えるという意見もあるであろう。しかし精神科医に比べると臨床心理士は、より理想に近いところで仕事ができているような気がする。臨床心理士は自分たちが守られていることを知ってほしい。もちろん精神医学、医療が臨床心理士を守っているのには理由がある。精神科の医療がともすれば心から離れて身体（脳）へ、患者の立場から離れて社会の立場へ、理想から離れて現実へと傾いてゆきがちなことに精神医学が危機感をもっているからであろう。精神医学・医療の中に臨床心理学を導入することは、この危機を乗り越えようとするわれわれの努力なのであろう。

なんだか一精神科医のぐちのような話になってしまったが、臨床心理士の方々が精神科医療の多面性を知り、その中で自分たちにできる仕事を広げ、深めていただく一助になればうれしい。

文献

（1）成田善弘「病院における臨床心理士の役割と貢献」特集　病院における臨床心理士『臨床精神医学』28(9)、一〇七三—一〇七七頁、一九九九年。

（2）成田善弘「提言　医学・医療の全体性を回復するために——臨床心理士に望む」成田善弘監修／矢永由子編『医療のなかの心理臨床——こころのケアとチーム医療』新曜社、二〇〇一年、二七一—二八一頁。

（3）成田善弘「医療現場で働く臨床心理士に求められる教育と研修」特集医療と臨床心理士『臨床心理学』16(1)六四—六八頁、二〇〇六年。

第二章 「虎穴に入らずんば、虎子を得ず」

松木邦裕

1 はじめに

私には臨床心理学への変わらぬ期待がある。それは、臨床心理学が、ひとりひとりがこころの健康を得ることにじっくりかかわる学問であり続けてほしいとの思いである。個人のこころをできるかぎり深く理解し、そしてじっくり添っていく臨床を続けてほしいと思っている。しかし現実の臨床心理学は、ストレスという内容の無い言葉を濫用して、社会のニーズに応じるという表現の下にソーシャル・ワーク的活動が増えていくという拡散の傾向にあるようにも見えないでもない。

精神医学は目先の経済誘導に操られて、精神疾患の脳内病因の真の解明は進んでいないにもかかわらず脳をターゲットにしているかのような発想に固執し、個人のこころを見つめることからすっかり退却してしまった。その象徴が根拠無き論理からなるDSM診断の採用であり、薬物使用の全盛である。それによって経済社会の誰が潤い続けるのかは明らかである。

幸いなことに、臨床心理学はそうした経済優先に支配されていない。今こそ臨床心理学が、個人のこころを真に深く知り丹念にかかわるというところで精神医学に先んじる機会である。そのためにあらゆる機会を活用することのひとつとして、精神科臨床から得るべきものを得てほしいと願っている。この視点から、これからの記述を続ける。

2 臨床心理学と心理臨床家に必要なもの

私はその名称どおりに臨床心理学は、臨床実践にかかわる心理学であると思っている。そうであるのなら、その学問を実践する心理臨床家は、臨床実践に際しての必要な生きた知識と技術に関して専門職として恥ずかしくない充分な力量を身に付ける必要があろう。ここで私の言う臨床とは、病者が横たわっているベッドに臨むという素朴な意味であり、つまり病者にかかわるということである。もちろん心理臨床家の場合は、こころの病である。

この臨床実践のために心理臨床家に基本として必要であると私に思えるものを挙げてみたい。すなわち、それが臨床心理学に必要なものであると考える。

見立てる力

私は臨床に必要な技術のひとつは、見立てる技術であると思う。見立てることができれば、それから自ずと、それからの見通しをある程度得ることができ、心理の立場での援助の質と量を推測できるからである。それは精神科クリニックで患者に会うときでも、震災後の避難所で被災者に会うとしても、ホームレスへの支援としての公園の片隅でのグループワークとして会うとしても、その人個人がいったいどのような人なのかを見立てることが欠かせないはずだからである。精神科クリニックに来るからこころを病んでいるとか、震災に遭っているのだからPTSDだとか、ホームレスであるから安心感を失っている健康人だなどと安易に決めてしまうことはできないはずである。同じ体験や環境にあっても、その人独自の感じ方や考え方があるにちがいないし、その感じ方や考え方を知り、それらがどのようにして出てきたのかというその人独自のこころを知ることこそが、こころの専門家としての最初の仕事であろう。そもそも臨床心理学はひとりひとりのこころはその人独自のものであるという考えを前提としている。

見立てるためには、初めて出会ったその人のこころの健康な働きと病的障りの両面を査定しなければならない。言わずもがなのことであるが、こころの健康とは、こころの健康な働きだけがあれば成り立つというものではない。病的箇所を見出し、それに対処することがなされて、こころの健康は保持されるのである。

このとき、こころの専門家ならこころしているはずの問題が浮かび上がってくる。私たちはこころの健康な働きは大抵知っているが、こころの病理の部分にはとても限られた知識しかそもそも持っていないという事実である。ゆえに、ここにはこころの病理を見立てるための訓練と技術が必要なのである。とくに臨床活動においては、それが陽に顕わされているにしろ、陰に隠されているにしろ、深い病理を見落とさないことが大切である。こころの健康の維持にとっての致命傷になりうるものは、できるかぎり早く見出されることが必須だからである。

こころを理解しつづける技術

もうひとつは、こころを理解しつづける技術である。心理臨床家に求められる理解は知的な理解ではない。相手の感情を味わうことが必ず含まれている理解である。言い換えれば、相手の靴に私たち自身の足を入れておける、つまり相手のこころにみずからの感受機能を投げ込み、それからそこで知覚したものを私たち自身のこころに戻して味わいなおすことができることである。ここで大切なことは、つづけることであることは述べるまでもない。病む人、苦悩する人がそうありつづけている以上、私たちもその思いを理解しつづけることがこころに添うことである。実際はこれは不可能と言えるほど大変困難なことである。相手のこころの中に見出すものに私たちが怯えるからである。

そして、このつづけることを為すためには、理論や概念を活用して当の事態を客観的に理解することによる補助も必要である。ここにやはり訓練と技術が求められる。

それでも相手の主体的な体験をそのまま経験しつづけようとすることに心理臨床家の専門性があるし、その積み重ねが臨床心理学を築いているのだと思う。

こころを援助する技術

第三は、こころを援助する技術である。これも大切な技術であるが、これは述べてきたふたつのことがなされてはじめて有用性を発揮するものである。

こころの専門家の援助は、善意と共感の一方的な押しつけや安心づけと指示の大量投与ではあるまい。私たちの援助の技術は、私たちが支えた、癒したと満足するためのものではなく、相手が支えられた、癒されたと感じるところまで添いつづけることにある。そこに近道を見出したりすることはありえない、丹念で地味な作業であるにちがいない。また、添うということばが内包する細やかな気づきや配慮も必要であろう。しかし技法は何であれ、この技術抜きに心理臨床家であることはありえない。

こころについての理論

第四は、これらの技術を有効かつ統合されたものにするためのこころについての理論である。私たちが臨床の場に出現している事実に、連続性と統一性をもって認識しかかわりつづけるには、私たち自身の考えを持つことと考えることが不可欠である。そのときに認識し考えるためのモデルを提供してくれるのが理論である。理論は必要なものだが、十分なものではない。だから私たちは、詰まるところ、自身の理論を作っていくことになる。それでも理論は十分なものにはならないであろう。

これもまた当然のことであるが、理論が現場を支配するのではなく、理論は現場で使われるものである。すなわち従者としての理論である。臨床心理学にしても教育場面においては、大きな集団に対処するという構造から、理論が先行しやすい。理論が主人となる危険には常に注意が必要である。

人としての成熟

臨床心理学は普通の人が普通でないこころを含むことを知っている学問である、と私は思っている。そして心理臨床家であることとは、普通でないこころを含む普通の人でありつづけることであろう。それが、人としての成熟ではないだろうか。

臨床の場において私たちが誰かとかかわることで、その誰かを援助するだけでなく自分自身を知っていく。そして、それを次の誰かを援助するのに役立てていく。こうした内省と成熟の機会を持つ私たちは幸運といってよいだろう。このことは臨床体験でのこころの出会いを通して可能となる。

述べてきたこころの専門家であるための五つの基本課題を達成するには、臨床実践の場が欠かせない。今日臨床心理学はさまざまな活動領域を持っている。その中で臨床現場と呼ぶにもっともふさわしい場のひとつが精神科臨床であることは論を待たない。だがそうであるとしても、その臨床の場として精神科臨床は何を提供できるのだろうか。

3　精神科臨床での学びの場とそこで学ぶこと

精神科臨床の現場は雑多なところである。病棟もさることながら、とりわけ外来部門はあらゆる脳神経障害、精神障害、行動障害、加えてその他のこころの病を抱えた人たちが訪れてくる心身の病理状態の入水口のようなところである。精神科医のそこでの見立てによって、これらの人々は健康回復のために方向づけられた次の医療現場に向かうことになる。精神科クリニック、総合病院精神科部門、精神科病院、デイケア、グループ・ホーム、作業施設、他の診療科などがあげられる。

いずれにしても、その場は、脳神経の病理やこころの病理という病理現象に出会うところである。言うまでもなく、精神科臨床現場は、病理現象に出会い、それを体験する場である。心理臨床家がこころの病理を体験的に知っておくことの大切さはすでに述べたことであるが、それを可能にする場なのである。

精神科外来部門

なかでも精神科外来部門（病院外来や精神科クリニック、保健センター外来部等）は、見立ての力をつけるのに有用な場である。ここでは、どこよりも幅広い病理を見聞できる。言い換えれば、こころの病理についての知識の幅を広く拡大できる。

臨床に携わっている人ならわかっていることであるが、ある病にそれとして一度出会ったことがあるかないかは、その病を見立てうるかに決定的に影響する。卑近な例をあげるなら、精神科医は統合失調症には日常的に出会うため、その見立ては比較的容易にできる。しかし心療内科医は統合失調症を診ないためその見立てが難しく、見慣れたうつ病と診てしまうことが少なくない。

心理臨床家が精神科外来に参与する機会を得られるのなら、得るところは大きいであろう。このとき、病者の在り方や語ることに目を向けるだけでなく、精神科医の問いかけ方やその内容、看護師のかかわり方にも目を向けておくなら、さらに学ぶところは増えてくる。それから、そこでの精神科医との質疑が病理や見立てについての知識をより確実にしてくれる。

さらに望ましいことは、初診で見立てられた症例のその後を見つづけることである。それは、初診時の見立てが治療経過で訂正されることも少なくないからである。ゆえに、この経過を見ることで誤っていた知識を修正する機会を得ることができる。それだけではない。経過で診断が変わっていく過程に、その病の見立てのポイントが浮かび上がってくるのである。そこに見立てとは何か、ひいては病とは何かを知り考える機会を得られるのである。また、そこでの精神科医と心理臨床家の見立てが異なる場合があろう。その答えは、治療経過が教えてくれるものである。この経過にかかわることが、精神科外来診療での多彩な病態を見聞するという、見立てる力のための量の供給であるものを質の向上へと変化させてくれる。

そうであるから、心理臨床家が精神科外来部門において特定の病者と心理療法等を通してかかわりつづけることができるなら、見立ての力の向上のみならず、こころを理解しつづける技術やこころを援助する技術を高める好ましい機会となることは明白である。

開放病棟という場

精神科診療施設には、開放病棟という入院治療の場がある。ここには任意入院という法的形態をとっている、すなわち入院をみずからが望んで入院している人たちが居住している。平たく言えば、この場にいる人たちは、自分が病気であると感じていて、療養の場を求めてこの場にいる人たちである。しかし外来部門に通ってきている人たちのある割合が社会生活を営みながら治療をつづけていることに較べると、開放病棟入院中の人たちは心的機能が落ちていることは言えるところである。

この病棟では病者は居住しているのだから、この場に参与できる心理臨床家は病気としてのその病者にだけでなく、病を持つ人としての在り方に出会う機会を得られるのである。パーソナリティに出会えるとも言うことができるかもしれない。そしてたいていの場合、ことばがコミュニケーションの手段になる。つまり問いに答えてもらえる機会が多い。だから、病者の内面により深く触れることができやすいのである。もうひとつ言えるのは、この場で病者と出会いつづけることで、病者のこころの健康に機能している面と病理面とをより明瞭に見取ることができることである。外来診療の場面では見ることができなかった両面をはっきり見聞できる。

ここで治療者サイドに目を向けてみるなら、治療スタッフのかかわり方や連携が見えてくる。医師、看護師、ケアワーカー、作業療法士、ソーシャルワーカー等の治療スタッフ個々の在り方、集団として規律やダイナミズムにも学ぶべきところは多いであろう。なぜなら、そこには精神医療が歴史的に積み上げてきた治療姿勢や形態が確立されているため、明確なモデルを提示してくれるからである。

隔離室（保護室）、そして閉鎖病棟

精神科臨床の中でもっとも学ぶことができるところがどこかと問われるなら、それは精神科病棟の隔離室（保護室）であると私は答える。

なぜか。それは隔離室にいる病者はもっとも重篤であり、こころの病的なありさまを何よりどこよりそのまま露わに見せてくれるからである。この場では、純粋な病理現象、剝き出しになったこころの病に私たちは向き合えるのである。閉鎖病棟に入院している病者さえも覆いをかけているこころの本態を見せてもらえるのである。それは、人間とは、そして人間のこころとはいったい何なのかを、剝き出しにされた形で見ることでもある。

私はこころの臨床家にはこの体験が何より大事であると考えている。「壊れてしまったこころ」、「死んだこころ」を知らずして、こころの専門家になれるだろうか。虎穴に入らずして虎子を得られようか。

私たちが心理臨床を実践しているなら、社会生活を普通に営んでいる人たちの中に「壊れたこころ」、「死んでいるこころ」に必ず出会う。その重篤さに私たちは驚いて怯えてしまう。そしてあまりの重篤さに、こころが壊れていることや死んでいることを認めきれないかもしれない。けれども私たちに隔離室に居る病者と出会った経験があるなら、これらの人たちのこころに触れつづけることができるだろう。

ところで、臨床医学の中でまったく他の診療科と異なるところが精神科医療にはある。それは他の診療科では最も重篤な病者は大学病院等の総合病院で診療される。ところが精神科診療においてはそうではない。総合病院では診療できない。最も重症の病者は精神科病院の隔離室で診療されるのである。

致死的危機を徹底して排除しようと厳密に構造化された無機的な閉鎖された狭い空間である隔離室で、重篤にこころを病む人と初めて出会うことは、まったく不気味な怖ろしい体験である。

その人は、あなたをじっーとただ見つめ続け、突然奇声をあげて殴りかかろうとするかもしれない。その人は、壁や服に大便を塗りこんでいて、にこにこしながら近寄ってくるかも知れない。その人は、両手の爪を剝いで血まみれになりながら、あなたにあやまり続けるかもしれない。非日常的な部屋にともにいる、その病者から何が現れるのか、想像がつかない身体感覚での恐怖を私たちが味わうことになるのかもしれない。

しかしその破局と呼べそうな体験にもちこたえ、そこにいる病者と繰り返し会うことで、ことばだけでなく、お互いが存在全体として会うことで、見えてくるものがある。私たちが感じ取るものがある。そしてその体験を日々新たに吟味しつづけるのなら、私たちはその病者に、重篤な病理現象を、すなわち「壊れたこころ」、「死んだこころ」をはっきりとした輪郭のもとに明確に見て取ることができるようになる。

それだけではない。その病者の健康な側面や人間らしい感情の機微にふれることもできる。病理に照らし返されたこころの健康さである。それは瑞々しくさえ感じられるものである。さらに、それだけではない。最初に味わった恐怖やそこで抱いた思いが、実はみずからのこころの在り方から派生していることに気づくこともあるのである。すなわち、私たち自身の隠されていた深い病理と健康さにも向かい合えるのである。

隔離室がたいていその内に位置づけられている閉鎖病棟も大事な場である。隔離室ほどではないにしても、閉鎖病棟に入院している人たちは、その重篤さを顕わにしている。そしてことばによるコミュニケーションが難しい場合も少なくない。そこでことばが技術である心理臨床家が何をするのか、何を見るのか。これは心理臨床家のアイデンティティを揺さぶるテーマであり、やはり怯えと無力を体験する破局である。ゆえにこの場をどのように生きるかが私たちの専門職としてのアイデンティティを確固にしてくれるし、不確かなままにもしてくれる。だから、私は若い臨床心理士には隔離室の病者に会うこと、それができないときには、閉鎖病棟の重症な病者に会うことを勧めている。こころの深い闇、こころのもっとも深刻な障害を知らないで心理臨床家ではありえないと私は考えるからである。

このとき、定期的な面接という形式で会うことも有用であるが、日常のかかわりとして会うことも大切であると思う。そこで何を学ぶかはその人次第であるとしても、こころの怖れに出会うことはできる。

その他の精神科臨床現場

ここまでに述べてきた現場に較べると、慢性患者の開放療養病棟やデイケア、グループホームといった施設は、学びの場にふさわしいとは言いがたい。そこでは、保護的に構造化された中での生活が確立されることで、病者の健康な部分がこころや生活態度の表層を覆っており、病理現象は背景に退いているからである。経験を積んだ臨床家ならまだしも、経験の浅い臨床家はそれを見通すことは難しい。健康な部分同士での触れあいは心地よいものであり、それゆえ病理は姿を現したとしても、触られないままにおかれやすいのである。

しかし、金坂弥起(1)は臨床心理大学院生の三ヶ月から一年に及ぶ精神科病院実習指導の経験から、精神疾患患者との日常的なコミュニケーションの大切さを論じ、「病棟や精神科デイケアで一緒に過ごす中、患者との間でコミュニケーションをとることや精神疾患に対する理解を深めることは十分に可能なのである」と、デイケアが学びの場たりうることを述べている。

ついでながら、医療現場のみならず、刑務所での犯罪者、養護施設での重症心身障害者といった重度の病理を抱えた人たちに向かい合う機会を得ることはとても大切なことであると私は思っている。その在り方が私たちを怯えさせることは少なくない。これも、生きることの負の部分、こころの深い闇の部分に出会うことが感じさせるものであろう。だが、そうであるがゆえに、人間の本性に否応なしに触れるという他では得られない学びがあるからである。

4 精神科臨床から何を学ぶのか――教師としての精神科臨床

学びの場としての精神科臨床を述べたところで、精神科臨床で何を学ぶのかをすでに私は明に暗に示しているのだが、ここで改めて見ていきたい。

精神科臨床では、患者から学ぶことと治療者たちから学ぶこと、そして治療の場という構造から学ぶこととという三方向からの学びを得ることができる。前の項では、臨床家として最も大切な患者から学ぶことを中心に述べてきた。そもそも私たちが臨床の場に出向いたとき、患者に会う前に治療者たちに会うことになるだろう。であるから、治療者たちから学ぶことに目を向けてみよう。

治療者たちから学ぶ

第一には、病者にかかわるという治療者の在り方を見聞することになる。

臨床現場は患者がいて成り立つのであるから、患者から学ぶことが何より大きなものであることは述べるまでもない。ただ患者から学ぶには、学ぶための視点や必要な考えを身に着けている必要がある。実はそれは治療者たちから学べるところなのである。精神科臨床現場では、患者と治療者、とりわけ医師や看護師の患者との交流を目の当たりにする。その場にいることは、治療者達の視点や考えに触れる機会を得ることになる。それだけではない。ここには人としての患者にどのようにかかわっているかに、治療者その人のこころが現れてくることを知るであろう。これは当人たちよりも、見ている第三者によく見えることもあるものである。治療者の表わすほどよい好意や暖かさ、節度あるふるまいと物言い、能動と受動のバランスなど、いずれも心理臨床家なら、それらを自分のものにしなければならないものである。それらのモデルを多く観察でき、その上で、みずからも交流を試みることができるのである。

第二に、専門職としての在り方を模索する機会になる。

職業的アイデンティティは専門職としての日常の在り方に現れる。であるから、精神科臨床という場での医師の在り方、看護師の在り方、作業療法士、ソーシャルワーカーの在り方に専門職としてのアイデンティティを感じ取る機会を得る。それぞれの持つ技術や役割、立場がどのようにその人物のパーソナリティに統合されているかを心理の視点から検討することができる。それはとりもなおさず、心理臨床家としてのアイデンティティを確立する過程での貴重な資料になるはずである。

心理臨床家は専門職としての独自のアイデンティティを持つ必要がある。それによって、他の職種と協働しながら、専門的視点と独自の関与を保持できることで治療チームに寄与できるのである。それが達成されていないときには、たとえば、デイケアという治療構造に置かれたときの心理臨床家の困惑となってあらわれることがある。

精神科臨床の現場は医師や看護師という確固とした職業的アイデンティティを確立した専門職が働いている場

である。その場で切磋琢磨することが、みずからの職業的アイデンティティをもたらすことを忘れてはならない。大学に戻り、そこで検討しても、それは大学人としてのアイデンティティを基底に置いて考えているにすぎず、葛藤を生きていないところからはアイデンティティは意識されない。

第三は、治療者同士の交流　チーム医療と呼ばれる治療スタッフの協働である。

医療は病気の治癒、改善をそのターゲットにしている。その方法は雑多とも言える場合が少なくなく、そのため その目的に向けて、医師を中心として多職種が治療チームをなし調和と統制を図りながら協働していく必要が生まれる。精神医療においては治療チームの構成員は、精神科医、内科医、看護師、作業療法士、ソーシャルワーカー等であり、そこに心理士も加わる。こうした機能する作業集団の一員としての体験は、いずれ心理臨床家が別個の集団に入って援助を目的とした臨床活動を営むに際しても、多くを学ぶところになるだろう。

それは医療と心理臨床はともに、会社等とは異なり、受益者との間で利益や成果を確約することに契約目標を置く作業集団ではなく、受益者に向けて可能な援助を続けることという質の異なった在り方を契約目標としているからである。

患者から学ぶ

やはり何より、臨床現場は患者から直接に学べるところに最大の利点がある。患者からどんなことを学んでいくかについてはすでに述べてきたので重複するつもりはない。ここで大まかにまとめてみるなら、こころの病の特徴、こころの健康部分と病理部分の識別、こころを病む人とのかかわり方、人が生きるということ、人とともにいることが何であるかということ、私たちが生きており、そして誰であるかということであろう。これらのことは私たちが学び続けることであり、そのひとつの始まりがここにあることなのである。

治療構造に学ぶ

こころとは形のないものであり、触れることはもちろん、見ることも嗅ぐことも聞くこともできない。その知覚できないこころに確実にかかわり続けるためには、心理臨床家がどこで働いているにしても、関係を保持し、こころに出会える構造を構築あるいは利用することが不可欠である。ここで認識しておくべき大切なことは、治療者自身も構造の一部であるとのことである。

精神科臨床の現場では、建物や設備といったハード面の形態がそこでの治療実践の外枠として、人権にかかわる法的規制とともに治療関係や対処の質と連動している。また診療費、診療時間等も統合され構造化されている。このような明確な構造の元に治療スタッフもその治療構造と連動して機能している。その象徴が医師や看護師の着る白衣である。

専門家であることには、みずからを構造として提供する心構えを持っていることが含まれていると私は考えている。ここにあるのは、自己制御である。そしてその根底にあるのは、治療構造内での信頼関係の確立である。ロンドンに住んでいたとき、私は多くの精神分析家にそれぞれの個人オフィスで出会ったが、ジョン・パデルにしろパトリック・ケースメントにしろ、男性の場合は必ずネクタイを着けていた。私的に会うときは、当然彼らは着けていない。女性の場合は落ち着いた色合いと作りの服装を身に付け、化粧や装飾は目立たないものであった。ハンナ・スィーガルは白のブラウスが多かったし、ベティ・ジョセフは地味なワーピースであった。彼らはもともとの職種は臨床心理士やソーシャル・ワーカーや医師であったが、精神分析家としての職業的アイデンティティが個人オフィスでの構造の一部としてのみずからの外的様式に表わされていた。

決して多くはないが、心理臨床家の中には自己制御を欠いた奇抜な、ラフ過ぎるあるいは装飾過剰な格好の人を見ることがある。このような人たちは治療構造と自分自身との関係を学んでいないか、学びたくない人たちであろう。しかしおそらく前者が多いと思われる。そうであるなら、この人たちが精神科臨床で働く機会を得ることは大切なことであろう。

追記するなら、関心のある人であれば、精神科臨床での医師や看護等の教育システムや考え方、その実践方法も学ぶに値することであろう。彼らも心理臨床家と同様に生涯学び続ける職業であることを認識している。ゆえに教育システムを構築してきた長い歴史を持つ。そこから学べるはずである。

5　精神科臨床から学ぶべきでないこと

一方、精神科臨床が抱える負の要素にも目を向けることが大事である。大切なことは、それらの負の要素を非難することに終始するのではなく、そこからも学ぶことにある。

第一は、日常的に接している病気や病者への慣れとも言える医療スタッフの態度に生じるマンネリズムが挙げられる。医療者に新鮮な感性が欠落している状況に出会うことがある。そこでは、患者その人全体に目を向けられることがなくなっており、定型化し機械化した対応が繰り返されている。これは、症状や病的行動のみに対処するという治療姿勢として見られることもある。その病気や症状、病的行動が今のその患者にとって何なのかといった、生きたその人にかかわる姿勢の欠如である。治療集団全体が生きたこころをなくしているとも言える。これは心理臨床家としても、みずからが仕事を続けていく中にその危険が発生しやすい事態として認識し、考察してみるとよい。

次に、経済効率をあげるための運営システムが優先されてしまい、やはりその病者自身は無視されている事態がある。これは精神科外来診療に見出しやすいものであるが、それに限らず、先進的な精神科医療を実践していると自負している精神科病院の在り方そのものに認められることが少なくない。ここでは、病者は顧客としてそこの医療システムの中でていねいに対応されているようであるが、実は個人の内的ニーズには目を向けられていない。疾患名等に基づく分類によって分化され構造化された一連の治療態勢にオートマチックに乗せられるだけである。今日の精神科臨床が抱え始めている危険な負である。これは臨床心理学が絶対に陥ってはならない在り方である。個が見据えられない精神科臨床や心理臨床に未来はない。

第三として、権威的支配的なかかわり方としてのパターナリズムがある。歴史的に精神科臨床にその傾向が著しかったことは周知のところである。おとなの病者を「○○ちゃん」と、子どもに位置づけて呼称する関係の作り方はその定型であるし、閉鎖病棟で医療スタッフが拘束する力の象徴である鍵をガチャガチャと弄んでいることも同様である。白衣も、権威的なものとして利用されることがある。専門職としての実力に裏付けられたプライドは必要であるが、それはいつも専門家としての在り方の背後に置かれるべきものである。権威や支配として表わされてはならない。パターナリズム的在り方はいまだ精神科臨床が解消に努力すべき課題であるが、心理臨床においてはこれから注意を要する課題であろう。

さらに、治療集団が被害的心性に支配されることは稀なことではない。それは精神科臨床においても、ややもすれば日常的に見られる。特定の病者と治療スタッフ、異職種治療スタッフ同士、同職種治療スタッフ間、病者・その家族・治療スタッフ間の連携のいずれかの間での分裂等において、被害的心性はさまざまな理由から出現し強大なものとなる。その結果は、病者にも治療スタッフにも関係の崩壊やこころの疲弊、組織の硬化という悲惨なものでしかない。

そこに心理臨床家が巻き込まれかねないことがあろう。しかし心理臨床家は、集団が被害的心性に陥ったときをもっとも早く発見し関与できる専門性を持っている。この事態は、負を正に変換できる力量が生きる機会にもなるのである。

精神科臨床にみる負の要素の幾つかを挙げてみたが、これだけに限られたことではもちろんない。あらゆるものは正の要素と負の要素を併せ持つ。そして臨床現場ではどちらかが優勢になりやすい。常に両者を見据えておくなら、負の要素から学ぶ機会は多く得られるであろう。

6　これからの臨床心理学にとっての精神科臨床

ある臨床心理の講習会に出席したとき、講師である大学に勤める臨床心理士、つまり臨床心理学を教えている人物が次のようなことを語っていた。「精神科医は薬の治療だけを学んでいればよいのであって、心理療法に頭を突っ込むべきではない」、その人物は統合失調症の治療についても少し言及し、「統合失調症は認知療法で治る」と述べた。

私にわかったことは、この人物が——その理由は私にはもちろんわからないが——精神科医にあからさまな敵意を抱いており、統合失調症に真に治療としてかかわったことがない、つまり精神科臨床から学んでいないとのことであった。そして、ここに臨床心理学と精神医学の不幸な関係を私は見た。この人物に教師として出会った学生は、精神科医療や精神病理を否定的に受け止めることになりやすいであろう。私には、それは理解力と技量に欠損を持つ心理臨床家を増やすだけのことであるとしか思えない。

臨床心理学も精神医学も苦しむこころを援助するためのものである。自分の領域を侵害したり搾取する対象が他方であるかのような妄想‐分裂的な被害感にはまりこまず、お互いが、学べるところを学び、利用できるところを利用していけばよいのである。

臨床心理学が臨床にかかわる以上、精神科臨床は利用するべき領域である。そこでの経験を踏まえて、こころの理解と援助を深めていくのは、これからは大勢の心理臨床家と少数の精神科医であろうと私は思っている。

7　おわりに

精神科医として働いていた経験から、臨床心理学が精神科臨床から学びうることを検討してみた。

私は医師になりたかったのでもなければ、精神科医になりたかったのでもなかった。私は選択の余地のない家庭状況ゆえに医学部に入ったのであり、精神分析を学ぶために、そうするしかなく精神科臨床に入ったのである。有体に言うなら、精神科医局に入局しないと精神分析は教えてもらえなかった。私の時代はそうした時代だった。また、精神科医になる人には「大学改革運動闘争家」崩れが多かった。これもまた、そのような時代だった。私はそうした時代の流行文化も好まなかった。ゆえに私はどこか精神科医を醒めて見ているところがあることを自覚している。その立場からの言及である。

それでも精神科臨床を経験してきたものとして、そしてある時期泥まみれになってそこから多くの学びを得たものとして私は、ひとりでも多くの心理臨床家に精神科臨床という虎穴に一度は入ってもらいたいと願っている。危機的破局に出会うとしても、きっとその人だけの虎子を手に入れられるであろう。

文献

（1）　金坂弥起「精神科病院における臨床実習についての一試論」『臨床心理学』6(5)、六四五―六五〇頁、二〇〇六年。

第三章　こころの蠢きの坩堝としての精神科臨床

横山　博

「あらゆる精神病理学とは人間の文化のカリカチュアである」(1)
——A. Guggenbhul-Craig

はじめに

標記の言葉は私が一九八四年スイス・チューリッヒへ留学していた時、グッゲンビュールが、精神病理学の講義の初めに述べたことである。異常心理学として精神病理学を捉え、それでも人間的事象として考え、何とか統合失調症の精神療法の可能性を考えて、二四歳時精神科医となり、苦悩もし、闘いもしていた私にとって、この言葉は新鮮であった。というのは、私自身の不勉強もあって、精神病理学的知識と現実の臨床との乖離の感覚は強く、ともすれば「文化的」な香りも、哲学的な香りも伴うような壮大な精神病理学的な知の体系を、今私の前にいる、うす汚く、無為となった（記述精神医学はこれを無為、自閉、好褥と呼ぶ）在院日数一〇年を越える慢性の統合失調症の人たちの治療にどう役立てていったらよいかほとんど絶望的なほど分からなかったのである。精神科医となって、十二年余、その乖離と取っ組み合い、ようやく繋がりが少し分かってきたなと思った時、精神科臨床をしばらく離れ、チューリッヒでこの言葉を聴くことになる。今回は私の精神科医としての出発点からユング心理学に近づき、統合失調症とは、生物学的であれ、心理学的であれ、あるいはその双方からも、人間の基礎的存在の病であるという立場をとるに至った経過を述べてみたい。これには、大学に赴任するまではいわゆる「正常人」と言われる人々と過ごすよりはるかに多くの時間を費やしてきた、統合失調症者との精神病院勤務体験が基礎となっている。

1　慢性病棟の開放化

病棟の様子

私が卒後すぐ、一九七〇年に赴任した精神病院は、大阪で、全国的に見ても歴史的には相当古い病院で、定床七〇二床の大病院であった。この病院では部分的には一九五〇年半ばより開放化が行われ、様々な作業体系を持つ、比較的「良い」病院であった。六〇年代には全国的に精神病院のベッド数が急増し、あちこちで患者虐殺などの精神病院不祥事件が報道された時期でもあった。このような状況のなかで、比較的「良い」という評判を保っていた病院でも恥部と言わざるを得ない部分を持っていた。

私は、赴任して一年もしないうちに、その恥部たる病棟の開放化することを言い渡されたのである。考えてみたら乱暴な話なのだが、当時はそんなことが通用する状況でもあったとも言えよう。その病棟とは男性の平均在院日数が一〇年を越える人たちを集めた病棟で、病棟とは名ばかりで、おそらくは体育館か演芸場として建てたのであろうと思われる建物の床に畳を敷き詰め、およそ一三〇名の患者が日長ごろごろしている病棟であった。とってつけたような便所から匂いが漏れ、多くの慢性患者の不潔臭と混じって得に言われぬ悪臭が立ちこもっていた。畳の上で横になる人、あてもなく徘徊する人、男性ばかりなので、服装の色合いにも変化なく、これは病院とは名ばかりで、収容所そのものであるというのが私の印象であり、精神科医になったことでの初めてのカルチャーショックであった。一九七〇年と言えば、全共闘運動の吹き荒れた時代であり、高度経済成長がもう始まっていて、少しずつ日本の生活も豊かになりつつあった時代である。しかしここはそのような動きとは無縁のように、活気なく薄汚れていた。患者はほとんどが統合失調症で薬物・精神療法そして作業療法という治癒していくサイクルに乗れなくて、いわゆる「沈澱」していく人たちであった。なかには覚醒剤中毒やアルコール中毒で幻聴が慢性化した人、難治性のてんかん、生き場所を失った、精神発達遅滞の人も混在していた。忘れられない人としては、第二次世界大戦で朝鮮から強制連行されて、北海道の炭鉱で働かされ、労働が余りにきついためそこを脱走、終戦まで山に潜んでいたという人がいた。彼のにこやかな話し方はとても統合失調症とは思われないが、もう高齢で社会に出て働こうという意欲を失っていた。またここでは、教科書以外では見たことのない蠟屈症（体を屈曲させて動かない統合失調症に特徴的であった症状の一つで、当時でも見ることはほとんどなかった）を見た。彼は終日スチームにもたれて軀を屈曲させて坐り、背中が全面に亘って熱傷を起こしても、痛みを訴えることなく坐り続けていた。またある人Aは、統合失調症緊張型で、会話はまったく出来ず、支離滅裂思考で、指を空に向けてひとりでうなずいたり、全くとりつくしまがなかった。Bはなかでもまだラポールがとれ、会話は可能であったが、ずっと下痢の続く身体症状と被害的幻聴に悩まされていた。C、Dはともに統合失調症の破瓜型で、一面的な人間関係しか出来ないが、不思議と働こうという意欲があり、退院要求は強かった。Eは小児麻痺で右手が不自由で、欠陥状態にあるものの妙に人なつこい面があった。いずれも二〇代の私にとっては一〇歳以上のおじさん達であった。この人たちと週一回ないしは二回面接し、幻聴とは、また妄想とはこんな症状なのかということについては分かっても、今ここで、この人たちの病理をどう理解し、何をなすべきかについてはほとんど絶望的であり自分が精神科医を選んだことについてのアイデンティティもぐらつき、収容所の番人であるかのような目眩の感覚に襲われもした。そこに開放化という使命が与えられたのである。

開放化に向けて

「かような病棟を開放するなんて」とまったく私にはほとんど見当もつかぬことであった。鍵を開けたら、この人たちはどんな行動をするか予想も立たないのである。この病棟に入っている人たちは戦後復興のなかでホームレスとなって戸籍すら分からず、帰る家とてなく、外泊出来る人はほんとうに一部に限られていた、しかもこれまでずっと閉鎖病棟であるため、外出すらした人が少なく。七〇年代の歴史からは完全に取り残されていた。

困惑を極めた私は、とにかくやれることからやろうと考え、どうせやるならはでなことをやろうと、自分の目で見てこの人なら私の後をついてくるだろうと判断出来た人を一〇人選び、岸和田のだんじり祭に連れていくことを考えついたのである。まだ当時は、ちゃんとした社会性があって急性期を抜けていた人以外の外出はほとんどなく、私の行動は、看護者から、若い先生が何を突飛なことを考えているのかという目でしか見られず、看護者が付き添うこともなく、私の休みの日に出かけて行ってまったくの単独行動であった。勤め始めてから一〇ヶ月目、まだ二十四歳の時である。

岸和田のだんじり祭と言えば、すごい勢いでりっぱな山車を大勢の若者が引っ張り、神社の屋根のような山車の屋根では、粋にうちわを持った若者が踊り、突然、九〇度に回転したりする全国でも有数の激しい祭である。過去に何人も死者が出ており、この祭を見学するために、全国から何万人という人が見物に押し掛け、祭のしばらく前から市全体は一種独特の雰囲気に包まれる。「ハレ」の日とでもいうべきか、人々みんなある種変性意識状態となる。

そんななかにほとんど外に出たことのない一〇年以上入院している慢性統合失調症の患者を連れ出そうというのだから、今から考えたら大変なことである。街は見物する人の雑踏で満ちていた。患者たちは必死で私の後についてきた。そして誰ひとり迷うことなく、無事病院に帰り着いた。このなかには、B、C、D、Eも入っていた。彼たちの従順さと要求のささやかさは私を驚かせると同時に、これであれば、この人たちを核に開放は可能かも、というかすかな自信めいたものが私のなかに生まれてきた。当時はまだ精神衛生法の時代であり、国の政策は基本的には病者の隔離収容政策であり、全国的にも開放病棟は少なく、当院においても、二〇％前後というところであった。このなかで一三〇名前後が開放出来るとなると大変なことだなとほくそ笑みもした。

次に居住空間である。体育館のようなところを畳敷きにし、一〇〇名以上をごろ寝させているなどは、江戸時代の牢獄よりひどい収容所である。そこで開放を進めよと指示を出してくれた医局長と相談して、建物の真ん中に廊下を作り、その両側を六人から一〇人が入れる区画をつい立てを建てて作り、多少なりとも部屋らしくし、便所も衛生的に改造することにした。今から考えると何ともささやかな改造であるが、当時の精神医療の状態とはこんなものだったのである。当時この病院の他の病棟では、木造、畳敷きの病室で一〇人前後は入れる部屋がいくつか並んでおり、その奥にはそれこそ江戸時代の牢獄そのものの保護室があり、手垢のついた木造の格子がよりいっそうその異様さを際立たせていた。そのなかで、中年の精神発達遅滞で興奮状態にあるF女が生理の血を着物に滲ませながらのたうちまわっていた姿は、当時病者の置かれた状況の悲惨さを象徴する大きなカルチャーショックとして残っている。彼女は看護者や主治医の努力でこころの平衡を取り戻し、病院の近くのアパートに退院し、和服を着て重箱を重ねた料理を持って入院患者の差し入れに来ていたことを今も印象深く思い出す。

開放化の実現

そして、この人はどうしても開放化出来ないという一〇人前後の人を閉鎖病棟に移し、午前一〇時から午後四時までの開放に踏み切るとともに、遠方への外出も主治医の許可があれば可能という体制に十月から踏み切った。一九七一年のことである。

この開放化の過程は、私の予想と反して、当初はまったくうまく行かなかった。扉を開けた途端毎週二～三人の割りで無断離院が続いてしまった。たいていの人はすぐ西成の釜ヶ崎（愛隣地区）へ行き、どういう生活をしていたか定かではないが、持っているお金が底をつくと西成署に出頭し、そこから病院に連絡が来て、病院の運転手が迎えに行って連れて帰ってくるという形になった。当時は病院での現金所持は禁止されていて、日用品、たばこなどの嗜好品はすべて注文による配給制をとっていたため、持っている現金も額が知れていて、長くて一週間もすれば、お金が無くなり、警察に出頭するのである。これだけでもなかなか大変な知恵だと感心するのであるが、先述のEなどは、路上で寝ている人の時計をこっそり奪って、それを質屋などの怪しげな店に売り、それで生活していたという。私はこれを聞いて、怒る前に「ようやったな」と言ってしまったことを鮮明に覚えている。こうした雰囲気のなかで病棟のエネルギーポテンシャルは次第に上がっていき、さまざまなことが起きるようになった。一人の、自分は昭和天皇であるという患者は、東京まで出奔し、保護され、もう一人の天皇は、京都御所へ行き保護された。彼は昭和天皇と同じ形の眼鏡をかけ、同じ髭をはやして、いつもうす汚れた燕尾服を着ている人であった。こんな状態であったから、運転手を中心に看護者も含めて「若い医者は何をやっているか」という反発が強く出始め、開放は失敗だったという意見が強くなっていった。

こうした雰囲気に私も意地になった面もあり、一方では謝りながら、一方では、一旦開けたものを誰が閉めるものかと無断離院した人でも、症状が悪化した人以外は閉鎖病棟に転棟させずに様子を見ていた。すると実際、半年もするとめっきり離院の数は減り、開放は安定の方向へと向かった。様々な反対意見があったが、実質病院の運営を行っていた医局長は、絶えず支持してくれ、病棟を閉鎖しようと言わなかったことの意味は大きい。この医局長は、一九五五年頃、当病院に赴任して以来「作業療法」体系に取り組み、それを軸として病院の開放化に取り組んでいた、日本の精神科医でも先駆的な人なのである。病に倒れ今は亡き人で、私の敬愛して止まぬ山崎光夫医師である。

開放化の生み出したもの

先に開放化は病棟のエネルギーポテンシャルを上げたと述べた。良いことか悪いことか分からぬが、荒廃して荒唐無稽となっている血統妄想を持つ人に東京や京都にまで行かせるエネルギーのざわめきである。当然よい方向にも動き、無為自閉という統合失調症の典型的な欠陥状態にあると思われていた人がそれぞれに動きだし、日中作業のある時間帯にはほとんど全員が、内職作業や草刈り、園芸作業、農耕作業に参加し始めたのである。私はホスピタリゼーションの悪弊を目の当たりにした感じであった。

なかでも下痢と幻聴に苦しんでいたBは病院の作業から次第に力をつけ、病院の近くの繊維会社に外勤作業に行くようになり数年後にはその会社に就職し退院となった。その後一時症状が悪化し、再入院することになる。その時の彼は幻聴とともに、直立不動で終日立ち続けているという奇妙な行動をとっていた。どうしたのかと尋ねると、「生きているのが申し訳ないから、こうして立ち続けているのだ」と語る。私はそれ以上聴くことを止めて症状の治まるのを待つのであるが、これは統合失調症の人によく見られる、生きていることそのものへの罪意識であり、還元的に語れば、プレエディパルな時期に生命的であり活気があることそのものが、母親ないしは両親の自我への脅威となり、この時期を十全に行き切れなかった人、ユング（Jung, C. G.）的に語れば、幼児元型（infancy archetype）をうまく生きられなかった人であろう。このあたりから私には精神病理学、力動精神医学が、自分の臨床と少し結びつき出した。もう精神科医になって数年が経過していた。数カ月の入院で彼は回復し、元気に元の会社に復職していった。それから二〇年もした頃であろうか、別の病院にいた私のもとに一通の葉書が来た。それには御礼の言葉と自分も七〇歳近くになり余生を当時彼が通院していた別の病院で送るという内容のものであった。おそらくもう彼は向こうの世界に旅立っているであろう。

Cも不思議な生命力を持った人であった。ものごとの領解が悪く、よく他の人とトラブルを起こす人であったが、心根の優しいBとは気が合い、彼と同じ会社に就職、退院していったが、どこかで折合いが悪くなったのか、その会社を辞めた後行方知れずになってしまった。Dもまた話し方が一方的で、人とは合わず、単純型統合失調症の人であろう。彼はやたら退院を急ぎ、なんとかなだめて病院内では最も高度である農耕作業が出来てからということで、その後退院し、釜ヶ崎で働いていて、時々病院に遊びに来ていたが何時の間にか来なくなっていた。

Aもまた不可思議である。病棟の雰囲気が彼に何かの影響を与えたのか、フルフェナジンのデポー（筋注をすると、二週間効能が持続する注射）が著効したのか不明であるが、開放化半年ぐらいして突然まともに話が出来るようになり、こちらがびっくりしている内にすぐ無断離院し、その後行方知れずである。

Eは無断離院の後、そのまま病棟で生活し、病棟の雑用をよく手伝ってくれ看護者に重宝がられていたが、何が契機かわからぬ形で症状が悪化し、緊張病性の精神運動性の興奮を来し、閉鎖病棟のみならず、保護室に収容せざるを得なくなるほど人格の解体を来してしまった。保護室、閉鎖病棟で私の名前を呼び続ける彼の声は痛々しく、統合失調症の欠陥状態もまた、エントロピーを下げた状態での平衡状態であり、それを揺り動かすと、症状のとんでもない悪化を来し、再び平衡を取り戻すには、相当の時間はかかるし、場合によっては命を落とす結果となることを、他の例とともに身を持って知らされた一例となった。この蠢きのなかで一人の自殺者も出なかったことは、奇跡的なほど幸運なことであった。

2　聖なるものと俗なるもの

前節で述べたように、病棟開放化は、それが主に慢性統合失調症者であるが故にさまざまな臨床体験を私に与えてくれた。ひとくちで語れば、彼たちの欠陥状態とは、あるいは聖なるものを、時には奇妙さも含めて体現し、また俗なるものを浅ましいばかりに表現していた。

聖なるもの

Bの思いは自分の存在することとそのものへの罪の意識であり、統合失調症者は何故このような存在の思いをかかえるのであろうか。サールズ（Searkes, H.）は統合失調症者の人を前にすると、治療者は何故か存在することの罪業感を抱いてしまうと述べる。[2] 自験例であったM子は妄想のなかで、「自分の祖先は楠正成の妻久子で、正成が息子たちと自害して果てた時、自分だけ逃れて、京都で公家の側室となった、その罪で生きてはいけないのだ」と述べ、病院のベッドの上に立ち、およそ半年、後ろ向きに倒れ続けた。後頭部を打ち続け、皮下出血の血腫を作り続け、生き延びたのが奇跡的であった。この経過については別書に譲ろう。[3] 彼女もまた生きて存在することへの深い罪意識に彩られている。そして皇室との関係と自分の来歴の正の部分、エロス的側面で生き残ろうとするがうまくいかない。これらは個としてこの世に留まることの困難性を示しているが故に、存在の深みのなかで生き残ろうとする、神話的世界へも通底する超越性、つまり、人のこころを捉えるヌミノーシティ（numinosity）を持っている。ヌミノーシティはユングがルドルフ・オットー（Otto, R.）の概念を借りて、言葉で「説明できないが、神秘的で謎めいているにせよ、深く印象的なメッセージを個別にもたらす」ものであると説明する。[4][5][6] この存在の不安、罪意識は、西欧ではキリスト教がカトリックからプロテスタントへと変わり、西欧資本主義が成熟していくなかで個人主義がより発展し、逆にカトリックが与えていた神に保証された存在の自明的な安心感の喪失を反映しているし、また日本では武家社会から家父長制への移り変わりとそれの崩壊、西欧の個人主義の流入による近代的自我の不安定性を反映していると思われる。[7] こうした集合的世界の不安定さによって、元型的レベルの生、死を巡る問題が存在の亀裂をより深めることになる。とりわけ私のつきあった事例は、日本の戦後のあまりにも急速な変化によって少なからざる影響を受ける。個人の資質、家族史、内的生活史を背負うことにより、彼たちは、元型的レベルでの生の不安、生きることの罪意識を表現する。またサールズは、統合失調症となる人の両親において、幼児の生命性の力そのものが、とりわけ母親の自我への脅威となり、子どもは生きていることへの罪意識を持たざるを得なくなると前述の書で述べている。

誇大妄想に属する血統妄想も、ある意味で聖なるものと繋がる。繋がることによってこの世に留まろうとする絶望的な生の無意識的試みなのであろう。先述の御所へ行った人も、皇居へまで行った人も、病院に連れ返された後も、彼らの妄想的確信は変わるものではない。やはり彼らは昭和天皇であり、前者はくたびれた燕尾服を着て、グリコのおもちゃ作りを常同的に繰り返し、後者は草刈り作業に従事していた。彼たちにとって天皇であることの意味は辿れない。欠陥状態にあるため、言語表現も乏しく、その意味、生活史的必然性も分からないが、どこかで彼たちの存在を基礎づける聖性と繋がっているのであろう。何故なら、昭和天皇とは、さまざまな曲折はありながら、戦後の日本にとって「統治の象徴」としてのカリスマ性をかろうじて維持していたのである。このことは集合的世界を超越していく意味方向性を示し、彼たちには天皇となって自分の存在の亀裂を超克していく必要性があったのであろう。ちなみに私は、自分は平成天皇であるという血統妄想を持つ人にはまだ会ったことがない。

同じく血統妄想を持つ三〇代前半、男性Tの場合を見てみよう。私は六〇年代から七〇年代にかけて、多く起こってしまった精神病院不祥事件を告発する運動に関わっていた。六八年、大阪某病院で、患者が脱走計画をたてたことを知った院長が、計画を立てた一七名を木刀で殴打し、うち一人を虐殺に至らしめた。この病院の告発、虐殺された人の親族による民事裁判の援助、そして、この病院からの患者救出運動を行っていた。この病院では多数が本人の意志ではなく市長同意入院で、釜ヶ崎関係者が多かった(8)。そこにTの姉が現れ、弟の救出を要請してきた。そこでまず市長同意を親族すなわち姉の同意入院に切り替え、彼女が退院を要請し、この場合同意者が望んだ時病院は拒否出来ないため、退院となり、私の勤める病院に引き取ることとなった。

Tを病院の閉鎖病棟に取りあえず入院させ、診察してみるが、礼容正しく、身だしなみも清潔で、性格がやや強迫傾向があるかと思われるが、人格水準が低下しいわゆる統合失調症における欠陥状態というわけでもない。前の病院に六年ほど入院していて、姉が院長からこの人を退院させると大変なことになると言われたというがその様子はまったく窺えなかった。父親は早逝し、同胞は姉と二人で、母親は地方の国立療養所で給食関係の仕事をしているという。中卒後姉のいる大阪に来て働くも二〇代前半に入院となったと言う。病態がまったくわからないので、しばらくは閉鎖病棟にいて変化がなければ外部作業に出て、なおかつ安定していたら開放病棟に移って、社会復帰の準備をしようということで彼も快く納得して、救出してくれた私に感謝の念を繰り返し表明していた。一ヶ月ぐらいで外部作業に出て、作業能力も高いと判断し、何故六年もの間、病院に入院させられていたのか分からないと思っている時だった。診察の時、私の何らかの言葉に反応した。その内容は失念してしまった。彼は語る。「先生、御存知だったのですか。実は私は昭和天皇の御落胤なのです。戦争で東京の空襲の激しい時、天皇は葉山の別邸に疎開することにしました。しかし本当の葉山は米軍に知られてしまっているので。地方の私の母のいる葉山に実際は行かれたのです。そこで私の母親にお手付きがあり、私が生まれました。これは秘密のことなので私もずっと秘密にして生きて来ました」と。驚愕した私は、「分かったが、これは私との二人の秘密にして、密やかに生きたほうがよい」と伝える。彼は「分かっております。普通に生きていきます」と返答し、その後の彼の行動にも変化なく、作業にも従事しているため、開放病棟に転棟させた。前の病院にはこのことは言ってないと言う。三ヶ月ぐらいしたであろうか。突然彼は居なくなった。数日して東京麴町署から連絡があり、彼が天皇に会わせてくれと言っているから迎えに来いとのことであった。彼が無断離院してしまったとはまことに残念なことであった。帰院した後閉鎖病棟に転棟させるも、そこには落ち着きはらった彼の姿はなく、精神運動性興奮の状態へと急速に人格が解体していった。話す内容は支離滅裂となり、病棟を歩く私に突然殴りかかったり、行動も危険な状態となったため、保護室に収容せざるを得なかった。そこでは彼は弄便をするほどの緊張病性の人格解体と退行状態に陥ったのである。数カ月でその状態から立ち直り、東京まで行ったことを私に詫び、もう二度としないというが、御落胤であるという妄想には変わりなかった。そして開放病棟で生活するようになった頃、私は病院との対立で病院を去ることになり、以後の消息は分からない。少し遡るが、彼が御落胤と語った時、私がすぐ気づいたことは、母親のことである。姉に確かめると療養所で作業をしているとのことだが詳しいことは分からないと言う。私は、これが二人で共通の妄想を持つ二人精神病（Folie à deux）(9)ではないかと、療養所に問い合わせを出したが返事はなかった。

Tのことで二つのことが私のこころを捉えた。ひとつは何故、彼の人生が御落胤という誇大的血統妄想を必要としたのであろうか。年代的に考えて私と彼は同年代でほぼ同じ集合的文化を生きているのであるが、彼は高校にも行っていない。父親もなく、母親もおそらくは発病し、彼女自身が皇室妄想を持っていた可能性は否定できない。昭和五〇年代半ば、中卒で大阪へ出て来た彼に都会という世界はいかに見えたことであろう。入院前には釜ヶ崎に流れていった。大きな存在の裂け目、生きていくことの不全感に捕われていったことは想像に難くない。世界が止まり、クラウス・コンラート（Conrad, K.）が述べる言い様のない恐怖の瞬間、戦慄（Trema）(10)の後、世界が相貌的変化を遂げ、誇大的な形で世界を超克、超越しようと、彼のこころが試みたと推測しても無理はあるまい。おそらくそれは彼にとってヌミノースな体験であったろう。ユング的な意味で宗教性と深い関係にある元型の紫外線にも例えられる精神性（spirituality）の中に宿る超越性(11)が彼の場合、皇室妄想となって現れてきたと推測される。聖なるものがかような形で統合失調症の人に現れ出ることは人間の存在の最後の砦のひとつの現れであるかもしれない。

もうひとつは、Tは間違いなく診断的には統合失調症の妄想型の診断要件を満たしていることはこれまでの経過で明らかであろう。ところが東京から帰院後の人格解体の精神運動性興奮は紛れもなく緊張病性のものである。おそらくはこれまでに東京へ行く機会はあったであろうに、この時を選んだことは、彼のなかにそれなりの時の時熟があったと考えられる。だからこそ、帰院した時、カオティックな無意識、しかも集合的無意識内容に圧倒されたのであろう。神話が人間の存在を基礎づけるように、彼にとって天皇の御落胤ということは彼固有の人格を基礎づける超越性も含む存在の亀裂を埋める、そしてこの世と繋がる彼なりの存在のあがきだったと言えよう。ということを考えると、破瓜型、緊張型、妄想型という統合失調症の病型は可変的でブロイラー(Bleuler, E.)がSchizophrenieと一つの診断名にしたことに首肯出来るし、統合失調症を存在の根本に宿る病と考える私の見方もさほど間違っていないと思えるのである。

(2) 俗なるもの

Bが存在の清らかさないしは聖なるものに通底している一方で、C、Dは戯画化のごとくお金に執着し、働くことへの早急な意向を示した。彼たちの来歴も分からず、家族もまったく不明であった。五〇年代後半から六〇年代の初頭に収容された人たちで、自らの存在の方向性を極めて世俗的な形で表している。その姿には共感しにくいほどの世俗性へのこだわりがあり、内的世界は平板化し、彼たちの語ることにはある種浅ましさも禁じ得なかった。しかし、多くの破瓜型の人たちは人格解体とともに、退院していくエネルギーをも失っていくなかでこの二人は退院して行こうという気持ちを強く持っていた。彼たちは無断離院することなく、ただただ私に退院を要求していた。それを支えていたものは、四〇歳前後になるものの、成人へとイニシエーションを遂げているわけでもなく、もちろん異性へと開かれているわけでもなく、もう既に世の中からはじき出されているという自らの存在に対する領識つまり病識もなく、ただ世俗的な価値に執着し、それがあたかもすぐにでも実現出来るかのように表現しているのであった。私の彼たちの社会化へ向けての治療方針を彼たちが理解してくれたのが幸いであった。作業と外出の繰り返しで少しずつ社会の感覚、お金の感覚を覚えてもらっていって退院にこぎつけることが出来た。Cは近くの会社にBとともに勤めたため、外来を通してしばらくは繋がっていた。しかしそこでの待遇に不満を覚え去っていってから、その後は辿れない。Dは釜ヶ崎で建設労働者として働き、しばらくは病院に遊びに来て、先生いくら儲けたと語っていたがその後何時の間にか関係は切れていった。

C、Dは統合失調症という病によってまず社会から疎外され、一〇年余の入院生活によって、ただでさえ身についていない社会性を奪われていった。折しも六四年東京オリンピックを境として、日本の集合性は急速に変わっていった。この過程のなかで彼たちは存在を揺り動かされ、存在の亀裂を生じ、統合失調症の発病を余儀なくされ、もっとも世俗的な価値観に自らの存在を狭隘化させ、この世に一応は回帰していった、日本の集合性の最底辺に生きる群像である。私の組みするところではないが、生活臨床学派の人が言うように、統合失調症の人たちは、色や金や名誉、健康などの問題によって再発する場合が多いことは経験の示すところである[12]。このことが原因的に働くのか、結果的にそうなるのかは定かではないが。このあまりにも人間的で、時には浅ましくもある世俗的なこだわりは、一度ならず統合失調症的異世界へと行かなくてはならなかった人たちの、いわば戯画化されたこの世への繋がり、結ばれの結果であろうというのが私の立場性である。このことを私は、『天降り乙女』という羽衣伝説の一つである昔話の「みけらん」という主人公が天上の原理なる魂の飛翔性を失ってしまい、事実性、現世的なこだわりに生き、結局天上でも結ばれず、星という無生物（非人間）になってしまう統合失調症世界の悲劇として別の所で論じた[13]。

今まで論じてきたように聖なるものも、俗なるものも統合失調症という病の表現形式として、人間の基礎的存在の亀裂から生じてくるものであり、我々の直面している統合失調症の世界とは、この時代の集合性の表現の形をとって現れてくることが明らかになったと考える。私はこれを論ずるにあたって、あえて無効化され、あたかも棄民であるかのように、慢性病棟に収容されていた人たちの開放化の過程を選んでみた。何故なら、戦後の効率化を求め続ける日本社会にあって、疎外されていった人たちも、その人なりの個性化があり、人間としての尊厳があると考えるからである。この立場性にはっきりと立たない限り、精神科臨床のなかで患者のこころは見えて来ないし、まして心理臨床の立場からの心理療法も成立しない。日本の精神医療は、一九九五年、精神衛生法から精神保健法を経て精神保健福祉法に変わり、患者の人権はそれまでの隔離収容主義的時代から相当重視されるよう変わって来ているがまだ精神科病床数は横ばいであり、およそ三〇万床である。ここに入院している人の多くは、一九六〇年代に、国の隔離収容政策によって急増した精神病院の中で「沈澱」していった人で、言わば病院の「固定資産」となっている。一方で外来診療所はかなり増加し、作業所なども含め、地域で生活する患者は増えつつあるが、まだまだ不充分である。この現状を踏まえ精神科臨床から何を学ぶか次に論じてみよう。

3　清神科臨床から学ぶもの

存在の底の意味するもの

戦後日本の過程にあってその急速な発展の中で疎外され取り残されて、人間存在の底辺を構成する精神病院のなかで一〇年以上にわたって沈澱してきた層の開放化を巡る人間の蠢きを描き出してみた。それは主に統合失調症者の慢性群であった。ここに私は人間の存在の基底を視る。見出しでグッゲンビュールの言葉を引いた所以である。かって私が『ユング派の心理療法[14]』で引用した彼の文章を二箇所にわたって再度引用しておこう。「精神病、性的倒錯、社会的偏奇などはある意味では個性化の特殊なあり方なのである。この精神病理学的現象を個性化の特殊な現れ方と考えないかぎり、われわれは精神病理学を理解したことにならない[15]。」そして人間の心的事象のさまざまな現れ方を詳細に述べ、それが、単に集合的価値観からはずれているというレベルで判断すべきないことを主張し、こう結ぶ。「さて、今やみなさんは理解したことでしょう。ユングに感謝しなければならないのは、哲学者や宗教家などのエリートではなくて、精神病者、中毒者、性的倒錯者や、反社会的な犯罪者、適応障害者や浮浪者であると、なぜ私が語ったかを[16]。」この彼が挙げているエリートたちの中に、私であれば「心理療法家」を加えたい。この人たちのある部分はすぐ「深い」「こころの奥底」「精神性」「宗教性」という言葉を使いたがり、あまり「深くない」ケースにともすれば興味を示さない。グッゲンビュールはこうも語る。「個性化の真の重要性は、しばしば精神性の雲の中に失われてしまっている。つまりそれは、幸運にも被分析者となることができ、意識の高いレベルに到達して、内的な聖なるきらめきにより近づくことのできる、ごくわずかの選ばれた人たちのものとなり、宗教とは違った神秘的な方法のひとつになってしまっているのである。[17]」寡症状性の破瓜型統合失調症者などは「意識の高いレベルに到達しない」「興味の惹かれない人」に入るのであろう。だからこそ私は先述した慢性病棟の開放化の過程を述べ、生きて存在するものの、何気ない姿のなかにいかに聖なるものが存在するか示したつもりである。また浅ましいばかりの人間の様態が、彼らにとってはこの世に繋がろうとする存在の亀裂を埋める行為であり、「正常」である人からみれば戯画化された形であったとしても、まことに人間的な行為なのであることを示したつもりである。その内容は、サリヴァン（Sullivan, H.S.）の *Shizophrenia as a Human Process* にも詳細に述べられている。[18] 彼は生活史還元的ではあるが、こころの発達論も含め、人間の存在過程の問題として、統合失調症を捉え、正常―異常を連続的なスペクトルで視ているところが興味深い。

　先述のように語る私は深さも宗教性をも否定しているわけではない。むしろ存在の底こそもっとも深いところなのである。人間のこころは、集合性、個人的内的生活史の複合性のなかでさまざまな形で存在を揺るがされる。人間のこころの病的事象とはグッゲンビュールの語るように、個性化過程のどこかで存在の病的表現という現存在の頽落現象であるとともに、その表現自体も個性化過程のひとつの現れなのである。この存在の亀裂、何故人間が生の方向に向かって進むのか、その存在を基礎づけるものこそ神話であり、それは、フロイトがタナトスと呼び、ユングが集合的無意識の破壊性と呼ぶ死へと至る道を封ずる神の物語でもあり、人間の物語でもあるのである。ここでは神話論が目的ではないので触れないが、多くの神話では世界の最初はカオスや暗闇や海に漂うクラゲのようなものであり、そこから天空の世界と大地とが分かれ、島、山などが造られ、とほぼ同時に女神と男神が現れ、そして死の世界と生の世界の区別が造られるという語りとなっている。このような『創世記』神話を持たない民族はまずないと言ってよいであろう。我々人類は動物と分かれて意識を持ち、生産手段と、富の蓄積を持って以来、神とともにあったのである。神が先か人間が先は別問題にして、人間のこころを超える何か「おおいなるもの」を必要としてきたことは歴史が証明している。神話の時代と、ともすれば凄まじい殺戮と結びついたが、古代から近代に至るまで人間の集合的価値観の拠り所として、キリスト教、仏教、イースラム教の三代大宗教は、近代と言われる時代に入ってかつてないほど人間のこころへの求心力を失った。そして二〇〇六年現在、中東は宗教も絡んだ凄惨な殺戮が行われている。しかしこの問題には近代合理主義や西欧型民主主義を対峙しても解決にはならないであろう。というのは、日本も含め、近代合理主義を生きて来た国家は世界的規模の、アメリカを中心とした市場原理の支配するグローバリゼーションに巻き込まれ、富は遍在し、神なき世界はかくなるものかというほどになっている。こうした時代の流れのなかで、人間の宗教性への期待は高まるが、既成宗教はそれを吸収し得ず、オウム真理教などの悲惨なエセ宗教を生み出す土壌が醸成されている。極めて危険である。かといって人間のこころに宿る「おおいなるもの」へのこころのあり方は無くなるものではないし、近代合理主義へと腑分け出来るものではない。

我々心理療法家がクライエントと会っていて、彼(彼女)が治癒へと導かれる時、個人の力を超えた不思議な体験を伴うことが多い。私は別のところでこれを論じ、また今後も深めていくつもりである。(19)

精神科臨床とは、この世で、ある意味では差別された恥部として存在する。そこに生きる人たちと接することは、外在化された人間の惨めさを視ることであり、浅ましいことを視ることであり、と同時にそこに聖なるものも視る体験なのであり、このことはひとりの心理療法家の体験を豊かにしてくれて、密室のなかで「文化の香り」豊かに出会うことと違った位相を教えてくれる。このことは、外化されたものであると同時にそれに響く心理療法家のこころの内側とも呼応している。

吾が内なる何ものか

芥川竜之介の作品で『地獄変』[20]というものがある。ここでは画工良秀が、時の権力者の命を受けて「地獄」の屛風絵を描くことを命じられ、自分の娘に火をつけて地獄のイメージを摑みそれを絵に描き、その後自らも縊死するという凄まじい物語りである。この地獄とは良秀のなかの地獄のイメージであり、その姿を外界に投影させて見ざるを得ず、それが自分の娘に火をつけて彼女がもがき苦しむ姿が一番至当なイメージであったということは、よりいっそう地獄の凄まじい姿を伝える。地獄とは死後の世界に悪をなした人間が落ちる世界というだけでなく、人間のこころの深層に宿る世界なのであろう。これは主人公の良秀のみならず、芥川もまた、こうした形で作品を書き、彼を襲う内的イメージを外在化せざるを得なかった彼の心的世界を示している。この世に生き残る苦しさをさまざまな作品で描き続け、そうしてさえ彼は、統合失調症を発病し、最後には自殺して果てなくてはならなかった。主知的世界と芸術至上的世界に生きようとして自らの発生基盤から乖離して行かざるを得なかった悲劇である[21]。これは芥川の個人的心性の奥底である。しかし例えばギリシア神話では、一〇年戦争によって敵対するティタン神族を、ゼウスは、冥界の最深部のタルタロスに投げ込んだ。ここはハデスの冥界よりはるかに深いところで永遠に光のささぬところである[22]。ゼウスは光を体現しオリュムポスを支配し、タルタロスは永遠の闇で地獄に相当する。こうして芥川の地獄の世界もタルタロスも人間のこころに宿る破壊に満ちた残酷な闇なのである。ユングの言うように特殊な個人のみならずすべての人間のこころの最深部の普遍的（集合的）無意識（the collective unconscious）に、こうした地獄が潜んでいることが分かる。統合失調症の相貌性に満ち迫害性に彩られた世界はこれと似た世界であり、芥川もまたこの変化のなかで生きていく存在の自明性を失ったのであろう。この世界は単に統合失調症者の世界なのではない。私たちは夢の世界ではよくこのような世界に取り囲まれ、時には地獄そのもののイメージ、ばらばらにされる体験をして驚愕のなかで目覚める。私たちは、このような言わばユングの概念である元型的イメージ（archetypal image）を通してクライエントの存在の危機と交わることが出来る。たとえば私はユング派の分析家になる訓練の途中で、次のような夢を見た。「私は僧侶になるため修行にチベットの山奥に来ている。僧侶になるための最終の修行で私は2人の髪の長い美しい女性をばらばらにして大きな釜で茹でて食べなくてはならない。座敷のような所に置かれて下からあぶられている大釜はぐつぐつ音を立てていて、女の人の長い髪と、黄色い脂肪が目に入る。襖を隔てたその裏の薄暗い部屋では黄色い法衣を着て紫色の袈裟を着けた剃髪した僧侶が、私の行動を見届けるように前屈みで正座している。その姿をもうひとりの私が斜め上方より俯瞰している。」私が食べたかどうか定かではないが、分析家になるための最後の局面、女性的側面の統合、宗教性にまつわることと無関係ではないであろう。ちなみにばらばらにすること（dismemberment）はシャーマンになる修行にはつきもののことである。[23] この夢は私のなかにある地獄とどこかで関係し、それは人間の普遍性と繋がっていると思うのだがどうであろう。

次に存在の自明的な肯定的根拠を補償していくものこそ、幼少時、幼児―子ども元型（infancy-child archetype）を生き抜くことが出来、父母の元型的イメージに保証されなおかつ自由になることである。父母が常に二重の意味合いを含み、それぞれがほどほどに折り重なって元型的ではない、有限の人間としての父母に出会うことの大切さの所以である。父母の全能性のイメージから解放され、あるいは幻滅し、人間としてのほどほどに良くも悪くもある父母が現れるクリティカルポイントこそエディプス期前後の状況であろう。還元的にみればこのあたりの心的体験が神経症や人格障害の人間関係の問題点の基礎を形成するが、詳述する余裕はない。母親コンプレックス、父親コンプレックスさらには、異性との関係すなわちアニマ、アニムスの問題はこのあたりと深く結びついている。ここに起こるさまざまな情動体験に治療者はこころを開いていけるようになる体験こそ、精神科臨床であり、教育分析であろう。例えば境界性人格障害などの人格障害の人に起こり易い行動化などは、そこにある深いクライエントの情動体験についていけないで、知的なレベルで枠を課しても、その中におさまることなど不可能であることは銘記すべきである。

最後に自分の触れたくない感情、情動がある。先述したようになぜグッゲンビュールが、精神病者はともかく、中毒者、性的錯誤者、犯罪者などがユングに感謝しなければならないと何故述べたのか。ここに私は娼婦も付け加えてもよいと思っている。この人たちはすべていわゆる集合性のなかに存在する倫理性からはみ出している。犯罪とかエイズと結びつかない同性愛者は比較的今日市民権を得ているが、小児性愛などの性的錯誤者は厳しい世間の目にさらされている。犯罪者も含め、何故この人たちはマイノリティを生きなくてはならないのか。そこには必ずその人なりの謂れがあり、個性化過程の現れなのである。それが刑法犯で刑罰の対象となっても、それは心理学的には別問題である。私たちは何故その人が犯罪ということを行うに至ったかを問うていかなくてはならない。そしてこのような人たちに結びついているのは、すべてというわけではないが、退行的願望、権力欲、嫉妬、浅ましさ、そして性の商品化および集合的価値観には受け入れられない性の行動化などである。治療者が、殺人衝動も含めて、このような欲動が、治療者然とした顔の背後に蠢いていることを自覚することは楽なことではない。とりわけ性は誰しも悩むのを避けて通れぬ問題である。フロイトが一九世紀末から二〇世紀初頭にかけて汎性欲説を唱えたことは故なきことではない。性とは生に繋がり、エロス性となって、当時において彼の理論は、時代を凌駕する画期的なことであったと言えよう。つまり本能的にも生殖的にも、また対象関係のなかでの愛着、愛のあり方としても性は、極めて重要な位置を占めていたし、今もそうなのである。しかも近親相姦に最も顕著であるごとく、性とは常に秘められてあるものであった。いわゆるユングの影（shadow）の問題でも最も大きい欲動なのである。フロイトの時代ほどでないにしても、本能的レベルの宿る性の衝動は今の世でも扱いがたく、異性へと開かれ、人間を豊かにし、創造性と結びつくことはさほど楽なことではないし、衝動そのものが直接的に行動化され、さまざまな事件と結びつくことを耳にする二一世紀の始まりの今日この頃である。この性とは、心理療法家にとってもまことに厄介である。彼（彼女）も本能的な性の衝動に疼くこともある。また創造性に結び付けることも出来ることもあるし、対象関係に性の問題をうまく統合出来ない人もいる。自らの性の衝動を無意識的に行動化したり、対象関係で抑圧してしまったり、精神性に傾いていったりしている時、治療関係のなかで意識出来ない逆転移となり、時には悲惨な結果となることを聞くことは、さほど希ではない。治療者は道徳を垂れる存在でも何でもなく、自らの影の問題に出来るだけ自覚的となり、自らのなかに蠢くものへの嗅覚を消息子としてクライエントと出会っていかなくてはならないのである。このこともまた精神科臨床の教えることである。

おわりに

私は二十四歳で精神科医になって、わけの分からぬまま慢性統合失調症者の開放化に取り組み、もう治癒不能と見捨てられていた人一二〇名前後の慢性患者のうち七名程が退院に漕ぎ着けるという現実のなかに、欠陥状態と言われる人のなかに非可逆的な変化が脳に起こっているという大勢の見方は怪しいし、また逆に治癒していくこともそんな簡単ではないことを学んだ。統合失調症者、当時はまだ充分概念化もされていなかったいわゆる境界例性心性の人たちの精神療法に取り組むなかで、自分自身がにっちもさっちもいかなくなり教育分析を受け、四十歳でユング派の分析心理学的心理療法家となった。この経過は別の書で述べた(24)。今は教職と自らが分析心理学的精神療法と名付ける精神科外来と分析心理学的な分析といくつもの草鞋を履きながら週八〇名前後の人とお会いしている。今回のテーマが『臨床心理学にとっての精神科臨床—臨床の現場から学ぶ』というものなので、私がこころの病の洗礼を受け、精神療法なるものへとイニシエートされる経過を振り返ってみた。それは記述精神医学、精神病理学、フロイトの精神分析、現存在分析、サリヴァン、対象関係論そしてユング心理学へと至る経過でもあった。どの学派においても心理療法、臨床心理学へとイニシエートされていくなかでクライエントのこころの中に視るものはさほど変わらない。私のこの拙文が何かを伝えておれば幸いである。

文献

（1）Guggenbuhl-Craig, A.、一九八四年七月、チューリッヒ、ユング研究所の講義より。
（2）Searles, H. F.,（1979）松本雅彦他訳『逆転移1』みすず書房、一九九一年、『逆転移2』田原明夫他訳、同、一九九五年、『逆転移3』横山博他訳、同 rincet 一九九六年。
（3）横山博『心理療法とこころの深層』新曜社、二〇〇六年、一八〇―一八四頁。
（4）（5）Jung, C. G., *The Structure and Dynamics of the Psyce, C. W. 8*, Princeton University Press, 1960, pp. 104-105, pp. 165-186.
（6）Samuels, A.（1986）山中康裕監訳『ユング心理学辞典』創元社、一九九三年、一二七―一二八頁。
（7）氏原寛・成田善弘編『意識と無意識―臨床の現場から―』横山博「こころの病・夢に顕現する無意識の現れ」人文書院、二〇〇六年、八一―一〇二頁。
（8）精神衛生法時代は精神病院のほとんどの入院形式が本人の同意を必要としない家族同意入院と、二人の鑑定医の診察で「自傷他害の恐れ」がありとされ、都道府県知事の命令によって、本人の意志と無関係に入院となる「措置入院」であり、本人の意志に基づく任意入院の法的規定が曖昧で、家族のない人は市町村長の同意で入院させられていた。
（9）加藤正明・保崎秀夫他編『増補版精神医学事典』弘文堂、一九八五年、五八二頁。
（10）Conrad, K.（1958）山口直彦・安克昌・中井久夫訳『分裂病のはじまり』岩崎学術出版社、一九九四年。
（11）Jung, C. G., *Two Essays on Analytical Psychology* Princeton University Press, 1953.
（12）加藤正明・保崎秀夫他編『増補版精神医学事典』弘文堂、一九八五年、八四五頁。
（13）横山博『心理療法とこころの深層』新曜社、二〇〇六年、二五一―二八四頁。
（14）河合隼雄編、『ユング派の心理療法』横山博「精神医療とユング心理学の可能性」日本評論社、一九九八年。
（15）Guggenbuhl-Craig, A., "Jungian Psychology and Psychopathologia Sexualis." 一九七三年国際分析心理学会ローマ

大会での講演内容から筆者が訳し、前掲書に引用したもの、一五七頁。
（16）前掲書、一七一頁。
（17）前掲書、一七一頁。
（18）Sullivan, H. S., *Schizophrenia as a Human Process*, W・W・Norton & Company・INC・New York. 1974.
（19）横山博編『心理療法　言葉／イメージ／宗教性』横山博「心理療法と枠─治療構造と出会う時」新曜社、二〇〇三年、二九五─三三五頁。
（20）芥川龍之介『地獄変』『芥川龍之介全集第三巻』岩波書店、一五六─二〇一頁。
（21）吉本隆明『芸術的抵抗と挫折』「芥川龍之介の死」未来社、一九六七年、七八─九二頁。
（22）Grant, M. & Hazel, J.（1973）西田実主幹『ギリシア・ローマ神話事典』大修館書店、一九八九年、三一一─三一三頁。
（23）Eliade, M., *Rites and Symbols of Initiation*, Haper & Row Publishers, 1975.
（24）横山博編『心理療法　言葉／イメージ／宗教性』横山博「心理療法と枠─治療構造と出会う時」新曜社、二〇〇三年、二九五─三三五頁。

第四章　カウンセラーとして言っておきたいこと

氏原　寛

はじめに

今回、この原稿を引き受けるかどうかについてかなり迷った。というのは、私には病院臨床の経験が全くないからである。三〇年ほど前、二年ほど神経内科（当時はそんな名称だった。精神科と内科を兼ねていた）のクリニックで週二回半日有給でカウンセラーとして患者と会っていたくらいなのである。それでも何か書けることはないかと考え、もう一度、カウンセラーでないとできないこととは何かについて書いてみようと思った。どんなことでもよいという編者の言葉に甘えてのことである。何しろ現場のことを知らないので見当違いの多いのを怖れているが、医師も含め他職種の人たちにも臨床心理士と一緒に仕事をする場合、何を期待すればよいのかのヒントになればと願っている。長年カウンセリングの実践だけは一途にやってきたので、それが他職種の人たちの仕事とどう違うのか、またはどう重なっているのかなどについてわたしなりの考えを書くことで、心理臨床家とどのような協力が可能なのかを考えていただけるとありがたい。

1　カウンセラーと教師

私は心理学科を出ていない。史学科を出て一〇年間高校の教師をやっていた。たまたま教育研究所に移り、偶然のことから教育相談部門に回された。カウンセリングとの出会いである。一九六三年（昭和三十八年）、今から四〇年以上の昔である。それから自学自習、多くの人に助けられながら臨床歴だけは大抵の人より長くなっていて、現在なお現役である。ただし本節で述べることは、研究所の一〇年間の経験によっている。

この時期私の考えざるをえなかったことは、アイデンティティの問題であった。研究所は教育委員会に属する機関で、教員が三年ぐらいのめどで現場を離れ、もっぱら教科研究に携わるところである。ただ教育相談係は一人前になるのに三年ぐらいかかるので、そこで現場に戻すのはいかにも惜しいということで、五年ぐらい在籍する人が多かった。それでも結局現場に帰り、ほとんどが教頭や校長になった。私の場合、できればずっと研究所に残り、相談の仕事をつづけたかった。しかし制約の多い職場であったのと、専門家としてやっていけるほどの力が身に付くかどうかが怪しかった。かりに力をつけたとしても、それで食える見通しはほとんど無かった。しかも、学校現場に戻ってカウンセラーとしての可能性を生かせる可能性も薄かった。私は社会科、とくに世界史の教師であった。

次節で取り上げるが、その頃はカウンセリングマインドということが盛んにいわれていた。つまりあらゆる人間関係は、カウンセリングマインドがどれだけ生かせているかによってよき関係か悪しき関係かが決まる、という発想である。するとカウンセリングで鍛えたカウンセリングマインドは、当然教師生徒関係でも生かせるはずである。漠然と考える限りそれで矛盾はないのだが、具体的にはどうなるのかをあれこれ授業場面を思い浮かべながら考えると、どうもぴったりしたイメージが浮かんでこない。当時はロジャーズ全盛時代、というよりそれしかなかったので、ロジャーズが試みたという生徒中心授業に取り組む、今から思えばカウンセリングかぶれの勇ましい先生もおられた。実際に見学に行ったり話を聞いたりしたが、もう一つピンと来なかった。

そして辿りついた結論は、教師はよき教師を目ざせばそれでよい、ということであった。カウンセラー体験がそれに役立つならば、その限りカウンセリングを取り込めばよい。役に立たなければカウンセリングなど全く知らなくてもかまわない。教師は教師でありカウンセラーはカウンセラーである。どちらも子どもの成長に役立とうとしているけれども、その役割が違う。とりあえずはそれですっきりしたけれども、私がカウンセラーを目ざすのか教師のままで行くのかは、容易に決めがたいまま残っていた。しかしここで役割について相当考えたことが、後に、臨床心理行為についてかなりつっこんで考えるのに役立ったと思っている。

2　カウンセリングマインド

カウンセリングマインドについては、今まで何度も書いてきた。[1][2] しかしこのことばについての誤解が、いまだに十分に解かれていないのが残念である。その趣旨は前節で述べたように、カウンセリングマインドの有無が人間関係のよしあしをきめる、というものである。だからたとえば、一人の問題少年が立ち直ったとして、親のカウンセリングマインドが大きかったのか、カウンセラーのそれが効いたのか、あるいは学校の先生、さらには医師の薬に含まれるカウンセリングマインドのおかげなのかといったナンセンスな議論になりかねない。これは、一人のクライエントが元気になるためには、それぞれ役割の異なった人たちがそれぞれ違ったサービスを提供してはじめて可能であることを見逃して、誰の提供するサービスも同じとする過度の一般化の結果である。そのために、カウンセラーでないとできない、しかしクライエントには不可欠のサービスが、誰にでもできる、したがって専門家のサービスとはいえない曖昧なものに希釈されてしまった。

このことばは昭和四十年頃、わが国にロジャーズの理論と技法が導入された頃、熱狂した人たちの間から生まれてきたものらしい。彼のいう受容、共感、純粋さの三条件をカウンセラーが満たす程度に応じてクライエントがよくなる、とする考え方である。これらの条件は、ロジャーズの主観的な経験から練り上げられてきたものである。だからそれを客観的なことばに置き換えるのはかなり難しい。ロジャーズ自身、それらを操作的に定義して実証的研究を試みているが、(3) 十分成果を上げたとはいいがたい。あえていえば、昔から〈よき〉人間関係に備わっていたものを捨象してことばにしただけであって、カウンセラーに特異的な態度とはいいがたいのである。ある意味ではあらゆる人間関係に多かれ少なかれ含まれて（あるいは、欠けて）おり、専門的な態度を明確に述べたものではない。

カウンセリングは専門家の行うべきものである。専門家とは、その人でなければできない特異的な業務を行える人たちを指す。カウンセリングマインドはそれを日常的人間関係の中に持ち込み、誰しもがちょっとした心がけでできるような印象を与えてしまった。だから親も教師も上司も部下も、誰しもがカウンセラーになれるような錯覚が生じた。げんに各地でいまだに多くの人を集めているカウンセリングスクールでは、やってくる主婦や会社員に、さすがに一時のような誇大宣伝は影をひそめたが、なおひそかに、あるいはあからさまに、専門カウンセラーの養成を謳っている。

問題は、それによって専門カウンセラーまでが、受容、共感、純粋さをお題目のように唱えて、実際に自分がこのクライエントに何をしようとしているのか、の吟味を怠っているかに見えることである。比較的若いカウンセラーたちが、スクールカウンセラーとして、あるいは医療の現場でめざましい成果を上げていることは、同じカウンセラーとして頼もしく思っている。それにしては支払われる金額のあまりの少なさに、義憤に近いものを感じるくらいである。しかし少なからぬ臨床心理士がそれぞれの職場で、自分に何ができるかについて、心理士以外の人に理解してもらえることばで説明することができていない。とくにロジェリアンと目されるカウンセラーにこの傾向が強いのではないか。日本のカウンセラーの半ば以上がロジェリアンとされている[4]にもかかわらず、である。

3　援助的人間関係

他者を援助する人間関係は数多い。カウンセラー、教師、医師、看護師などと数えあげるときりがない。職業とはいえないが、親の仕事は援助的人間関係の最たるものであろう。第1節では、私自身の教師カウンセラー体験を踏まえて、二足のわらじの履きにくさ、おのれの専門性を確かめるためには、どちらか一方にアイデンティファイせざるを得ないことを述べた。第2節では、にもかかわらず一部のカウンセラーの間では、カウンセリングマインドという曖昧な概念が横行し、そうした専門性が素人性と分かちがたく混交していることを述べた。そこで本節では、カウンセリングが他の援助的諸関係とどのように異なっているのかについて概観しておく。これも以前から述べてきたことである[5]。

親子関係

親子関係の一番の特色は、そのかけ代えのなさであろう。多くの親は、わが子さえよければよその子などどうなってもよい、ぐらいの気持ちを抱いている。ある意味ではおぞましい家族エゴイズムである。しかしそれは、我が子にはかけ代えがないからである。そしておのれのかけ代えのなさは、他者（親をも含む）によってかけ代えのない存在として扱われてはじめて身につく。ここでいうかけ代えのなさとは、自分には自分でないと実現できないユニークな意味が備わっている、とする実感である。もちろんカウンセラーも、個々のクライエントとかけ代えのない存在として関わっている。しかしそれは、職業的人工的な不自然な関係である。そこにどれだけ本当の自分を生かすかが重大なのだが、それについては第7節で取り上げる。

教師

親と違って教師の生徒との関わりは、その他大勢的関わりである、つまり、一人の教師である自分が複数のみんなと関わる場合は、一人一人の生徒はかけ代えないけれども、みんな同じ人間として扱う、ということである。子どもたちは親の特別扱いによっておのれのかけ代えのなさを、教師の平等扱いによって友だちとは同じ人間であることを、つまり原理的には一見相反的な人間観を、一人の纒まった存在としてのおのれの中に納めてゆく。

こうした教師のありようを、どちらかといえば個人的関わりに重きを置くカウンセラーと比べると、集団のルールを通しておのれを生かす術《すべ》を子どもたちの身につけさせること、ということになる。ルールは多かれ少なかれ個人に不自由な思いをさせる。そうした不自由を通していかに自由に生きるか。不自由なルールにしばしば窒息しかねない子どもたちに、自由なありようを実感させるのは至難の業である。そこにこそ教師の専門性がある。

ケースワーカー

アウシュヴィッツでは、平和な時代ならば善良な一市民たりえた人が豚のような状態に落ち込んだ、という。(6)しかしコルベ神父のように、最後までおのれの尊厳性を失わない人もいた。ただしこれは、おそらく例外的なことである。大部分の人にとって、人間らしくあるためには人間的な環境がいる。単純化していえば、ケースワーカーはそういう意味で他者に役立とうとする専門家である。きれい事になりかねないが、カウンセラーの仕事は、どのような状況においてもクライエントがその人らしさを失わぬように援助する仕事、ということになろう。

医　師

はじめに述べたように、本書はカウンセラーとしてあらためて自分たちにしかできぬ仕事とは何かを考えようとしている。あわせて、他職種の人たちにわれわれの仕事を理解してほしいという願いがある。ある意味で心理臨床家には分かりきったことを書いているのは、そのための整理というような意味をもつ。

門外漢の考えていることだから、見当違いもあると思うが、私自身は、医師の主たる仕事は、客体としての体に物理化学的生物学的に働きかけてその苦痛をとる、あるいは和らげること、と考えている。しかしそのような働きかけで、必ずしもすべての苦痛が無くなるわけではない。そこでそのような避けることのできない苦痛、たとえば老いや死にどう対応するか、をクライエントと一緒に考えるのがカウンセリングなのである。

いわば医療の行き止まるところからカウンセリングが始まる。これは相反的に見えて実は相補的な働きあいである。だから医療の領域でも、ホスピスとか安楽死、尊厳死などの問題が提起されているし、何よりも、医師は病気を見るのではなく病気を背負った人間を見る、と以前からいわれていたのは、まさしくカウンセラーの目で患者を診ることに他ならない。だからといって、医師がカウンセラーの真似事をしなければならないわけではない。医師はよき医師であることをこそ目ざすべきであって、カウンセラーのようにふるまわねばならぬことはない。ただし第2節で述べたように、いわゆるカウンセリングマインドでうんぬんされてきたようなあり方、つまりよき人柄が患者に望ましい影響を与えることは確かである。ムンテラとして医師の間では周知のことである。逆に悪しき人柄が、しばしば医原病と結びつくことはあり得るのではないか。ユーザーとしての立場からいえば、有能な医師には助かる患者に全力を尽くしてもらいたいし、ホスピスの仕事にはカウンセラーがお役に立てるのではないか、と思っている。

4　臨床心理行為

このことばは、臨床心理士の国家資格化の問題が浮上してくると同時に生まれた。国家資格には名称独占と業務独占いうことがある。名称独占とは、有資格者以外その名を称することのできないことをいう。たとえば資格のない者が医師を名のることはできない。業務独占とは、臨床心理士の仕事が法的に規定され、資格のない者がその仕事を行ってはならないことをいう。医師の場合は医行為という。昨年（二〇〇五年）、臨床心理士と医療心理師の国家資格案が国会に上程寸前までいったことはご存じの方もあろう。

大綱はともかく、具体的な臨床場面で臨床心理士がどのような仕事をするのかが、誰しもに分かることばで明文化されねばならないのである。ところが第2節で述べたような事情から、肝心の心理士自体何をしてよいものかよく分かっていない。当然、心理士と協力するはずの他の専門家たちも、何を期待すればよいのかよく分からない。とりあえずは心理アセスメント、それと精神科の場合ならばデイケア担当が多いのではなかろうか。カウンセリングの場合は、ゆっくり話を聞いてあげてくださいという程度で、あまり期待されていないのが現状であろう。それも、医師がカウンセリングにそれなりの理解のある場合である。

以前あるシンポジウムで経営者でもある医師が、私の病院では心理士との連携がうまくいっている。皆さん方が国家資格認定を強く望まれる理由が分からない、と発言されたのに対して、フロアから臨床経験の長い心理士が、「先生のように理解のある医師のいるところは大丈夫と思う。しかし私の場合、主治医が変わった途端心理治療が打ち切られた。前の主治医とは当分継続ということで合意していたので、続けたいと申し出ると、先生はどういう資格でそういうことを言われるのですかと、遙かに年の若いその医師に言われ、返す言葉がなかった」と、無念さをにじませながら発言されていたのを思い出す。

他方、「カウンセラーには何を期待したらよいのか。軽いケースを回すとふくれるし、難しいケースを任せると途中で投げ出される」とぼやく医師に、そうした現状を多少とも知っているだけに、何とも言えなかったこともある。もちろん、若くてかなりの実績を上げている心理士もいる。相当責任のある仕事をあてがわれ、医師の評価も高い。しかし給料は四年制大学卒業の新任教員にも及ばない（修士卒、臨床心理士　三十歳くらいで月二〇万ぐらい）のが普通である。

すでに述べたように、臨床心理行為とは、臨床心理士でないとできない、しかしクライエントには不可欠のサービスのことである。以上述べてきたエピソードは、このサービスについての認識がまだまだ不十分であることを示している。前節で説明したのは、臨床心理行為が他の援助的サービスとどう違うか、ということであった。そこで次に、そのサービス自体がどういうものかを説明しなければならない。

しかし現時点で、私がそれについて明確に述べることはできない。今までの私の臨床経験を踏まえて、私なりに分かっている範囲のことを述べられるだけである。にもかかわらず本稿を引き受けた最大の理由は、そんな考え方の心理士のいることを踏まえ、どうすれば心理士とうまく協力できるかを、他の職種の方々に考えていただきたいからである。また心理臨床家に対しては、正規の心理学教育を全く受けたことのない人間が、曲がりなりにもカウンセラーとして働けていることにそれなりの必然性を感じてほしい、という願いがある。詳しくは次節以下で触れることになるが、本節ではとりあえずの基本的なありようについて述べておきたい。

カウンセリングの目標は、クライエントがそれなりに納得して生きて行かれるのに役立つこと、と考えられる。主体性を回復されるのに、といってもよい。たとえばフランクルは、アウシュヴィッツで最後まで生き残った人は、もともと身体強健な人よりも、現在の耐え難い、一見無意味な苦悩の自分にとっての意味を考えた人に多かった、と述べている。(6) ホスピスにしても、間もなく死ぬことの分かっているそのひとときを患者が意味あるものと感じるためには、そういうひとときを患者と共にすることに意味を感じる他者の存在が大きいと思う。主体性といい意味といい、いずれも哲学的な問題である。それが現実の臨床の場でどのように具体化されるのか。それこそが実践家としてのカウンセラーの課題である。次節以下でそれらについて、もっぱら心理臨床家の立場から考えてみたい。

5 共感

共感については以前からほとんどの学派が、カウンセリングにおけるアルファでありオメガであると論じてきた。しかし私の、とくにスーパーバイザーとしての経験からいうと、比較的経験の浅いカウンセラーに限らず、共感しようとしすぎて、かえってクライエントを客体化している場合が多いように思う。「いま・ここ」の場でクライエントが何を感じ何を考えているかに関心がいきすぎて、自分が何を感じ（させられ）かつ考え（させられ）ているかがお留守になっている。現在でも、「……というお気持ちでしょうか」と尋ねて「違います」と答えられ、「それじゃこんな……」とくり返し、再び「違う」とやられて途方に暮れているカウンセラーが少なからずいる。

共感とは相手の身になって感じることである。そのためには相手について相当な情報がいる。だからかなりつっこんで質問しなければならない場合がある。さすがに、質問してはいけない、自分の意見を言ってはいけないといった、三〇年以上も前に日本の多くのロジェリアンを縛っていた教条主義はよほど減ってきているが、十分な見立てができていないので、何を質問すればよいのかに戸惑っているカウンセラーがわりにいる。見立てについては後で触れるが、一言言っておくと、ただ「カウンセリング」をやるのではなくて、「この」クライエントにどういうやり方でお役に立とうとするのかを一応見通すことである。

いずれにしろ、クライエントの状況についてある程度の情報を得てはじめて、「もしも私があなたと同じ状況だったら多分こんなふうに感じると思うのだが、あなたのいう無性に腹が立つとは、そんな感じなのか」と確かめることが可能になる。あたかもクライエントのように、とロジャーズの言ったその「あたかも」が大切なのである。そこにそのカウンセラーでないとできない、「この」クライエントを前にしての「この」カウンセラーの共感が生じる。

皆藤[7]はある女性に風景構成法を試み、川という教示に対して女性の書いた線に砂漠を感じ取り、体が火照りのどの渇くのを覚えた。そしてそのような感じ方を、自分が描き手とまったくかけ離れているからかと、一瞬戸惑ったらしい。しかし、それこそ「いま・ここ」でその女性とこの自分との間に生じているプロセスの反映と思い直し、それを二人の共感のプロセスと捉えている。こうした共感はいままで述べた共感とやや性格が異なり、次節であらためて考える。ここでは共感を、クライエントの中で起こっていることをまるでクライエントのごとく感じるのではなく、クライエントと共にいることでおのれの中に生じるプロセスに気づくこと、として説明するために取り上げた。

そこでもとに戻ると、本節で述べる共感は、芝居や小説の主人公に共感するプロセスとかなり似ているのである。たとえば、われわれでもハムレットの悩みにある程度共感できるし、ペテルスブルグの暗い町並みをさまようラスコリニコフの気分を理解できる。これはハムレットなりラスコリニコフの置かれている状況について、あるいはシェイクスピアやドストイェフスキーの生きた時代についての知識が増えるにしたがって、一層きめ細かく感じられるようになる。

おそらくこれは、人間に普遍的な共通の基盤があり、各個人はそのような基盤をそれぞれの環境に応じて具体化する、つまり個体（別）化するからである。だから、もしそうした環境の影響をできるだけ捨象して、つまり裸になり、その上で考えられる限りの主人公の状況に自分を入れ込むことができれば、その程度に応じてあたかも主人公であるかのごとく感じることができる。しかしそのためには、自分がどれだけ自分の個別的状況によって「いまある」状態に立ち至っているか、の洞察がなければならない。捨象以前に捨象するべきものに気づいていなければならないのである。その上で主人公の状況に自分をおいてみる。だからこれはかなり能動的なプロセスということができる。しかしそこで、自分の中でどのようなプロセスが生じるか。これは自分が創り出すのではなく、生ずるがままに任せなければならない。その限り受動的なのである。自律訓練にいう受動的注意集中に似ている。そこで自ずから生じてくるのが、「もしも私が主人公と同じ状況であったなら多分こんな風に感じると思うけれども、いま主人公の感じているのはまさにそういう感じなのか」という共感的理解なのである。これが前ページに示した、カウンセラーがクライエントの「いま・ここ」の感じを確かめるための問いかけとまったく同じであることは、決して偶然ではない。

ただしこのレベルの共感には重要な限界がある。主人公の喜びや悲しみ、怒りや楽しみが読み手や観客に直接向けられていない。読み手は安楽いすでコーヒーなどすすりながら、いわば人ごととして共感できる。先の皆藤の例で、彼が女性の描く川に砂漠を感じたのは、「いま・ここ」のその場で、女性が川を描くことで皆藤に直接自分を開示したからである。それに開かれた皆藤の自己開示が砂漠であった。あえていえば、これは皆藤と女性とが「いま・ここ」の関係性に相互的に開かれてゆくプロセスである。カウンセリングにおける共感は、この側面＝関係性を抜きにして考えることができない。もちろん、二つの共感は相反的というより相補的である。しかしそれについては第7節でより詳しく考える。

6　主体性について

第4節で、カウンセリングの目的はクライエントの主体性の回復に役立つこと、と述べた。そのための方法として、何よりも共感、しかもクライエントが何を感じ経験しているかに気づくよりも、カウンセラーがこのクライエントを前にして何を感じ何を経験しているかに気づくことの大切さ、を強調した。そしてその場合、クライエントが現在どのような状況にあるかについて、相応の情報の必要なことも述べたつもりである。しかしカウンセリング関係は、元来が直接的な人間関係である。だからお互いがもろに目前の相手に影響しかつ影響される。しかし前節に述べた共感を通してでも、カウンセラーはクライエントが自らの主体性になにがしか気づくのに役立ちうるのである。

それはこの場合、カウンセラーがおのれのいままでに身につけてきた特異的なありようを越え、いわば個人的な衣装を脱ぎ捨て、自分にひそむ普遍的人間性ともいうべき心のレベルに近づいているからである。その上でカウンセラーは、可能な限り理解したクライエントの状況に身を置いて、つまりクライエントに特異的な衣装を身につけ、クライエントの中にひそむ普遍的人間性（それは自分にひそむ普遍的な心と同じである、だからこそ普遍的なのであり、人間の相互理解はそれを前提しない限りありえない）をクライエントの衣装を通して感じ取ることができるのである。これらの衣装ないしありようは、一人一人の個人が自らのおかれた特異的な状況を通して具体化してきた相である。それは、おそらくアプリオリに備わった人間の本性が、好むと好まざるとに関わらず、おのずから自らを顕現させた姿なのであろう。カウンセラーの共感の及ぶ程度に応じて、クライエントは多かれ少なかれ、自らのそのプロセスに気づく。もとよりこれは、カウンセラーにとって至難の業である。まず、いかに自分が特異な個人的環境に左右されてきたか、に気づかねばならない。カウンセラーは自分について理解している以上のことを、クライエントについて理解することができない。もちろん共感することもできない。ここで自分を知るとは、自分がどれだけ個人的（特異的）な衣装を身にまとっているかに気づくことである。この衣装をすべて脱ぎ捨てることは、おそらく誰しもに不可能である。だから共感がつねに限定的であることは心得ておかねばならない。

もし意識無意識ということばを使えば、前節に述べたことは、カウンセラーはできるだけおのれの無意識に通じていなければならない、ということになる。ただし、無意識は意識すれば解消するわけではない。もともと意識されないからこその無意識であるから、意識の側からはないに等しい。ただし意識のレベル、あるいは変性意識などを考えると、こうした同義反復を免れることができる。しかしここでそれらの問題に立ち入るのは措いて、カウンセラーがクライエントの無意識を、どうして感じとれるのかについて、私なりの仮説を述べる。

7 関係性

カウンセリング場面が直接的な関係の場であることは、第5節で触れた。そこではさまざまなコミュニケーションが交わされている。ユング派のヤコビーは、カウンセリング場面ではカウンセラーの意識と無意識、クライエントの意識と無意識、カウンセラーとクライエントの意識同士、カウンセラーの意識とクライエントの無意識、カウンセラーの無意識とクライエントの意識、カウンセラーとクライエントの無意識同士、の六つのコミュニケーションが飛び交っているという（ヤコビー[8]）。双方、意識的コミュニケーションには気づいているが、無意識的コミュニケーションには気づいていない。ここでも意識と気づきをどう使い分けるのかという面倒な議論があるが、それには触れない。要するに面接場面には、こうした双方の意識的無意識的な相互作用が入り交じっており、両者がもろにそれらに曝されているのである。

主体性とは何かを問題にするためには、人間が全体的な存在であることを前提しなければならない。そうでないと人間はバラバラな断片の塊になってしまう。一見雑多な部分からなっている全体を統べるもの、またはその働き、を主体性と考えておく。そうするとカウンセリング場面の、意識無意識の分かちがたく混じり合った状況にも主体性は働いており、その際は、意識無意識両方の働きを統べる高次の機能ということになる。およそ有機体と呼ばれる存在は、その複雑さ精緻さに差はあるにしても、基本的には似たように全体として働く主体的な存在なのであろう。このあたりの意識と無意識との関わりないし主体の働きについてはすでに論じたことがある[(9)(10)]ので、参照していただけると幸いである。

と、以上のようなことを考えると、もしカウンセラーが十分敏感でありうるならば、カウンセリング場面で互いに意識的に表出したものと無意識的に漏れ出たものに動かされている、つまり両者の相互作用の中の、おのれのプロセスに気づくことができる。そしてそこにいわばとけ込んだクライエントの無意識に気づくことができるのではないか。もちろんそのために自らの無意識に気づかなければならないのはいうまでもない。つまりこの場合、カウンセラーはまずクライエントから否応なしに入り込んでくるインパクトにできるだけオープンにならねばならない。通常われわれは、その時その場で受けとめる刺激に対して、いわゆる選択的非注意によって部分的にしか反応していない。そのすべてに反応しようとすれば注意が拡散し、その場の意味を読みとれないからである。これは対人関係についてもいえることで、たいていの場合は役割関係に限定した対応ですませている。もちろん感覚遮断実験が明らかにしているように、そういう場合でも、明確に意識されていない刺激はすべて背景において微妙に感じられており(たとえば中村雄二郎[(11)]のいう共通感覚として)、これが感じられなくなると、心のバランスの崩れることがある。いずれにしろ、クライエントに開かれた(オープンな)状態であるためには、通常とはかなり異なる努力がいる。フロイトのいう「平等に漂う注意」とか自律訓練の受動的注意集中がそれに近いと思っている。

それにつけ加えてカウンセラーは、そうしたインパクトを受けた自分がどうなっているかにオープンにならねばならない。以上の説明は、結局同じ一つの経験を外的刺激と内的プロセスに分けて考えているだけかもしれない。しかし通常はほとんど意識的意図的には気づかれていないプロセスである。瞑想とか内省に近いのだが、それらがもっぱら内的プロセスに集中するのに対し、同時に外的刺激、この場合クライエントにも集中しているから、ある意味でおのれを空しくもしている。そしてその際、つねに背景にありながらその場の方向性を計るものとして、前節に述べた主体感が働かねばならない。だからこれは、相当な緊張を伴う非日常体験に属する。おそらくこれが先に述べた風景構成法における皆藤の体験である。そしてそれを相互感応的な「いま・ここ」の共感プロセスと考えるならば、第5節全体で述べた、小説や芝居の主人公への共感とは異質の、しかし相反的というより相補的な、そしてそれがカウンセリングにおいてしばしば強調される関係性を形作っているのではないか、と思う。

8　カウンセラーにできること

以上述べてきたことが、現時点での私のカウンセリング論である。それがカウンセラー以外の人にはできない、しかしクライエントには不可欠のサービスであると思っている。第4節で説明した臨床心理行為よりはやや狭い。その意味については後で述べる。もちろん第3節の援助的人間関係のところで述べたように、ここで取り上げたありようは、あらゆる人間関係にある程度はつきもののことである。しかしカウンセリング関係では、そのような関係を人工的、ということは専門的、に作り上げる。そのことは、限られた時間、限られた場所で、料金を伴う契約に基づいて行われるところに端的に表れている。特異的な役割関係を通して、いかに普遍的な人間関係を形成できるかに、その専門性がかかっているのである。

人間の心を二つの面から考えようとする傾向は、おそらくずいぶん昔から続いてきた。臨床心理学の領域でいえば、一方の流れを綿密に跡づけたものとして、「力動精神医学発達史」と銘打たれているが、エレンベルガーの「無意識の発見[12]」があげられよう。昨今、精神医学ひいては臨床心理学の領域においても、実証主義的な流れが優位を占めつつあり、ＤＳＭⅢ以降、精神分析的概念が急速に排除されているのは周知のことである。ロールシャッハテストをめぐってのことであるが、ウッド[12]によれば、それはヨーロッパ的―アメリカ的、ロマンチシズム―エンピリシズム、全体的直観的―部分的実証的、実践的―研究的、主観的―客観的、さらにいえば内向―外向という対立につながる。私自身は、その対立がわが国におけるナラティヴ―エビデンスの対立の背景にある、と考えている。もちろんこれらの二つの流れは、一見相反的に見えて実は相補的である。問題はそのバランスが一方的に偏りすぎる場合である。近頃の双方の動きには、私自身の視野の狭さもあろうが、若干の危惧を感じている。お互いの主張が平行線を辿って、交流が乏しいように見受けられるからである。

心の働きについて考えるとき、目に見えるもの、量的にはかれるものだけに頼るのはきわめて危険である。自然科学という限られた領域で絶対的な力を発揮したものが、精神科学の分野にもつねに適用されるとは考えにくい。本稿で述べてきた主体性の問題など、彼らの立場からは論外の「迷信」であろう。ゴッホとセザンヌのどちらがよいかを量的に計ろうとすれば、つけられた値段により、他のものに代える場合どれだけの差があるかという、間接的基準によって評価するよりない。あるいは、ある人にとってかけ代えのないもの（たとえば形見の指輪）が、他の人にとってはがらくたにすぎぬ現象を説明することができなくなる。物質的繁栄が精神的貧困を招いたといわれて久しい。本稿にいう主体性の回復が、失われた心の豊かさを甦らせるのではないか、と期待するゆえんである。

もう一つある。微妙な問題である。そこで少々私事にわたることをお許しねがいたい。私は史学科出身である。心理学の正規の授業を受けたことがない。高校の社会科教師を一〇年勤め教育委員会所属の教育研究所に移った。それがカウンセリングとの出会いであることは第1節で述べた。以来コンプレックスに悩まされながら、ほぼ実践一本でやってきた。多くのよき指導者に恵まれ、ある程度は努力もしたつもりである。そして今は、何とかプロのカウンセラーの末席を汚している。なぜこういうことが可能であったのか。長い間臨床心理学は応用心理学の一部門と思っていた。それが私のコンプレックスの原因の一つでもあった。しかし今、私は私の身につけたものが「臨床人間学」とでもいうべきものか、と思い始めている。つまり私のカウンセラーとしての実践の背景には、確かに基礎心理学的なものがある程度含まれているのだが、主として哲学、文学、芸術、宗教学、人類学など、直接心理学の対象になっていない領域の知識が多い。もちろんそれだけではない。何しろ日々多くのクライエントと会い続けている。そこで何とかお役に立とうとすれば、単なる芸術論や宗教論を振り回してもナンセンスである。にもかかわらず、そうした心理学以外の「教養」がカウンセリングの実践にずいぶん役立ってきた。

それと、心理士志望の大学院生や比較的若い心理臨床家をスーパービジョンという形で育ててもきた。そして、私なりにはある程度育ってくれたか、と思える人たちも何人かいる。先に、ナラティヴかエビデンスかで若干のズレがあることを指摘したが、私は明らかにナラティヴに属し、その場合、基礎（一般）心理学の教養に欠けることが、カウンセラーとしての実践に必ずしも致命的とはいえないのではないか、という印象を持つようになった。これは素人出身のカウンセラーならではのたわ言かもしれない。しかしそれでそこそこ、本稿で述べてきた意味ではクライエントの役に立てるカウンセラーになれたか、とは思っている。

おわりに

本稿は主に私自身のカウンセラーとしてのありようを見通すと共に、他職種の方たちにわれわれの仕事をもっと理解していただけたら、という思いで書いた。現在、若い臨床心理士の間には優秀な人たちが相当数育ちつつある。しかし臨床心理士の国家資格の関題をめぐって、心理士側と医師側は必ずしも足並みがそろっていない。

今後とも、双方が知恵を出しあって何とか妥協点を見いだしていかねばならない。それが患者ないしクライエントにとって一番よいことと思うからである。第4節の臨床心理行為で述べたように、心理士には心理士独自の仕事がある。しかし私の考えでは、フロイトやユングなど医師たちの仕事はまさしく臨床心理行為であった。たまたまそれまでそういう仕事を学問的な裏付けをもって行う人がなく、最初に行った彼らが医師であったがゆえに医師の仕事と見なされた、と思っている。だから後発の臨床心理士としては、心理治療に関心の深い精神科医の方たちにカウンセリングの先達として、一層の力を貸していただきたい、という思いの切なるものがあることを言っておきたい。

文献

（1）氏原寛『カウンセリングの実際』創元社、一九七五年。
（2）氏原寛『カウンセリングの実践』誠信書房、一九八五年。
（3）Rogers, C. R. & Dymond, R.（eds.）(1954) 友田不二男訳『人格転換の心理』岩崎書店、一九六一年。
（4）野島一夫「ロジャーズ学派」氏原　寛・成田善弘編『カウンセリングと精神療法』培風館、一九九九年、四八―五八頁。
（5）氏原寛『カウンセラーは何をするのか』創元社、二〇〇二年。
（6）Frankl, V.（1947）霜山徳爾訳『夜と霧』みすず書房、一九六一年。
（7）皆藤章『風景構成法のときと語り』誠信書房、二〇〇四年。
（8）Jacoby, M.（1984）氏原寛他訳『分析的人間関係』創元社、一九八五年。
（9）氏原寛『意識の場理論と心理臨床』誠信書房、一九九三年。
（10）氏原寛「〈意識の場〉について」氏原寛・成田善弘編『意識と無意識』人文書院、二〇〇六年。
（11）中村雄二郎『共通感覚論』岩波書店、一九七七年。
（12）Ellenberger, H.（1970）中井久夫・木村敏監訳『無意識の発見』弘文堂、一九八〇年。
（13）Woods et al.（2003）宮崎謙一訳『ロールシャッハはまちがっている』北大路書房、二〇〇六年。

第五章　臨床心理学の原点としての臨床の現場

——臨床心理士の立場から

渡辺雄三

はじめに　臨床の現場から大学教育の場へ

二十四歳（一九六五年）の時から五十二歳（一九九四年）までの二十八年間、私立単科精神病院の常勤心理臨床家として働き続けた。その間、最後の七年間は、常勤のまま病院で働きながら、夜間に心理療法の個人オフィスを開業して、開業心理療法家として二足の草鞋を履いてきた。その後、五十二歳の時に病院を退職し、五十八歳（二〇〇〇年）までの六年間は、月曜日から土曜日まで、朝九時半から夜の九時まで、個人オフィスにおいて開業心理療法に専念する日々であった。結局、二十四歳から五十八歳までの三十四年間、単科精神病院と開業心理療法オフィスという、対照的な二つの臨床現場で、常勤の心理臨床家、仕事としての心理療法家[10]として、働き続けたことになる。

たまたまある縁から、五十八歳の時、大学の教員にならないかと誘われ、心理コースを持つ学際的な大学において「臨床心理学」「心理療法」「分析心理学」の授業を担当するようになった。加えて四年前（二〇〇三年）からは、臨床心理士養成大学院が設置され、将来の臨床心理士たちに対して、「臨床心理学特論」「臨床心理実習」などを講じている。

常勤の臨床家としての仕事と生活にひと区切りつけ、思いがけず大学に勤務するようになって、その特有な世界に馴染むまでは相当に苦労もしたが、自分にとってプラスになったと思えることも少なくなかった。

学生時代に負った私自身のさまざまな「深手」の修復ができた、あるいは私の中の無邪気な「少年」を回復させることができたという、個人的な体験はともかくとして、臨床心理学徒として考えても、まったくの臨床家一筋、まったくの現場漬けの時代には、見えなかったもの、はっきりしなかったもの、整理のつかなかったものなどが、（年齢や経験を積んだせいもあるだろうが）見えてきたり、はっきりしたり、整理がついてきたりした。

講義はいまだに負担だが、しかし、昔は摑み所のない感じがしていた臨床心理学（とくに心理療法学）という学問が、若い学生を相手に繰り返し話したり、幼い（ときに鋭い）疑問や質問に答えたりしている内に、少しずつ自分の中でも纏まってきたり、整理がついてきたりした。臨床家時代に比べたら、私の臨床心理学（心理療法学）も、少しは、磨かれ、洗練されてきたようだ。

精神病院の現場にいた頃、周囲の臨床心理士や精神科医や看護師などに質問されても、なかなか言葉にできずにモゴモゴと狼狽えていた自分が、気が付くと、学生を相手にして明快な熱弁を振るっている。ときには、臨床心理学や心理療法はこんなに面白いものかと、興奮した面持ちで（幻想を膨らませて）耳を傾けている学生がいる。

臨床心理学や心理療法学に対する整理が付いてきただけに、そして、個人的な問題からそれなりに解放されたことも相俟って、話すことだけでなく、書くことも、楽になってきた気がする。しかも、論文や原稿を書くこと自体が、病院時代は、仕事をさぼっていると胡散臭く思われたり、役にも立たない難しいことを書いていると煙たがられていたように思う。また、開業心理療法家時代は、ものを書くことは、あくまで余暇に行なう趣味的作業に過ぎなかった。しかし、大学に来てみると、それで給料が貰える重要な仕事となり、しかも書けば書くほど（さまざまな捻れた感情はあるにしても）評価され賞賛される仕事になった（研究論文を書くというまったく同じ行為に示される臨床現場と研究機関との極端な差別化は、研究費の問題において、非常に明確な形になって現われる。病院に勤務していたり開業していた当時、本一冊買うにしても限られた給料の中からすべて私費で（ときに妻に愚痴られながら）苦労して捻出していた。しかし大学に来てみると毎年研究費が自動的に付くし、研究費助成さえ貰える。大きな声では言えないが、研究費が余ってしまい、読みもしない書籍を購入したり、不必要な物品を買ったりすることさえある。ただし、妻の顔色を窺いながら有り金を全部はたいてやっと買った書物の方が、今簡単に手に入れられる高価な本よりも、はるかに身になっているのは、皮肉なことである）。

心理臨床家としても、それまで見えなかったものが、とくにこころの世界の深みや「超越性」にかかわる問題が[13]、大学という世俗の世界に身を浸しながら（汚しながら？）「夢分析による心理療法」を並行して実践し続けることで、よりクリアに見えてきたような気がする。また、クライエントに対して、以前よりオープンに率直に表現し語っている私がいる。

思い切って大学に出てみて、それまでに比べれば、より囚われのない自由な自分を獲得できたように思う（「無邪気になったのは惚けてきたせいだ」「恥知らずな老人になっただけではないか」という声もどこかから聞こえる）。

現場人から大学人へと転身して、このように、確かにプラスになったと思われることが、さまざまにあった。しかし、はたして、プラスだけだろうか。そこにはマイナスな点はないのだろうか。あるいは、私がここで単純にプラスと思っていることも、裏を返せば（とくに大学サイドではなく臨床現場サイドから見てみると）、大いなるマイナスと考えられるのではないだろうか。

私の個人的なプラス、マイナスはさておいて、また心理臨床家としてのプラス、マイナスもいったん括弧に括って、ここでは、「臨床心理学にとっての臨床の現場」「臨床心理学にとっての精神科臨床」を考えるために、まずは臨床心理学という学問の問題に焦点を当てて、私が臨床現場で考え続け、クライエントを援助するための支えにしてきた臨床心理学と、大学で講義し研究している臨床心理学との間には、どのような違いが生じてきているのか、あるいは、臨床心理学が臨床の現場から大学や研究の場へと持ち込まれたとき（また逆に大学の場から臨床の場へと移されたとき）どのような変容・変質を余儀なくされるのかを、みてみることにする。もしかしたら、臨床の現場と、大学・研究の場との間には、臨床心理学という学問を互いに変容・変質させようとする、基本的な構造の差異が存在しているのではないのか。その点検は、臨床心理学が、講義や研究や大学人のためではなく、何よりも臨床の現場にとってこそ、クライエントや臨床家にとってこそ、必要であり重要なものとするために、欠かしてはならない作業と思われる。

1　多義性が溢れる世界での臨床心理学

下山晴彦によれば、イギリスでは、「臨床心理学」と「カウンセリング」と「心理療法」は、明確に分化し、大学における教育課程も、まったく別であると言う[7]。それに従えば、「カウンセリング」と「心理療法」はともに心理学を基礎としない点で共通している。しかし、「カウンセリング」が、特定の学派にこだわらずにさまざまな理論を統合するアカデミックな学問として大学内に位置を確保しているのに対して、「心理療法」は、依拠する理論にこだわり、学派色の強い、私的な養成機関での教育を行なうことを重視する点で、両者は異なる。したがって、大学院の専門教育では、「心理療法」が前面にでることはない」とのことである[7]。

下山の文脈ではなく日本の所謂「臨床心理学」に対してではあるが、私自身も、臨床心理学の基礎学ははたして心理学なのか、少なくとも、その唯一の基礎学なのかということについては、少々の疑問を持っている。心理学が臨床心理学の基礎学だと主張するならば、哲学にも精神病理学にもその権利があるように思う。

それはさておき、下山の紹介にも、「心理療法」が大学内に位置を確保することの困難さが示唆されているように、これから論議する問題は、臨床心理学が心理学から相当の距離を置くことができるか、もしくは心理臨床学（ないし心理療法学）として完全に独立できれば、かなり解消することかもしれないが（それにしてもそれが科学として大学の研究や講義の俎上に載せられたとき以下の問題は多かれ少なかれ必然的に生じるだろう）、臨床現場における臨床心理学と、大学という場における臨床心理学との間には、どのような違いがあるのか、あるいはどのような差異（ズレ）を生じやすいのか、という問題について、臨床の現場で私が深く関わってきた課題である「統合失調症」を例にとって、まず考えてみることにする（「統合失調症」という非常に特異な例を挙げることは誤解を生むようで躊躇われるが、ここで取り上げるのは、私にとってもっとも馴染みのある臨床対象であることと同時に、以下の問題をもっとも鮮明な形で示してくれるものであるからに他ならず、本質的には、「神経症」でも「境界例」でも、またその他の臨床的な障害や問題であったとしても、大きな違いはないと考えている）。

長年の間、統合失調症（者）の「理解しにくさ」「かかわりの難しさ」「治療的困難さ」について、非常に苦労してきた。ときに、そのあまりに厄介な仕事を投げ出したくなったり、文字通り暗中模索の状態で絶望的になったりした。しかし、そんな現場に生きる私を支え、暗闇の中に道案内の光を灯してくれたのが、わが国の学者・研究者でいえば木村敏、中井久夫、土居健郎、神田橋條治などによる臨床心理学だった（無論これらは正確には「精神病理学」と呼ぶべきで、正直言えば所謂「臨床心理学」は、例外的に河合隼雄がはるか遠くの明かりとして導いていてくれたことを除けば、私の力や助けにはあまりならなかった。しかしここでは、議論を複雑にしないために、精神病理学も含めてとりあえず臨床心理学として一括して扱っておくことにする）。

この臨床心理学に支えられて、私は、統合失調症者を始めとする重篤な精神病者への心理療法的援助を続けることができたし、それを通して、学問の持つ力をひしひしと実感することができた。彼らの綿密な、ときに難解な臨床心理学が示してくれたからこそ、統合失調症者の「理解しにくさ」も、そもそも臨床心理学的に意味と理由があることが理解できたし、それによって逆に、「理解する」道筋を見出すことができたし、全くではないにしても「理解できる」ようになったと思う。「かかわりの難しさ」にしても、同様で、彼らの臨床心理学に導かれたからこそ、統合失調症者とも深いかかわりをもつことができたと思うし、その結果として、「治療的困難さ」を何とか克服して、幾人かの患者さんの回復と自立を援助できた[11]。

こうした臨床心理学の支えがなかったら、とても私は、統合失調症者の心理療法的援助はできなかっただろうし、何よりも、精神病院で心理臨床家として働き続けることさえできなかったかもしれない。

臨床心理学（精神病理学）という学問が、現場の臨床家に与える大きな力を、ことに統合失調症という非常に困難な臨床的課題を通して、私は、誰にも負けないほどに、身に染みて分かっているつもりである。

しかし同時に、それでも、臨床現場の持つ力というものは、すなわち一人一人の個々の患者が持つ独自性、一回性というものは、この学問の持つ力を容赦なく破壊しようとする。統合失調症の有病率を仮に人口千人あたり三・〇としたら[5]、わが国でも三十万人を越える患者がいることになる。その膨大な患者のグループを「統合失調症」という言葉で限定し、たった一つの概念に絞り込み、その意味と援助法を明確にしようとする学問（医学）の持つ力の凄さとその野心は、改めて考えてみると、圧倒されるような気持ちにさせられるが、しかし机上では目の眩むようなその学問の凄さも、いざ、臨床現場で点検してみると、すぐさま、さまざまな問題や矛盾や綻びに直面させられてしまう。

同じ「統合失調症」という診断が用いられながら、例えば、表面的な現象だけで言っても、十年以上も重症病棟に入院したままの患者もいれば、他方には速やかに回復して社会の一線で活躍している患者もいる。妄想、幻聴を中心とした非常に華やかな病的体験を持つ患者もいれば、他方には積極的な陽性症状がなくほとんど陰性症状のみの患者もいる。スタッフの長年にわたる献身的な努力にもかかわらず日常的な接触さえ困難な患者もいれば、他方には短時日で治療的人間関係を形成できて共感的なかかわりを持つことのできる患者もいる。あるいは薬物療法の効果が非常に顕著に現われる患者もいれば、他方には薬物療法に対してほとんど反応を示さないような患者もいる（無論、その違いが統合失調症という診断そのものの問題である場合があることは充分に承知している。しかし、私が影響を受けた精神医学や精神病理学は、むしろ非常に厳密に慎重に統合失調症と診断する学派であったが、その学派でさえも、私自身の体験上明らかに、このような非常に多様な患者に対して統合失調症の診断を使用していた）。

誤解がないために言い添えておくが、ここで私は、精神医学や臨床心理学の好い加減さ、曖昧さを言おうとしている訳では決してない。ただ、疾病の概念や定義、その治療法に見られる学問や科学の厳密さとは裏腹に、臨床の現場、ことに「こころ」という未だに明確に客体化できないものを対象とする精神医学や臨床心理学の現場においては、一人一人の患者（クライエント）の独自性、一回性が持つ猥雑ともいえる多様さは、学問や科学が示す厳密な限定性に対して、ほとんど必然的に、直ちに例外を挙げることができ、異議申し立ができるということを、述べているに過ぎない。一人の個人やその「こころ」の持つ複雑さに対して、「診断」はそのごく一面を言い当てているに過ぎない（かと言って、その治療的有効性を否定している訳では毛頭ない）。

そして、このことは、ことに統合失調症において顕著な形で示されてくるとしても、しかし、決して統合失調症に留まらず、精神医学や臨床心理学が対象とするほとんどすべての「こころ」の問題、すなわち「神経症」や「境界例」にしても、「不登校」や「発達障害」にしても、あるいは他のさまざまな「こころ」の問題・障害にしても、本質的には、全く同様の問題を内包していると思われる。

非常に多様な患者（クライエント）群を、一つの視点で見抜いて本質を直観する臨床心理学（精神病理学）の凄さに臨床家として支えられ、心理療法的援助が助けられ、また研究者として尊敬の念を持ちながら、同時に、一人一人の患者（クライエント）を目の前にして、その多様性、個別性の持つすさまじいエネルギーに圧倒され、病院臨床家としての私は、臨床心理学（精神病理学）という学問や科学に対して、ときには眉に唾を付けながら、疑いながら信じ、信じながら疑うといった日々を送り続けていたと思う。グッゲンビュール－クレイグ（Guggenbuhl-Craig, A.）の「われわれ精神療法家はみずからの臨床的営為に対して、つねに信じ、かつ疑い続けねばならない」という言葉を紹介しながら、武野俊弥は、心理臨床の世界に入ろうとする若い人に対して、「盲信しないこと」「半信半疑であること」「一面的にならぬこと」を強調している。[8]まったく同感である。

ケースメント（Casement, P.）は、精神分析に関して「私たちが知れば知るほど、あるいは知っていると思うほどに、その知識を使うことに注意深くある必要がある」と主張する中で、[2]「サンスクリット（梵語）では、「確かさ certainty」という言葉は、「拘禁 imprisonment」という言葉と同じなのです。そして「不確かさ non-certainty」という言葉は「自由 freedom」という言葉でもあるのです」と語った患者のことを紹介しているが、[2]多様性、個別性が溢れかえるような臨床の現場において、私自身も、臨床心理学の「確かさ」が、私の臨床家としての自由を奪い、創造性を押えつけ、学問という「檻」に「拘禁」しようとしているような感覚を持ったことがある（修論指導の場などで、心理学の「檻」に「拘禁」され、時に「殺害」されてしまっている「自由な創造性」を見つけ出すのは珍しいことではない）。

臨床現場においては、学問や科学が提示する字義性、抽象性と、臨床事例が必然的に内包する多様性、個別性との間での、対決・葛藤・批判・緊張など、目には定かに見えぬ戦いが、つねに、そして必然的に、繰り広げられている。

臨床家としてあり続けるということは、こうした背反性に身を浸し続けられるということではないだろうか。あるいは、臨床現場で学問（理論）と共に在るということは、そのどちらにも身を売り渡すことなく両者の緊張関係を生き抜くということではないだろうか。

臨床現場において臨床心理学や精神医学が用いられる場合、そのもっとも明瞭な形が「診断」「判定」であろうが、それは、ある大きな科学的視点や学問的見方を提示するものであり、治療的方針や援助方法を示唆する重要なデータであるとはいえ、しかし同時に、具体的な患者（クライエント）を目の前にする臨床家は、それが決して絶対的な不変不動のものではないという暗黙の了解を（自明なこととして）持っている。臨床心理学や精神医学が示す「診断・判定」にしても「治療方法」にしても「解釈」にしても、「全くその通り」と言い切れることはむしろ稀で、「完全に一致している訳ではないがおおよそ合っている」「大体はその線であろう」「少し疑問もあるが大まかにはこの考えで進めていこう」ということがほとんどなのであろう（実際に現場で働く心理臨床家の心中には、実践家と理論家とが必ず共に住んでいて、こうした対話をつねに続けながらクライエントと向き合っている、と考えていただくと分かりやすいかも知れない）。足立倫行は、「我々現場の実践者は、生きて変化する人間を毎日相手にしてる。理論通りに行かないことなんてしょっちゅうなんだ。それでも言えることは何か、我々の言葉が大ざっぱだったり矛盾したりするのは、ある意味で仕方ないんだよ」と語った、引きこもりなどを支援する自立組織の職員の言葉を紹介しているが[(1)]、多くの現場の心理臨床家もこの言葉に同感するであろう。

これが、多義性が溢れる現場での学問（理論）というものの必然性、ここでの文脈で言い換えれば、多義性が溢れる臨床現場の世界での臨床心理学の必然性、ということであろう。

2　一義性へと収斂する世界での臨床心理学

しかし、臨床現場でそうした暗黙の了解の中にある臨床心理学や精神医学が、大学で講義されるとき、あるいは研究の対象とされるとき、どのような事態が発生するのだろうか。どのような変容・変質を被ることになるのだろうか。

冒頭で、「（大学の教員になったことで）私の臨床心理学も少しは磨かれ洗練されてきた」と述べた。確かに、臨床家時代には、もう一つはっきりと掴み切れなかった臨床心理学や心理療法学が、学生を相手に繰り返し講義することで、整理され、明確になってきた。とても歯切れがよくなってきた。しかし、それは単純にプラスと言えることなのだろうか。その評価は別にしても、そもそも、それは、私の個人的な体験を越えて、臨床の現場から大学や研究の場へと臨床心理学が移されたとき、臨床心理学を変容・変質させる力や構造がそこには備わっている、ということではないのだろうか。

もう一度、統合失調症を例に挙げよう。

これもあくまで例であって、統合失調症でなくて神経症でも境界例でも別に構わないのだが、学生に向かって統合失調症の問題、診断、心理療法的援助などについて講義したりゼミで話したりしている。勿論、さまざまな学説や仮説があることは述べるし、私の見方や考え方は（統合失調症のみならず「こころ」の問題に関することは全て）一つの「仮説」に過ぎないことを強調し、学生が一面的に決めつけて考えないように、多分他の誰よりも注意を払いながら、語っているつもりである。(9) しかしそれでもなお、言葉というものは、話せば話すほど、説明すれば説明するほど、厳密になり、限定的になり、また、単純で明快な言葉ほどいっそう明快に伝わり、複雑で曖昧な言葉は相手に伝わらず忘れ去られていく。余分なもの、言外の部分は削ぎ落とされ、中心のもの、言葉で表わされるものだけをますます浮き彫りにしていく。

統合失調症について、自分自身が心理療法的にかかわってきた事例を中心にして、なるべく臨床的、具体的に話すようにしているが、当然のことに、実際に統合失調症者にかかわったことのない学生には、それがどのような「病い」なのかなかなか伝わらないし、皮肉なことに臨床的、具体的であればあるほど、かえって、混乱させたり、理解を妨げたりしてしまう（逆に自分の専門でなかったり経験が乏しい疾病や障害であるほど、その講義はずっと明快で理解しやすいものになっている気がする）。一方で、『精神医学事典』の定義を引用したり、DSMの診断基準を紹介すると、単純で明快であるだけに、言葉としてはすんなりと伝わりやすい。加えて学生は、「定義」として、絶対的な基準として受け取ってしまう。そこでは、臨床の現場では満ちあふれている、統合失調症を巡る猥雑なほどの多様性、個別性は、きれいに削ぎ落とされてしまって、非常に明快かつ単純な「純粋だが生きていない統合失調症」の姿だけが残されることになる。

何度も繰り返すが、このことは決して統合失調症に限ることではない。「こころ」の問題・障害にかかわるほとんどすべての臨床事例が、臨床現場から引き離されて、学会や研究会や、ましてや著作やマスコミの場などにおいて、問題となり話題にされるとき、このような変容・変質を必然的に余儀なくされる。ことに本章で問題にするのは、大学や研究の場で客観的な学問や科学の対象として扱われるときの、単に個々の臨床事例に留まらない、臨床心理学という学問自体の変容・変質の問題である。

それを、私は、臨床現場という「多義性溢れる世界での臨床心理学」に対して、大学という「一義性へと収斂する世界での臨床心理学」として、対照的に考えてみたいと思う。

結論的に言えば、臨床現場には、具体的な体験が満ち溢れ、「あれもこれも」と意味を曖昧にし、多義性へと拡散させる力が強く働く構造があるとしたら、大学や研究の場には、客観的な言葉が満ち溢れ、「あれかこれか」と意味を厳密にし、一義性へと収斂させる力が強く働く構造が、もともと本質的に備わっており、その力や構造が、それぞれの場の中での臨床心理学を支配している。そして、その力や構造によって、臨床の現場から大学、研究の場へ、あるいは逆に大学、研究の場から臨床の現場へと、臨床心理学が移されるとき、臨床心理学は知らず知らずの内に変容・変質を余儀なくされる（臨床心理学の出発点は臨床の現場であるとすれば、大学から臨床現場への逆のベクトルはあまり意味を持たないかもしれない。ただ、大学院を修了して臨床現場に出る学生にとっては、その変化に伴う、「戸惑い」「混乱」「自信喪失」「無力感」「方向感覚の喪失」、あるいはその反動としての「現場の価値下げ」「理論への固執」「大学・研究の賛美、神話化」などは大きな問題になろう）。

臨床心理学や精神医学に留まらず、現場から離れた体験や言葉というものは、このような一義性へと収斂する方向性をつねに持たざるを得ないし、そもそも言葉というのはそのような機能を所有していると思われる。ヒルマン（Hillman, G.）も「字義主義は、意味の多重の曖昧さを一つの規定へと狭めることによって、神秘を妨げる。

字義主義は一神教的意識―神学であれ、科学であれ―におのずから付随しているものだ。一神教的意識は、意味の単一性を要求する」と語っているように[3]、現場の生きた体験が、机上の言葉に移し換えられ、科学や学問の対象とされるとき、一義的、字義的、客観的なものへと、どうしても収斂、収束していってしまう。

しかもそれは、個々の教員や研究者の意図を越えて、臨床の現場から切り離して、臨床心理学を大学で取り扱おうとするときに、必然的に働く力であり、構造であると認識しておくべきであろう。

私自身、告白すれば、学生を相手に心理療法を講義しているとき、例えば統合失調症にしても境界例にしても、その心理療法について語っているとき、理論的に決して間違ったことを言っている訳ではないが、言葉を費やせば費やすほど、講義に慣れてくればくるほど、理論としてまとまってくればくるほど、臨床の現場では、あれほど厄介で、複雑で、一筋縄ではいかない統合失調症（もしくは境界例）の心理療法が、非常にきれいに明快に整理されて、まるでその理論どおりに実践すれば、直ちに統合失調症（もしくは境界例）の心理療法はうまくいくような錯覚（幻想）に、学生のみならず教師（私）自身も、囚われ、ついつい、その魔力と快感に引き込まれてしまっている（第I部第二章で松木邦裕が触れている「統合失調症は認知療法で治る」と広言した臨床心理学者の不遜さはその魔力の犠牲者の姿であろう）。体験から乖離した理論（言葉）だけなら、もっと正確に表現すれば、いかにも臨床体験に基づいていると思わせながら、その実、現場から乖離した言葉を多用すれば、赤子の手を捻るように、いくらでも学生や初心者を支配し、圧倒することができる。こうした巧妙な指導、支配を、研究会やスーパービジョンの場で、私自身も無意識的にしていることだろう。

臨床現場における統合失調症や境界例の患者との体験やその心理療法が、いかにも猥雑で、纏まらない、象徴的な意味で汚く、臭く、煩わしいものであるとしたら、大学で語られている患者のそれは、何と爽やかな、綺麗な、すっきりしたものであろうか。

そして、こうした「一義性へと収斂する」動きは、現場体験から離れて言葉を磨いていけばいくほど、理論を精緻なものにしていけばいくほど、加速度的に強まっていき、極端な場合には現場から遊離した「死んだ理論」「死んだ臨床心理学」として硬直化してしまう（「死んでいる」ことが分かればよいが、往々にして、「ミイラ化した死体」にもかかわらず生きている如くに君臨し続けていることがある）。

改めて注意を促しておくが、決して私は、大学での研究や理論の追究を否定している訳ではない。最初にも強調したように、臨床現場に長く携わった臨床家として、先端の研究や理論に支えられたからこそ、その厄介な仕事を続けることができ、また患者（クライエント）への困難な心理療法的援助を果たすことができた。

しかし、臨床現場や臨床事例が必然的に内包している、いわば汚らしく煩わしくもある多義性、それは同時にさまざまな可能性や創造性の宝庫であると同時に、クライエントの独自性を重んじ、単に「病者」に留まらない一人の生きた「人」として援助するための源でもあるが、臨床心理学が、大学に持ち込まれ、学問や科学の客観的な対象とされるとき（科学としての市民権を得ようとするとき）、そこに必然的につきまとう猥雑な多義性は削ぎ落とされ、洗い清められ、一義性へと収斂することで、論理的、客観的な、明快なものへと変容・変質してしまう。それは、学問、科学として発展していく原動力でもあろうが、同時に、現場から遊離した、理論のための理論、学問のための学問に陥る危険性を孕むことでもある（フロイトの精神分析学にしてもユングの分析心理学にしてもその危険性を抱え続けてきた。逆にフロイト自身、ユング自身の理論はかなり矛盾を抱えた多義的なものなので、百年以上も生き延びられてきたとも言える）。臨床現場から大学に移って、私自身、その危うさを身をもって感じたが、大学人に転身した臨床家の責務として、その危険性に対して注意を強く促しておきたい（本論では、「多義性が溢れる現場世界での臨床心理学」のマイナス点についてはあまり触れられなかったが、個々の臨床現場にもよるが「日和見的現場主義に陥りやすい」「治療的一貫性計画性が欠如しがち」「体系的な治療技法や明確な理論が構築されにくい」「臨床心理学としてのアイデンティティが拡散・混乱しやすい」などを挙げることができよう）。

現代の精神医学も、脳科学が支配的で、客観的な学問、科学として、臨床現場での多義性をできるだけ排除し、一義性へと収斂させようとする力が非常に強く働いていると思われる。しかしそれでもなお、臨床心理学に比して精神医学は、はるかに大勢の患者（クライエント）たちや精神科臨床とつねに密接な緊張関係にあり、医学部や大学附属病院という強大な医療（援助）システムの中で学問を構築してきただけに、相対的に多義性溢れる現場に開かれている。

それに対して、臨床心理学は、心理学という学問を基礎学とする（私からすれば不幸とも思える）宿命を背負ったが故に、どうしても主観性を排した客観的な資料をいたずらに追求することにエネルギーを注ぎがちであり、頑な一義性へと収斂し純粋化していってしまう危険性を、より強く持っているようである。それだけに、臨床現場へと己を引き戻し、多義性溢れる現場世界に自らを晒していく努力を、臨床心理学は、精神医学以上に自覚的に行なわなくてはならないのだろう。

3　臨床心理学がつねに立ち返らねばならない現場としての精神科臨床

臨床心理学が、本当にクライエントのための、現場のための学問であろうとするならば、つねに、臨床現場へと立ち戻らなくてはならない。閉じられた大学世界に、無理矢理に拘束されているのか、あるいは自ら安住しているのか、そのどちらにしても、そこに閉塞している限り、臨床心理学は、その活力と創造性の源である豊かな多義性を失い、一義的、字義的な、痩せ細ったものに変容・変質してしまう。それに伴い、クライエントや現場の臨床家から遊離した、学問のための学問に堕してしまう。

このとき、さまざまな心理臨床現場の中で、精神科臨床が、ことに重要な意味を持つ根拠はあるのだろうか。苦悩し、援助を求めるクライエントが存在する限り、心理臨床の現場に違いはないとの意見もあろうが、しかし私は、やはり、心理臨床の現場の中で精神科臨床（中でもことに単科精神病院）は特権的な位置を占めると思う（ただしそれは複雑極まる「狂気」やこころの問題を「病気」として医療の中に囲い込んだ歴史的結果であって、精神科臨床がその特権を無条件に所有しているわけではない。あまりに脳科学や生物学に傾いた昨今の精神医学は、その特権を自ら手放そうとしているかのようである）。

精神科臨床が心理臨床の現場として特権的な位置を占める理由として、第一に挙げられるのは、やはりその「重篤性」であろう。ここで統合失調症を例に持ち出すと、心理臨床の対象ではないなどといった（私からしたら全く肯んじ得ない）批判が出されるかもしれないので、一過性あるいは反応性の急性精神病状態を考えていただいてよいのだが、激しい「狂気」を示すクライエントを、技術としても構造（システム）としても権限としても扱えるのは、（現代社会においては）精神科臨床をおいて他にないし、またその現場においてこそ、そのような「狂気」に対しても心理療法的援助が可能になる。

軽い風邪や頭痛にしても、それを診療する医師には、同じような症状を呈する、より重篤な疾患に対する臨床的経験と医学的理解が不可欠であると同様に、たとえごく軽い不適応のクライエントや子どもに対する心理臨床的援助に携わっているとしても、重篤なこころの障害の臨床的経験や臨床心理学的理解は、（その程度はともかくとしても）心理臨床家には欠かせない。激しい「狂気」に直面したことがなくて、すなわち、その怖ろしさ、不可解さ、治療の困難さを知ることなくて、こころの深層とか普遍的な無意識といったものが、本当に理解できるのだろうか。また、これは案外看過されがちなことだが、学校臨床の現場においても、当然のことであるが、精神病や境界例として近い将来に発症する子どもたちと（多くはそれとは知らずに）必ず出会っている。彼らと（たまたまにしろ）遭遇したスクールカウンセラーが、もしかすると精神病状態が発現するかもしれないという危惧を抱くと共に、それへの細心の配慮と注意（！）を払うことができれば、たとえ発症は免れないにしても、彼らの発症の有り様や経過、予後、また治療者や治療機関との関係性は相当に異なってくるのではないだろうか（ただし「将来の患者を捜し出せ」等と言っているわけでは毛頭ない。それこそ、「細心の配慮と注意」からもっとも外れたことであろう)。

第二には「多様性」を挙げておこう。「広範囲性」とか「雑多性」と呼んでもよいが、精神科臨床ほど多様なクライエントと出会える臨床現場も他にはないであろう。単科精神病院の入院病棟や外来で働いていれば、常時保護室を使用しなくてはならないほどの重篤な状態から、社会復帰して今は平穏に過ごしているような人に至る、さまざまな統合失調症の患者に出会う。同じように、つねに自殺の危険があるような重いうつ病の人から、人間関係のストレスから抑うつ的になったような人に至る、さまざまな程度の(躁)うつ病、(躁)うつ状態の患者がいる。精神病といっても統合失調症に限らない。症状性精神病、器質性精神病、中毒性精神病など、いろいろな精神病状態の患者がいる。そして最近の社会や臨床で話題になることの多い、境界性人格障害、妄想性人格障害、自己愛性人格障害、回避性人格障害、反社会性人格障害などの、その分類やレッテルはさておき、偏った性格や人格障害が問題になる患者が来る。薬物依存、アルコール依存、そして摂食障害の患者も現われれば、同性愛や性同一障害に悩んで訪れる人もいる。対人恐怖やパニック障害の患者も多い。DSMでは神経症の概念が消えてしまい、その典型例に出会うことは少なくなったとはいえ、不安神経症、強迫神経症、恐怖症、ヒステリーの患者もいる。精神科は成人とは限らない。精神遅滞、発達障害から不登校、引きこもりまで、多くの子どももやってくる。出産前後の産褥期の母親の精神的問題にも関与しなくてはならない。老人性の精神病や認知症の高齢者も大変多い。リエゾン精神医学といわれるような、内科、小児科、産婦人科、外科などの疾病と関連する精神科的問題とも関わらなくてはならない。精神科が扱うのは純粋に「病気」と言われるものだけに限らない。人格障害もその一部であろうが、さまざまな犯罪、非行に対して、精神鑑定にとどまらず診断、処遇、治療の問題でタッチしなくてはならない。

昔ある病院長が自嘲的に「ここは社会のくず箱だ」と呟いたことがあるが、まことに精神医学・精神医療の守備範囲は広いし、精神科臨床には雑多、多様な患者・クライエントがやってくる。無論、私自身も、大便を弄ぶような患者と保護室の中で一緒の時を過ごしたことも、看守に腰紐を握られたままの殺人犯から凶悪な犯罪の内容を根掘り葉掘り聞いたことも、つい「異常性格」と呼びたくなるような嘘を平然と言い続ける人と面接して、こちらの「人間的な」関わりや心理的援助などあっけなく裏切られてしまったことも、度々経験させられてきた。出会うクライエントの「多様性」をとっても、精神科臨床は特別な現場であろう。

第三には、「重篤性」と表裏の問題になるが、心理臨床家や精神科医などのセラピストを始めとして、精神科臨床に関わるスタッフの全てに対して、精神科臨床が及ぼす深刻な無力感、無能力感、無意味感の問題、すなわち（この言葉は私自身もも一つピタリと来ていないが）「無力化性」を、精神科臨床が臨床現場として持つ特権としてあえて挙げておく。

医師にとって解剖実習や瀕死患者の治療など「死」と直面する体験は重要なイニシエイションとなっているが、心理臨床家にとっては、こころの破滅的な危機（こころの瀕死状態）に向き合うことこそが、非常に苦痛に満ちた体験であると同時に、得難いイニシエイションであると思われる。精神科医に比べて、とかく心理臨床家が「甘い」と言われるのは、こうした他者の死に晒されるような深刻なイニシエイションを獲得、確立していないところにあろう。

しかも、その「死の体験」は、単に他者の死や他者の精神の危機に向き合うことにとどまらず、それは同時に（イニシエイションの必然性であるが）自分自身の「死の体験」と深く結びついている。解剖実習や瀕死患者の治療、時に患者を死に至らしめた体験によって、医師であることを辞め（止め）ようとした（実際に辞めてしまった）医学生や医師は少なくないと聞くが、心理臨床家においても、さまざまな他者の「こころの死」（誤解を招く表現かも知れないが、非常に重篤な精神の危機は、象徴的には「こころの死」の体験であろう）と直面する体験は、心理臨床家としての自身の仕事、職業、アイデンティティに対して、深刻な無力感、無意味感、徒労感などを引き起こす。サールズ（Searles, H. F.）が、「精神分析を職業として選択すること自体がかなり罪責感に根ざしたことだと考えるべきだろう。（中略）たとえば分析家は、自分の両親を癒すことができなかったという無意識的の罪責感があるために、この職業を選んだのかもしれない」と述べているが、[6] 精神分析家に限らず、心理臨床家や精神科医など援助を職業とするものは、意識的にしろ無意識的にしろ、人一倍、人のために役立ちたい、役に立つ人間になりたいという思いが強い。それだけに、役に立てなかったり、うまく援助できなかったり、治せなかったりした場合、罪責感を背景とした強い無力感が引き起こされがちで、最悪の場合、バーンアウトして仕事を投げ出してしまったり、自殺してしまったりする。そしてサールズは、「分析家が罪責感を持つというのは、人生はすべてに満足を与えられ何の葛藤もあるべきではないという全能感にあふれた幻想に、分析家自身がしがみついているということを物語っている」と語る。[6]

本書第II部において、精神病院に常勤で勤務したことのある執筆者の多くが、自分の無力を思い知らされた体験を語っているが、精神科臨床がもたらす、この「無力化性」は、しかし同時に、サールズが分析するように、臨床家自身の「罪責感」「万能感」「自己愛」の問題であろう。ユング（Jung, C. G.）が、「（夢分析の）作業をおこなうには、自信のないのがいちばん安全といったような、あぶなっかしい場所を歩いているのだということを、片時も忘れてはなりません。逆説的に聞こえるかもしれませんが、夢判断をする人に向って〝どうか理解しようとしないで！〟と叫んでやりたいくらいなものです」と強く語るのも、[4] また武野が若い臨床家に対して「盲信しないこと」「半信半疑であること」「一面的にならぬこと」を強調するのも、[8]「万能感」「自己愛」を克服していない思い上がった不遜な臨床家がいかに多いことか、あるいは「無力感」「罪責感」に対する躁的防衛としての、自信に満ちあふれた大胆無謀な臨床家がいかに多いかを、表わしているようである。

心理臨床家として他人の役に立つことを志し、人の援助を仕事をしていると、ついつい不遜な自己満足に陥ったり、逆に、過度の自責感、無力感に襲われがちである。またそれらは往々にして、一人の臨床家の中で極度の自信と極度の無力として、スプリットされて併存しがちだが、深刻な無力感という「死の体験」を、かえって貴重なイニシエイションとすることによって、臨床家は、自身の厄介な「万能感」「自己愛」の問題と向き合い、克服していくことができるのであろう（ただしそれは臨床家である限りずっと付き纏い、何度も繰り返し体験し、終生戦い続けていかなくてはならない課題である）。

最後に、第四として、「身体性」を挙げておく。精神科臨床が他の心理臨床の現場に対して大きな特徴を持つのは、そこが、医学、生物学との接点であり（この点に関しては精神科臨床にとどまらず心療内科や小児科など医療臨床の現場に全て当てはまることだが）、「こころ」の理解には、「身体性（からだ性）」からの視点も不可欠であることを要請されるからである。

その関係性を敢えて分ければ、一つには、症状性精神病や器質性精神病に特徴的にみられるように「からだ」がいかに「こころ」に影響を与えているかということ、二つには、ヒステリー症状、身体表現性障害にみられるように、「こころ」がいかに「からだ」に影響を与えているかということ、そして三つには、心身症に代表されるように「からだ」と「こころ」がいかに密接に絡み合っているかということ、になろう。

多分、私は、他の心理臨床家に比べたら、「からだ」のことをよく聞き、「からだ」のことに関心を持っている臨床家だと思う。それは、何も医者気取りや医者の真似事をしているのでは毛頭ない。「夜ぐっすり眠れる（眠れない）」「ご飯が美味しく食べられる（食べられない）」「便秘や下痢をしていない（している）」ことのなかに、「こころ」の様子や自己治癒力の働きを伺うことができるし、「からだ」を通して「こころ」はさまざまな表現を象徴的に行なっていると考えているからである。第Ⅰ部第一章で成田善弘も触れていることだが、医師からの投薬を、「安心して飲んでいる」「嫌々飲んでいる」「できるかぎり飲まないようにしている」などのなかにも、そのクライエントの対象関係や治療関係の問題が現われ出ているのであり、それを心理療法的問題としても理解できるかどうかは、心理臨床家の重要な専門性であろう。

精神科臨床が、心理臨床の現場として特別な位置を占める理由として、「重篤性」「多様性」「無力化性」「身体性」の四つを挙げてみた。

このように、数多くの心理臨床現場の中でも精神科臨床は、やはり特別な地位を占めているように思われるが、しかし、最近の臨床心理学界の風潮は、現場としての精神科臨床の重要性を以前ほどには認めていないように思われる。驚くことに、精神科臨床の実習も経験もほとんどない臨床心理士やスクールカウンセラーに出会うことも珍しくなってきた（経験があるといってもたかが数週間や数十時間の実習、研修では経験とはとても言えないだろう。精神科臨床の経験があるとは、少なくとも3年以上しかも常勤者として勤めたことを言うのではないか）。

精神科臨床が、心理臨床の現場として最近あまり重んじられていないのは、スクールカウンセラー事業の活発な展開や、「虐待」「いじめ」「不登校」あるいは「学習困難」などが大きな社会的問題になって、子どもや学校の心理臨床が注目を浴びていることもあろう。勿論、精神科臨床での勤務条件が未だに非常に恵まれないことや、常勤者としての就職が難しいことも関係していよう。しかし、私は、同時に、浮ついた心理学ブームの中で臨床心理学を支配する「自己愛」や「万能感」の問題が、潜在的、無意識的に、深く関与しているように思われる。もう一度、サールズの「人生はすべてに満足を与えられ何の葛藤もあるべきではないという全能感にあふれた幻想に、分析家自身がしがみついている」という言葉を思い起こしておくが(6)、セラピストやカウンセラーを志した者の多くが、自身が出会うクライエントに対して、その葛藤の全てを解決し、悩みを取り去り、必ず満足を与えるべきだという「全能感（万能感）にあふれた幻想」に「しがみついている」のではないだろうか。「万能感幻想」に支配されているが故に、心理療法（カウンセリング）を受ければ直ちに悩みや不安が解消できるといった自己宣伝に酔ったり、それで良くならないのはクライエントの方が悪いと高慢にも決めつけたり、クライエントの悩み、不安、抑うつなどを直ちに消去、解決できる（できると思いこんでいる）さまざまな最新の技法を取得することに明け暮れたり、あるいは、臨床心理学的査定、分析、解釈を下すことでクライエントの人間としての全てを理解し、解決できるなどと考えてしまう。

こうした「万能感幻想」にとって、精神科臨床が引き起こす強度の「無力化性」は、もっとも耐え難い課題であるが故に、精神科臨床や重篤な精神病者と直面することが忌避され、臨床心理学の「自己愛」が防衛されることになる。しかし、まさにそうだからこそ、臨床心理学は、精神科臨床や重篤な精神病者の前に勇気を奮って自らの無力な姿を晒さなくてはならないし、むしろ、その「傷ついた癒し手」としての体験を通してこそ、真にクライエントのための「臨床心理学」というものが生まれてくるのではないかと、思う。

おわりに　改めて、患者・クライエントから、そして臨床の現場から学ぶ

精神科臨床に代表されるような臨床現場の持つ力によってこそ、臨床心理学は、繰り返し、一義性へと収斂しがちな己の問題を点検、修正し、人間という存在が本質的に持つ多義性へと己を開き続けていかなくてはならない。それと同時に、他人を援助することを目的とする学問とそれを職業とする者がともすれば陥りがちな自己愛的な万能感や、その裏返しとしての強い自責感、無力感から—深い「死」をイニシエイトすることによって—己自身を救い出していかなくてはならない。

臨床の現場は、臨床心理学の出発点であると同時に、それだけに留まらず、繰り返し立ち戻り、臨床心理学という学問をつねに点検し、そのズレを修正しなければならない—「メートル原器」の如くの—場であり原点なのであろう。


最近、少し嬉しいことがあった。しかも複数のケースで体験したことだった。臨床家としてこんなことでやっ

ていけるのかと、とても頼りなく、おぼつかない思いで見ていた若い学生が、大学院を修了して臨床の現場に入った。精神科クリニックにおいてさまざまな患者を担当させられ、何度も失敗を繰り返し悪戦苦闘しながら働き続けていた。役立たずな無力な自分に自信をなくし、劣等感に囚われ、落ち込み、絶望し、ときには逃げ出したい、辞めてしまいたいと思いながらも、それでも、その思いを（不用意に防衛したり行動化せずに）何とか抱えて、粘り強く働き続けていた。スーパービジョンの度に落ち込み、事例研究会では未熟な報告を恥ずかしい思いをして発表しながら、しかし本人なりに一所懸命に大勢の患者と向かい合い続けていた。そして、そんな日々を繰り返し続ける中で、厳しい冬を乗り越えた若芽が少しずつ膨らみを増すように、本人の臨床家としての、そして人間としての成長が、ほんの僅かずつだが、私にも感じられるようになってきた。これが現場や臨床というものが持つ力だと思った。

以前に「患者から学ぶ」と題して述べたことでもあるが[12]、一人一人の患者・クライエントが臨床家に与える教育的な力の大きさを、そして同時に、その一人一人の患者・クライエントの経験が多くの数として重ねられたときにもたらされる力の大きさを、改めて強調しておきたい。すなわち、多数の患者・クライエントと一人一人実際に会うことによってこそ初めて得られることが、逆に多数の患者・クライエントと一人一人実際に会わない限りは決して得られないことが、臨床心理学、心理療法学においては、絶対的に存在するのだろう。

無論、理論的研究の重要性を決してないがしろにするわけでは毛頭ないが、臨床心理学がようやく学問的社会的立場をそれなりに作り上げることができた今こそ、もう一度原点に立ち戻り、しっかり足下を見つめて、「患者・クライエントから学ぶ」「臨床の現場から学ぶ」ことを、単なる理念や姿勢としてだけではなく、また単に技法やアイディアの習得の意味だけではなく、臨床心理学徒の（日常的にそれを欠いては学問として成り立たないような）根本的な学問的営為として確立したいものである。

文献

（1）足立倫行『親と離れて「人」となる』日本放送出版協会、二〇〇六年。
（2）Casement, P.（2002）松木邦裕監訳『あやまちから学ぶ―精神分析と心理療法での教義を超えて』岩崎学術出版社、二〇〇四年。
（3）Hillman, G.（1992）入江良平訳『魂の心理学』青土社、一九九七年。
（4）Jung, C. G.（1934）江野専次郎訳『こころの構造　ユング著作集3』日本教文社、一九七〇年。
（5）中根允文・道辻俊一郎「疫学変数と相対危険度、及び比較研究」中根允文・小山司他編『臨床精神医学講座2精神分裂病I』中山書店、一九九九年。
（6）Searles, H. F.（1979）松本雅彦他訳『逆転移1―分裂病精神療法論集』みすず書房、一九九一年。
（7）下山晴彦「日本の臨床心理学の将来―国際的視野を踏まえて」氏原寛・田嶌誠一編『臨床心理行為―心理臨床家でないとできないこと』創元社、二〇〇三年。
（8）武野俊弥『嘘を生きる人　妄想を生きる人―個人神話の創造と病』新曜社、二〇〇五年。
（9）渡辺雄三『病院における心理療法』金剛出版、一九九一年。
（10）渡辺雄三「仕事としての心理療法」渡辺雄三編『仕事としての心理療法』人文書院、一九九九年。
（11）渡辺雄三『精神分裂病者に対する心理療法の臨床心理学的研究』晃洋書房、二〇〇三年。
（12）渡辺雄三「患者から学ぶ」『精神療法』二九巻四号、金剛出版、二〇〇三年。
（13）渡辺雄三『夢が語るこころの深み―心理療法と超越性』岩波書店、二〇〇六年。

第II部　臨床の現場から学ぶ臨床心理学の課題

第一章　精神科の患者さんから学ぶべき課題

江口昇勇

1　精神科心理臨床に対する当時の大学人の評価

大学院修了後、最初に私が勤務したのは民間の精神病院であった。ひとりの恩師はそんな私を不憫に思われたのか、「精神病院に就職すると聞いたけど本当にそれで良いの!、少年鑑別所で心理技官の求人があるから紹介してあげますよ」と優しく誘っていただけた。私はその頃は精神病院での心理療法に密かな期待と大きな野望を持っていたので丁重にお断りした。当時の風潮として精神科臨床は大学人の目からすれば、不憫さを感じさせるような位置づけが現実であったと思う。特に私が勤務する病院は漁港近くに位置し、荒くれ男がアルコールで身を持ち崩してとか、遊郭で悪い病気を移されて入院してきたという、あまり品の良くない話ばかりが聞こえてきて、大変なところに就職するのだという覚悟がついていった。実際に勤務してみて、現金収入がないからと卵をおがくずの入った箱に入れて診察料金の代わりにする患者さん（ここでは自分の気持ちに忠実になりたいので、クライエントと表記しないで、あえてこう記したい）を見かけ、患者さんたちの生活の貧しさと同時に、それを当然のように受け取る病院職員のおおらかさというか牧歌的雰囲気を嬉しく思った。

この章では精神科臨床で出会った患者さんたちのことや、患者さんとかかわる中で私が学んだこと、あるいは私が体験したことなどを述べてみたい。無知や無能さ故に恥をかいたこと、患者さんとのやりとりで失敗したこと、自分が体験した病的世界のこともできるだけ正直に記述したい、私の経験がこれから臨床心理士として活動をする人たちに少しでも役立つならば望外の喜びである。

2　患者さんと出会って痛感したこと
─無知の悲しさ、患者さんを理解するために専門的知識が必要だと実感した理由─

精神病院に勤務して間もなく、院長から閉鎖病棟で長く入院している患者さん（失礼な表現だが、彼らを「沈殿化している」とその頃、医局では呼んでいた）と面接する指示が出た。大学院でロジャースの非指示的療法を訓練してきた私はクライエント・センタード一辺倒で、クライエントを見る際にも先入観を極力排除するべきだという教えから診断無用論を本気で考えていた。それ故、真っ新の気持ちで患者さんと会うことを心に決めていた。ところが、実際に会ってみると要領を得ないし、意味不明な単語が次々語られるものの全くつながっていない。第一、発音自体が不明瞭なので何を言っているかが聞き取れない。後で観念奔逸とか、支離滅裂言語という精神病理学的用語が該当する現象であったと知り、本当に支離滅裂ということが起こりうるのだと実感した。あるいは急性期患者さんと面接するよう指示され、病棟に出向くと保護室から若く美しい女性が連れてこられた。彼女はどこに連れてこられたかも分からず、無表情のままぼっーと立っているので椅子に座るよう促すと、緩慢な動作であるがいきなり服を脱ぎだした。下着を着用していないのでそのまま全裸になったかと思うと椅子に座っている私に馬乗りになろうとするのである。クライエント・センタードしか学習してこなかった私は受容、共感しか頭になく、このような不測の事態における緊急対応は皆目、見当がつかない。どうしたものかと思案に暮れていたが、このような場面を看護師さんに見られてはまずいという判断はあるので、慌てて彼女を制止して服を着るように説得するが埒があかない。力で制しようとしても火事場の馬鹿力というのか、とても強力なので歯が立たない。仕方なく看護師さんを大声で呼んで保護室に連れ戻してもらった。今、振り返ると笑い話に聞こえるが当時の私にはショックなことであった。その日の内に病院中にそのことが知れ渡り、笑いものなってしまった。おそらく上司の教育的配慮で人格崩壊の著しい統合失調症（当時は精神分裂病と呼んでいた）を始め、急性期の混乱が著しい患者さんなど精神科臨床で遭遇するであろう典型的事例と出会わせるようにセットされた結果であろう。イニシエーションといえばそうだが、かなり手荒い歓迎を受けたと懐かしく思い出される。

これらの出来事がきっかけとなり、私はまず目の前で起こっている事態がどのようなことなのかを正確に知りたいと思った。まず勉強しようとしたのは精神病理学である。勤務する病院は、名古屋大学精神医学教室の精神病理グループに所属する精神科医が多いという利点もあり、精神病理学のテキストをバイブルのようにして患者さんが見せる行動、言語、奇妙な表現など訳の分からない現象があると、それに該当する概念、専門用語を見つけることにした。その挙げ句、自分の周りの人が行う行動、言葉、思考のあり方をいちいち病理学用語で説明する癖がついてしまい、友人を失った苦い経験もある。それまでは患者さんにただただ圧倒され、どう対応したらよいか分からなかったが、相手の態度、行動、言葉、微妙な雰囲気についてそれを全て病理表現と見ることで相手と適切な距離が取れるようになり、多少は安心して患者さんとかかわることができるようになった。その頃は珍しさも手伝ってロールシャッハ法を積極的に患者さんに行っていた。特に名大式ロールシャッハ法には病理的な現象の理解を助ける解釈項目があり、病理学的理解には大いに役立ったと思っている。

3　対応困難な患者さんと必死にかかわる中で感じたこと

―境界例概念とその後：学問の成長、発展過程を同時進行で学ぶ幸運―

精神科臨床を始めた頃、学会や専門誌等において注目を浴びていたのが境界例であった。それまで精神病と神経症の間に精神病質という概念はあったが、それほど注目を浴びてはおらず研究の中心は精神分裂病論で現存在分析や現象学的アプローチが華やかに脚光を浴びていた。ビンスワンガーやブランケンブルグなど難解な著作と格闘したが、すぐに眠気を催してしまうのが正直なところであった。それと精神病理学はどちらかというと昆虫採集の標本を見比べる作業に似ていて、微細な類型の違いを追求するだけで患者さんのダイナミックな心の動きを捉える作業とはほど遠いものがあった。私は本当は心理療法に興味があり、患者さんとの治療関係に関心があるため病理学的アプローチはどうも抹香臭くて肌に合わないと感じていた。そうした私の感性に境界例の患者さんはぴったり合うという印象を持った。当時、慶應義塾大学の小此木敬吾氏らが開催する精神分析学や境界例についてのワークショップに参加したり、徐々に発行され始めた精神分析学、とりわけ対象関係論に関する翻訳本に親しみを感じた。実際、病院でも境界例の患者さんが多くなり、彼らは病棟でもトラブルを頻発して鼻つまみ的存在であった。看護師のクレームが強くなると院長や主治医は「心理の先生に見てもらいなさい」と指示を出すので必然的に境界例の患者さんを各病棟で担当することが多くなった。当初はやっかいな患者さんだから心理が担当するという認識を共有していたが、時の流れとともに認識がずれていき、心理の先生が見ている患者さんはやっかいな人が多い、からさらに、心理の先生はやっかいな人と誤解されるようになって、理不尽に思った。ただどうしても境界例の患者さんと深くかかわると病理性が伝染するようで、知らない間に境界例的心性を共有していたのかも知れないと、今にして思う。心理の仲間内でも境界例的と評されていたことを思い出す。こうして微妙な立場になりながらも、精神科医と臨床心理士とのチーム対応、病棟での境界例患者さんの看護師への操作に対するコンサルテーションを依頼されることもあって、勉強したことがそのまま現実の患者さんの対応方法にそのまま応用でき、学問と臨床との重ね合いがアップツーデイトに体感できる時代状況であった。それと境界例については学派によりその呼び方も違っており、慶應グループでは確か「きょうがいれい」と読んでいて、所属する学派との差別化というか踏み絵をしているように感じ、今思えばとても奇妙でこっけいな現象と思うが、学問・学派とはそのようなものなのだ、という感覚を持った。

また実際に境界例の患者さんと会っていると、徐々にイライラさせられたり、本来、中立的な立場でいたら平和でいられるのに、いつの間にか患者さんの操作に乗っかってしまい、相手が私に割り振る投影的役割を取らされたり、主治医や看護師との間で患者さんのことで対立関係に陥ってしまったりすることが多かった。教科書ではスプリッティング（分裂）、理想化、価値の切り下げ、否認など注意すべき原始的防衛メカニズムの説明があって、知的には分かっているつもりであるが、現実にはいとも簡単に操作に乗っている自分がいて、知的に理解するということと、自分自身のこころ、感情の動き、身体感覚をモニタリングできる観察自我の形成が重要であると痛感した。それを習得するために苦心惨憺したことが病院臨床におけるもう一つの財産になったと思っている。

当時の患者さんが十数年後、「子どもを虐待をしてしまう」と電話で相談してきた。たまたま彼女を担当した児童相談所の精神科医が彼女の口から私の名前が出たので、「その先生なら今は○○大学にいるよ」と教えられたので懐かしくなって電話したという。今思えば彼女も被虐待体験者であったのだろう。当時は母子関係の希薄さや脆弱性が境界例の病理を生み出すという認識を持っていたが、今日的にその問題を捉え直すと、そこに虐待がからむ親子関係、それも共感不全の親による子どもへの心理的虐待、子どもが欲しているものを親が気づかない、子どものこころを正確に映し返す鏡の機能が欠損している、というように親子関係の希薄さ、脆弱性の中身を具体的に説明できる事例もあると考えるようになった。

病院から籍を大学に移し、非常勤で病院臨床を継続したが、この頃になると私を指名して心理療法を依頼する患者さんが多くなり、時間を指定し予約の形で面接を行った。そうした患者さんの中で一見、病態水準が高そうで適応力もかなりあり、共感能力も過度に備わっていると思われる患者さんを引き受けた。当初こそ面接は順調に進み、理想的な展開となるので、自身のプライドも満足させられ有頂天になっていた。しかし、あまりにうまく行き過ぎているなと内省しだした頃から治療関係がぎくしゃくし始め、私のささいな対応にイチャモンをつけたり、自分の思った通りの反応を私が返すことに失敗したという理由で、どうしてそこまで怒るのだろうと思う場面が次々起こって、とうとう面接は中断となった。後にコフートの自己心理学から自己愛病理という概念に出会い、DSM—Ⅲの回避性人格障害という概念を知るに及んで、迎合的な対応をすることで当初こそうまくいくが、患者さんの想いと僅かでも行き違うと自己愛憤怒を呈する患者さんであったことが判明した。こうしてさまざまな人格障害の病理が年ごとに明らかにされていき、その都度、それらを学習してきたが、私の学習が追いつかず、面接で失敗してみて何が悪かったのかを、後でその概念を知って後悔したり、逆に思わず納得したりと複雑な気持ちを味わった。今後も、新しい概念が出てくるだろうし、斬新な発想から従来見えていなかった病理がこの先、明らかになるかも知れない。こころを扱う領域においてはこうした学問の新しい動きには常に敏感になっておくことが、現役で活動する上で必須となるであろう。それがしんどいと思うようになったときが現役を退く潮時かも知れない。

4　患者さんとのかかわりを通して、私の中で生じたこと
―精神病の擬似体験：精神病者・修行者・教育分析―

病棟に出向き、果てしない妄想や華々しい陽性症状と付き合っていた頃、私は夢分析による教育分析を受けていた。この両者が互いに影響を与え合ったのであろう、私は不思議な体験を重ねていた。たとえばお昼の休憩時間が終わり患者さんに会おうと、医局と病棟を仕切る扉の鍵を開けた途端、直前にある廊下がいきなりまっぷたつに裂け、自分が真っ暗闇の地下に落ちていくような感覚に襲われた。イメージではそれは地獄につながっており、底には燃えさかる赤い火や油が煮立った大釜がいくつも並んでおり、そこに落ちていくような気持ちになった。患者さんたちが語る世界はどれもおどろおどろしく訳が分からず、不気味でしかなかった。当時は病院から帰って子どもたちと遊ぶのが唯一のこころの癒しであったと思う。家で子どもたちと屈託無く遊ぶことでようやくこころの安寧が回復できたのである。しかし、家にいても不思議な身体感覚が襲ってくることもある。いくらご飯を食べても満腹感が得られないのである。それは丁度、お腹の辺りが鮫かワニにパックリと喰われてしまい、いくら栄養分を摂取してもそれがだらだらと漏れてしまうような感覚で、かなり強烈な空腹感や空虚感に見舞われるのである。お腹の空腹感だけでなく、空虚感や虚無感に近い感覚でもあった。空腹感を満たそうとして、実際には食べ過ぎでお腹は満腹状態でもうこれ以上、食べ物が喉を通らないにもかかわらず、身体の感覚は空虚、空白でそれを埋め合わせるためには食べ物しかないのである。おそらくそれは患者さんたちが無意識に感じていた体験であったかも知れない。しかし、彼等はそれを自分から切り離しているので実感することはなく、逆転移によって私が実際に体験することになったのだと、その後の教育分析体験で捉え直すことになったが、当時はただただ不思議であったり、不気味であったり、困ったとしか言えない状態であった。

そして不思議な体験がピークに達した頃、ある深夜、外は風が吹き荒れていてガラス戸ががたがた音を立てて

いた。玄関近くの部屋で寝ていた私は玄関を叩く音がして目が醒めた（と思っていたが実際は夢かうつつか判別のつかない夢遊状態にあったのであろう）。玄関まで行くと大家のお婆さんが私を呼んでいるように感じられ、出てみて実際に言葉を交わしたようにも思うし、それは夢の中の出来事であったも知れない。そこがはっきりしないのである。大家は幽霊のような老母になっていた。部屋に戻りベットに横になって休もうとするが頭が冴えて寝付かれない、うとうとしているといきなり声が聞こえだした。患者さんがよく言う幻聴とはこうした体験なのであろう。意識は明瞭なので頭の中でしっかりと声が聞こえているのがわかる。これは拙いことになったと判断して、こうしたときは熟睡するに限るとばかりに強制的に眠りに就くことにした。しかし、頭は冴えるばかりだし、眠くもならない。その内、ベットごと足元の方へ引きずり込まれるような感覚に襲われ、おそるおそる薄目を空けると緑と青の中間の光が発せられていて、その中央に人物とも何とも言えない存在が現れた。私は冷静になり、その物体に対して「二度目までは許すが、三度目は許さない。もう去りなさい」と命じた。そしてそのまま眠りに就いた。翌朝、さすがにそのことは妻にも話すことがためらわれた。そして、もしこのことを不用意に誰かに話したら、それこそ精神病患者として病棟に収容されるだろうと考えた。もちろん、院長を始め精神科医には決して話してはいけないと判断した。それでは教育分析の先生はどうか、それも充分考えたがやめることにした。最終的なところで安心できない何かがあったのであろう。上司はどうか、しかし、逆に迷惑をかけることになりはしないか、知ってしまった以上、院長に話さないといけない立場にあるわけだし……、そう考えて結局、ごく表面的な部分に留めた。今から三十年前のエピソードであるからこそこうして解禁するのだが、私にとって秘密保持の大切さはこの体験に由来している。この秘密を一人で抱えられたからこそ現在まで、健康さを維持できたし、この体験があったからこそ患者さんの訴えに素直に耳を傾けられたと思う。体験の客観視、あるいは体験を保持しながら、現実の生活をやりくりする検討能力、それらがわがことのように味わえたからである。また同時に、こうした体験も患者さんたちとの無意識レベルにおける深い次元での交流があったから生じたと思っている。

もちろん、そこには私自身の自我の脆弱性が関与していることは免れない事実として受け止めている。だがそれ故に、私は患者さんたちに親和性を持てたし、今日まで臨床の仕事を疎まず、いつも新鮮な感覚で対応できているのは根底にこの部分があるからだと思っている。

病院臨床当時、私の唯一の趣味は仏像鑑賞と仏像彫刻であった。江戸時代の仏師円空が残した円空仏と呼ぶその仏像に魅せられて、最初はあちらこちらの円空仏を所蔵している寺院や家々を訪ねて写生したり、写真に納めたりした。その内、それだけでは物足りなくなって檜材を知り合いから分けて貰い、彫り出した。それは趣味と呼べるような余裕のあるものではなく、必至の救済の行為であった。統合失調症のある患者さんから「先生、私は退院できるの?、どうせ棺桶退院でしょう」と尋ねられた。棺桶退院とは、亡くなって棺桶に入ってやっと退院できるという意味であり、患者さんたちの間ではそのように使われていた。私は必死になって「違うよ、よくなれば家族が引き取ってくれるから」と説得したものの、その見込みがないことはこれまでの家族との接触からは明らかであった。治る見込みがない、退院も見込みがない、どうしようもない患者さんたちが病棟には溢れていた。その人々と会い続けながら、嘘を突き通すことは気の弱い私にはなかなかできない作業であり、当時の私はぎりぎり追い詰められると円空仏にすがるしか方法は見つけられなかった。もっとも、その後は生と死について自分なりの哲学を身につけるようになって、円空仏からも適度な距離が保てるようになった。

5　病院臨床以後のこと

常勤、非常勤各七年、合計十四年間の病院臨床を去ることになった。年齢が高くなるに連れ、病院で勤務する臨床心理士の多くが経験することであるが、精神科医との年齢が近くなったり、逆に上の年齢になってくると精神科医が臨床心理士を扱いにくくなる。ましてや私を指名して患者さんが来るようになると病院のメリットはなくなり、院長からもそれとなく秋風を送られるようになり、居心地の悪さを痛感するようになった。実際、病院経営が徐々に厳しくなるにつれて不採算部門は削減したい意向が事務方から顕著となり、院長もそれに抗しがたかったのでろう。

病院を去って数年後、看護師を対象とした講演を依頼された。懐かしいメンバーと語らっている中で、二つのエピソードを聞いた。ひとつは医局長からの話で、私が辞めた途端、副主任クラスの看護師が大量に辞職したということである。辞職者にその理由を尋ねたところ、「自分たちの不満をこれまで江口先生が聞いてくれた。不満の一部は医局に伝えてくれてガス抜きの役割を果たしてくれていた。その先生がいなくなり、病棟の不満がいっきに噴出し、中間管理職としてやっていられない」とのことであった。確かにオヤツの時間に各病棟から招かれて、看護師さんの不満を聞いて回っていたが、私自身はガス抜きという意識はなく、心理という微妙な立場、医者とは格段に違う待遇の不満をくすぶらせていたので、看護師さんの不満に共感を持って聞いていたのであろう。また必要と判断したことは医局に持ち帰って副院長や医局長に伝えていた。他にも子どもの吃音や夜尿のことで看護師さんの相談にのることも多かった。心理の仕事はこうした目に見えないところでのアヒルの水かきのような地味な役割があったのだと再認識した。そしてもう一つはもっと深刻なエピソードであった。病院臨床を始めた頃から最後まで一貫して面接をしてきた同年代の患者さんがいた。重い統合失調症で、年に二、三度帰省するものの、その都度、自殺をほのめかすなどするために家族との軋轢が絶えず、退院の見通しがつかないまま月日が経っていき、その内、年二回の帰省すらも家族の了解が得られなくなり、受け入れが悪くなっていった。彼女も半ば諦めたかのように「私はここで一生過ごすの」と語り、私は内心、それが真実であろうと思いつつもそれを認めず、「退院できるように一緒に考えていこう」と励ましていた。だが症状は一向に回復せず、虚しく時間は過ぎていき、私自身、彼女の面接に意味を見出すことができなくなって、いったい何のために面接を続けているのだろうと疑問を持ちながら会っていた。病院を去るに辺り、半年ほどかけて少しずつ面接が終了することを伝えていった。彼女は「分かりました」と冷静に答えていたので私もうまく伝わった、了解されたものと判断した。しかし、彼女を担当した病棟婦長から、「先生が病院を去られたあと、彼女は『江口先生が死んじゃった』と混乱をきたし、手がつけられない状態となり、保護室で過ごすようになったのです」と報告を受け、唖然とした。短い面接時間であるとはいえ、一四年間という長い歳月をかけて出会っていた。そう言えば彼女から「先生の方が親よりも私のことをよく知っていますよね」と言われたことを思い出した。私の不在は彼女にすれば、両親に見捨てられたことよりも深刻なダメージを受けたのであったろう。面接の内容や深さというものではなく、存在そのものが大きな意味を持つものなのだと、その時に認識できたのである。精神科医臨床の奥深さはここにあると私は思っている。

さらに病院から去って一五年後の昨年、先代の理事長が亡くなってご子息が理事長を務めることになった。たまたま大学の実習施設をお願いしている関係から私が挨拶に出向くことになった。かっての同僚である看護師が私を見かけ、大騒ぎをして私を知っている当時の仲間を大勢呼んでくれた。非常勤参与として勤務しているかっての婦長は七十歳をかなり過ぎていると聞いたが、とても元気で「先生、すっかり偉くなってしまって、ご活躍のことは新聞記事などでよく知っていますよ」と話していただいた。一〇名ほど参集した仲間により一時、同窓会状態となった。皆、私の突然の訪問を喜んでくれ、お互い年はとったが人柄は変わっていないことを確認した。帰路についたとき、外見はすっかり変わってしまっているが、私の臨床の原点は紛れもなくこの精神科の病院にあることを確認した。

第二章　精神病理学から学ぶべき課題

――精神障害の分類と心理療法

総田純次

They (= clinical entities) probably are useful in preparing one for what one has to do, in appraising the probable difficulties of the procedure, or even in guessing as to the future course of a patient's life.

――H. S. Sullivan "Clinical Studies in Psychiatry"

1　心理療法の本質と限界

心理臨床の仕事が心理療法であれ、コンサルテーションであれ、査定であれ、心理的次元で為される作業であることは言うまでもない。心理的効果による「癒し」はおそらく人類の誕生と同じ程度に古くから存在したと思われるが、現代的な意味で心理療法が心理療法として自立化したのは十九世紀の末と考えられる。「心理療法（psychotherapy）」という言葉を使ったのはエレンベルガーによると、催眠の研究で一時代を築いたナンシー派のベルネームの弟子である。(1) 一八九〇年にフロイトが「心的治療（心の治療）」という短い論文を書いているが、これも専ら催眠に当てられている。現代的な意味での心理療法の確立には、催眠からブロイアーによるO・アンナのカタルシス療法を経て、フロイトによる自由連想の導入が必要であった。技法のこうした変化は神経症症状の形成過程についての理解の変化を伴っている。カタルシス療法に対応するのはエネルギー論的な転換理論であり、外傷体験に伴って処理されずに留まる情動が神経支配を通じて身体症状として放出されると想定していた。一方、『ヒステリー研究』のエリザベート嬢の場合にはフロイトはその身体的症状の形成を説明するのに、外傷場面における心的葛藤と身体的症状との間に意味論的関係を用いている。エネルギー論は意味論によって破棄されたわけでなく、フロイトにおいて二つの説明原理として並存し続けるが、いずれにせよ意味論的視点の導入によって数年後の『夢解釈』で確立される精神分析の理論と技法が可能になったのである。(2)

心的現象の意味論は、フロイトが「心的現象の決定論」という名称のもとに主張しているように、心的現象は原理的には余すことなく意味づけうるという一種の心理学的啓蒙主義へと尖鋭化した。(3) この視点からフロイトは、神経症症状、夢、錯誤行為に等しく隠された無意識的意味を読み取ることができたのである。しかしこうした深層心理的意味の解釈を精神分析に可能にしているのは、その特殊な設定である。面接室という閉ざされた空間、面接時間の設定、面接外での接触の禁止、自由連想の技法、治療者に要請される中立性、寝椅子とその背後に隠れる分析家、これらの設定が精神分析を日常性から自立させている。その中で心的現実と呼ばれる空想が展開されるのだが、そこに患者の「深層心理」が再構成されるわけである。

「深層心理」として再構成される空想において表現にもたらされているのは実は、心理療法がその特殊な設定によって排除したかに見える日常的現実の諸条件である。例えばフロイトの症例「狼男」を取り上げてみよう。(4) 彼は精神分析の再構成の作業を通じて、あらゆる素材が一歳半の時点に位置する原光景に集約させることができたと語っている。しかし症例報告を丹念に読み直すと、これが一種の複視になっていることに気づく。原光景と並んで、そこに解消されないもうひとつの原場面があり、それが子守娘の場面である。しかも原光景のほうは両親の性交の目撃の最中に排便によってそれを中断させたという内容を持ち、父親に対する受動的な同性愛的傾向を表現しているとされるのに対し、子守娘の場面は屈みこんだ彼女に性的刺激を受けて排尿するという内容を伴って、能動的な異性愛の傾向を表している。この複視に伴って、原光景は現実の出来事のようにも事後的な空想的形成物のようにも映る。

「狼男」の分析においてこうした複視を生んでいるのは実はフロイトによる治療の期限設定という条件である。フロイトは言及していないが、実は分析作業の停滞の背景には、「狼男」が結婚に踏み切ることも関係を切ることもできないでいた恋人のテレーズとの関係をフロイトとの関係に拮抗させたことがある。彼は回想録で初めの面接でフロイトが彼女との結婚に反対しておれば治療を受けなかっただろうと語っており、さらに治療が始まってまもなく彼女をウィーンに呼び、治療終結時には二人でフロイトを訪問している。[5] つまり彼の父親への同性愛的関係と異性愛という二重の関係をそれぞれ表現する原場面（原光景の目撃と子守娘の場面）の二重化は、フロイトとの同性愛的関係とテレーゼとの恋愛関係の拮抗という現実の二重関係を映し出しているのである。

フロイト自身、分析治療を既定する日常的現実の条件を直観的に感じ取っている。彼は、分析作業が進捗しないのはロシアの富豪として経済的に裕福な患者が治療関係のうちに安住しているからだと考えて治療の期限を切った。ここから患者は自発的に素材を提供するようになり、フロイトも「子守娘の場面」の再構成の後には抵抗はなくなり、後は素材を集めるだけだったと述べている。一九二三年の追記でもこの症例の「治癒」の要因としてロシア革命による経済的破綻を挙げており、このようにフロイトは専ら「経済的理由」として表現してはいるものの、身体的条件も含めて現実的条件が神経症や分析治療を制約していることをけっして蔑ろにはしていない。

「狼男」の例から読み取れるように、心理療法の自立化の意味について次のように言うことができるだろう。心理療法の日常性からの自立とは、現実的条件による制約を破棄することではなく、いわばエポケーだということである。日常性は相変わらず現にあり、患者も治療者をも、つまり心理療法を制約し続けている。しかし人為的な治療設定によって限定された空間と時間において、現実的条件の妥当性を一時的に留保することが可能になる。これが心理療法における自律的な空想を展開させる。その一方で、その中に心理療法をも制約している治療者・患者双方の身体的状態、社会的・経済的状況、治療外の人間関係などの現実的な諸条件が表現にもたらされるのである。

以上を第一のテーゼとしてまとめておこう。心理療法とは身体的条件を含む現実的基盤に基づいており、そこから制約されたものである。精神分析的治療など狭義の心理療法はこうした現実的条件がしかるべく調整され、その制約を一時的に留保しうる場が確保されて可能になる。こうした現実的条件の調整をケースのマネジメントと呼ぶならば、心理療法はマネジメントを前提にしている。しかし心理療法とマネジメントの二つの次元は共属関係にある。心理療法こそがその中に現実的条件を映し出すことによって、マネジメントの適切な方向を指し示す。患者の不安状態の意味を読み取ったことで慢性の精神病状態からの劇的な脱出を目の当たりにしたハドリー医師(6)のような僥倖に出会った治療者は、精神病状態のマネジメントとして薬物療法か隔離しかないとは考えなくなるだろう。こうしたマネジメントは狭義の心理療法の前提であり、その限界に位置しているが、心理療法家のみならず医師、看護師、ケースワーカーなどメンタルヘルスに関わるあらゆる職種が共通言語として身に付けておくべき広義の心理療法と呼ぶことができる(7)。

2　精神障害の病態区分の意味

第1節で扱った心理療法のテーゼに基づき、ついで精神科臨床で用いられる病態の分類の意味を論じよう。精神医学は医学の一分野として派生してきたという経緯から、基本的には精神障害を身体的過程に基礎付けられたものとして捉える枠組みの中を動いてきた。例えば現代の精神医学の枠組みを確立したクレペリンは、カールバウムの疾患概念を受け、疾患の自然単位という考えを提出している(8)。自然単位とは、症候学、経過という現象面

〈精神障害の分類の対比表〉

慣例的な分類	シュナイダーの体系		DSM
1）器質性精神障害	I 精神疾患（精神病）	身体的に基礎付けられた	I軸
2）機能性精神障害			
a）精神病水準	I 精神疾患（精神病）	身体的に基礎付けられない	I軸
b）神経症水準	II 正常の変異		I軸
c）境界例水準	II 正常の変異		II軸

での統一に加え、脳の解剖学的変化といった病理学的対応を確立した統一体である。時代が下ってK・シュナイダーの精神障害の分類では、いわゆる器質性精神障害に統合失調症と躁うつ病の機能性精神障害を併せて「精神病（＝精神疾患）」とし、精神病質や神経症、発達遅滞を「正常の変異」としている。[9] その際、統合失調症と躁うつ病を器質性精神障害とともに「疾患」に組み入れるのは、疾患という医学概念は身体的病変を要請するものであり、統合失調症や躁うつ病には仮説的に想定されるという考えからである。

一方、臨床で慣例的に用いられている分類は、まず精神障害ないし精神疾患を器質性と機能性とに分け、ついで後者に病態水準を区別するというものである。機能性精神障害の病態水準としては従来、精神病水準と神経症水準の区別が有用と考えられてきたが、[10] 一九六〇－七〇年ごろからは加えて境界例の問題が前景に出てくるようになった。DSMIIIでは境界例は境界性人格障害という名称で、II軸を構成する人格障害に包摂された。カーンバーグの「境界人格機構（Borderline Personality Organization）」の概念は分割を中心とする防衛機制を用いる人格構造を指しており、DSMで人格障害に分類されるもののかなりの部分をカバーするものであろう。[11] ここで慣例的分類とシュナイダーの精神障害の体系、DSMシリーズ（III、III-R、IV）との対比を挙げておこう。

それでは精神病、神経症、境界例といった区分は何に基づいているのであろうか。また慣例的な分類、シュナイダーの体系、DSMのI軸・II軸の区分のいずれが適切なのだろうか。これを精神病理学の方法論的批判を展開したヤスパースの「理解不能」の概念を手がかりに考えてみよう。

ヤスパースの理解不能の概念と精神障害の分類

伝統的に社会科学の概念であった「理解」概念を導入することで精神病理学に自立した学の地位を与えたのがヤスパースである。[12] 彼はディルタイを受けて、「理解」概念を「説明」と対峙される心理学的認識のひとつの方法とした。「理解」という概念にはしかし一種の両義性があり、「理解すること」という認識する側の方法とそれによって認識される対象の側の性格の両方を指す。この両義性は現象学の言う認識の「志向的構造」の両義性である。「心理学的説明」についても、「説明」という方法と「説明」される対象の性格という認識と認識対象の志向的関係が成立するという事情は変わらない。説明される対象の対象性が「因果性」であり、理解される対象の対象性が「理解性」(シュナーダーの「意味法則性」)である。この際、因果性も理解性もともに、方法という主観の相関者として客観性を備えているが、その性格には差異がある。因果性が認識する主体からの自立性を有しており、ヤスパースにおいては因果性とは実質的には生物学的な条件付けの連鎖を指しているのに対し、理解性の客観性とはあくまで相互主観性に基づく客観性のことである。

彼は「理解という方法は直に限界にぶつかる」と言うが、この理解の限界が「理解不能性」に当たる。方法と対象という志向的関係の構想はここでも生きており、理解という方法の限界に対応する対象の側の「理解不能性」を表現するものが「意識外機序」という概念である。しかしこの「意識外機制」という概念からヤスパースの精神病理学の方法論的構想の困難が始まる。彼は実質的にはこの概念のもとに生物学的な機序を考えており、精神病のみならず、神経症や病的反応にも想定している。しかし方法と対象の志向的関係から言えば、「意識外機序」とは理解という方法の限界の相関者であり、理解性(意味法則性)の破れである。つまり「意識外機序」とは、理解という方法から見たときの対象性の空隙を埋める補助表象にすぎない。これが直ちに「説明」の対象である「因果性」でなければならない必然性はないわけである。

以上でヤスパースの方法論的構想を検討したのを踏まえ、精神障害の分類の意味に戻ろう。さてシュナイダーは、「循環病、統合失調症という診断は今日でもなお純粋に精神病理学的に下されており、純粋な心理学的事実であり、それゆえ根本的には医学的な意味での診断ではない」と述べている。[13] これを上述のヤスパースの用語で表せば、「医学的診断でない」とは機能性精神障害と呼ばれている病態が現在まで「説明」されていないこと、つまりその対象性が因果性として構成されていないことを意味する。「心理学的診断に過ぎない」とは理解という方法によって構成されたもの、正確には理解がさまざまの仕方で限界にぶつかるその様相、つまり理解不能性（意味法則性の破れ）の様々な様相であることを指している。ヤスパースが神経症や病的反応にもある種の理解の限界を認め、「意識外機序」を想定していることを考慮すると、シュナイダーが「正常の変異」に入れた神経症、人格障害をも含め、通常「機能性精神障害」と呼び習わされている病態は理解の限界の様々な様相をあらわしていると考えられよう。この際に注意すべきは、精神病、人格障害、神経症という精神病理学的な病態区分は理解不能性の様相に対応しているにすぎず、随伴している身体的な諸条件（因果的連鎖）とは別個の次元に位置しているということである。統合失調症や躁うつ病は脳の病気であるが、神経症や人格障害は心理的障害であるというのではなく、当然すべて随伴する生物学的条件を備えており、このような診断のもとに包摂された個体はすべて生物学的研究の対象にもなりうる。しかし統合失調症が統合失調症であり、神経症が神経症であるのはその理解不能性の様相に基づいているのである。

器質性と機能性の区分の意味

精神病理学的病態と理解性を巡る以上の議論を踏まえ、まず器質性と機能性の区分の意味を考えてみよう。ある病態が器質性であるとは、そこで生じるあらゆる病理的現象が生物学的現象であって心理的意味を欠くということを意味しているのではない。器質性精神障害であっても、例えばアルツハイマー病の初期に見られるもの盗られ妄想がおそらくそうであるように[14]、精神病理学的現象があってよい。「器質性」という名称はその病態が、何らかの身体的病変なしには成立せず、逆にその病変を取り除けば消失するという意味で、条件づけられていることを指している。シュナイダーの「身体的に基礎付けられた」という表現はこうした事情を表すのに言いえて妙である。「器質性」という名称はこのように精神障害のマネジメントの指標として機能しており、可能であればそれを条件づけている身体的要因を取り除くことを指示している。

「マネジメントの指標」として機能する「因果的連関」はしかし、通常疾患の「原因」として考えられるようなものを越える広がりを持っている。例えばロボトミーが統合失調症を一〇〇%消失させるとしよう。するとロボトミーは統合失調症に対して因果的連鎖のうちに入ることになる。その場合には統合失調症は器質性精神障害の範疇へ移動することになろう。歴史的にこれが現実とならなかったのは、ロボトミーに伴う精神機能の損傷に重大なものがあったがゆえに適用されなかったというだけのことである。仮に将来、さしたる副作用なしに統合失調症を一〇〇%解消できる抗精神病薬が開発されればこの夢は実現され、統合失調症は「器質精神障害化」されるだろう。

逆のことが機能性精神障害という概念に妥当する。「機能性」という名称は、当該の精神障害が心理的病態であって身体的要因が働いていないということを意味しているのではない。統合失調症や躁うつ病のみならず、神経症であれ、人格障害であれ、生物学的過程は当然精神障害に随伴している。しかし「機能性」という言葉が表しているのは、こうした身体的要因と当該の病態との間に因果的関係が成立していないことである。それゆえ「機能性」という名称が被せられる病態については、特定の身体的条件に基づいて当該の病態が発生するというのでもなければ、因果的関係を通じてそれを消失させるというのでもない。

つまり「器質性精神障害」や「機能性精神障害」がそれ自体としてあるわけではなく、これらの名称は単に身体的要因と当該の病態との間に因果的関係が成立しているかどうかということを表しており、そのマネジメントの指標として機能しているに過ぎない。因果的関係がある、すなわち「器質性」の場合、可能であればその因果関係を通じて介入すべきである。因果的関係が成立していない、すなわち「機能性」の場合、次の節で「理解」という概念のもとに論じるように、心理的関係は意識されていようがいまいが既にそこに働いている。この既に作動している心理的関係を建設的な方向に変化させるように意識的に関わる場合にそれが「心理療法」と呼ばれるのである。(15)

機能性精神障害の病態水準の区分の意味

一方、機能性精神障害に組み入れられている精神病理学的病態は理解の限界の様々な様態を表現しているのだとすると、精神病、神経症、境界例といった名称は理解不能の様相を表す病態水準であることになる。

ところで我々が何かを理解する際、白紙の状態で対象を認識しているわけではなく、何らかの理解の図式を先行的に投げかけることによって行っている。我々が自分を自分として、あるいは相互交流のうちで他者を他者として理解するということは、自分をあるいは他者を「自己」として理解するということである。「自己」として理解することは先行的に投げかけられた自己の図式から為されている。したがって理解が限界にぶつかる精神病理学的な病態とは、我々がそれに基づいて患者を自己として理解するところの先行的な図式がうまく適用されない、何らかの破れがある事態ということになる。

ところで我々が誰かを自己として理解するための図式、つまり自己概念の図式としては、次の二つのものを考えることができる。

1　行為なり属性の主体としての自己という図式

「私は＊＊する」「彼は＊＊である」といった言明において、「私」や「彼」は特定の行為や属性の主体とみなされている。この図式に従えば、「自己」とは行為や属性の主体であると考えることができる。

2　他者と区別される個体としての自己という図式

「私はあなたとは異なる」「彼は彼女とは異なる」といった言明において、「私」や「彼」は特定の他者と異なる誰かとして考えられている。この図式に従えば、「自己」とは特定の他者から区別される「個体（individuum）」であるということになる。

この二つの自己概念の図式に関して、それぞれその図式が適用されない事態、いわばその否定態を考えることが可能である。

1 自己概念の第一の図式の否定態

第一の図式は主体とその属性（主語と述語）という二分枝構造を持っている。これに応じて、主体（主語）部分の否定、属性（述語）部分の否定という二つの否定態を考えることができる。

1-1 第一の図式の主語部分の否定態

前者では、「私は＊＊する」の否定態として、「（私は）（＊＊によって）＊＊される」という受動態を取る。フロイトはパラノイア（妄想型統合失調症）であるシュレーバーの主治医フレヒジッヒに対する迫害妄想の成立について二つの反転によって説明しているが、それは「私は彼を愛す」→「私は彼を憎む」→「私は彼に憎まれる」というものである。[16] ここで主語の部分の否定態といっているものはフロイトの二つの反転のうち後者に当たり、行為の能動主体から受動態への転換である。K・シュナイダーによる統合失調症の診断のための第一級症状の多く（思考吹入、思考伝播、被影響体験など）[17] もまた行為主体としての自己の否定態の指標として機能していると考えることができるだろう。

1-2 第一の図式の述語部分の否定態

後者では、「私は＊＊する」の否定態として、特定の行為ないし属性に関してのみ行為主体であることが否定されているという事態を考えることができる。例えば「手を洗う」という行為、「食べる」という行為などである。主語部分は否定されていないので、「私」の行為であり、「私」の属性であるという構造は保持されているが、しかし当該の行為や属性はもはや「私」の制御のうちになく、それゆえ強迫的性格を帯びている。こうした特定の行為や属性に関する自己の否定態に遭遇するとき、我々はそれを従来より神経症と呼んできたのであろう。

この二つの否定態はともに「主体＋属性」という図式に属しており、主体部分の否定に精神病水準、属性部分の否定に神経症水準という精神病理学的病態の水準を対応させることができるが、ここから精神病と神経症は同じ次元に共属する病態水準であるといえるだろう。

2　自己概念の第二の図式の否定態

第二の図式とは「他者と区別される個体としての自己」である。それは「私はあなたとは異なる」といった形で表現される。この否定態として行為や感情などが私のものであるのかあなたのものであるのかわからないといった事態を考えることができる。二人の間で特定の感情が生じ、特定の行為が為されるが、それが「私」由来のものであるのか特定の重要な他者由来のものであるのかが判明しなくなる。こうした自己の図式の否定態との臨床的経験の中から我々は歴史的に「境界例」という名称を生み出してきたように見える。

さて「他者と区別される個体としての自己」という第二の自己概念の図式は「主体＋属性」という第一のものとは違った次元に位置している。ここからの帰結として、第二の図式の否定態である境界例は、第一のそれの否定態である精神病や神経症と共属する次元に属しているのではなく、したがって両者の中間に位置する病態水準ではないということになる。むしろ境界例という形で自己の図式の否定が生じているときには、それに応じた程度、精神病や神経症ではない。

まとめると、「主体＋属性」という図式の、主語の部分の否定態に精神病水準、述語の部分の否定態に神経症水準を、それとは別の「他者から区別される個体」という図式の否定態に境界例水準を対応させることができる。これらの自己概念の図式の否定態とは通常の心理学用語で表現すれば「自己の障害」ということになるが、従来から言われている精神病や境界例のみならず、神経症においても一種の了解の限界がある以上、それに固有の

「自己の障害」があることになる。[18] その際、精神病水準と神経症水準は同一次元に共属するものとして、同時に精神病であり、神経症であることはできないという形で相互排除的である。一方、境界例は違う次元に属する理解不能性の様相に対する名称として、精神病水準と神経症水準の中間に位置するものではなく、別な軸を構成している。この議論は伝統的な精神障害をI軸に、境界例を中心とする人格障害をII軸に割り当てるＤＳＭの構想に根拠を与えるように見えるが、同時にI軸とII軸は単に並列的な診断軸ではなく、補完的な次元と見なすよう指示している。つまり境界例という様相は精神病や神経症という様相を覆いうるのであって、七〇％精神病水準で三〇％境界例水準、八〇％境界例水準で二〇％神経症水準といった形で補完しあうのである。

3　機能性精神障害のマネジメント

精神病、神経症、境界例は病態水準として理解不能性の様相を表しているという上述の議論から直ちに、これがマネジメントの指標であるという帰結を導き出すことができる。

精神病水準のマネジメント

「精神病」が主体としての自己の否定態であるとすれば、そこでは患者と世界との関係が問題となっている。通常我々が自明としているように主体である私が世界に対峙して「意味付与」をするのではなく、むしろ私が世界から「読まれる」のである。それゆえ共同世界が患者に既にどのような態度を取っているかが彼の「病気」を構成しており（患者も共同世界の一員であり、彼自身が自分の病気に既に態度を取ってしまっている！）、治療者の課題はそのような先行的態度を既に取る共同世界の一員でありつつ、患者にどのように関わるのかということになる。こうして治療者は患者との心理療法的関係に入ってゆくにしたがって、Ⅰで述べた「心理療法の本質と限界」の議論からの帰結として、「病気」に対する共同世界の取る先行的態度がそこに表現されることになる。この先行的態度とは「自己＝主体」という図式を否定する「狂気（精神病）」を排除することでこの図式を守ることであるが、すると心理療法において患者と治療者の間で狂気の排除を巡る闘争が生じることになる[19]。

ここで問題は投影性同一化を通じて患者から治療者へと排除された「狂気」を治療者がコンテインし、それを咀嚼して患者へと返すことが本当に可能かどうかということである。精神病が世界との主体を巡る関係であり、共同社会が狂気の排除という代償の下に「自己＝主体」という図式を維持することに基づいて成立している以上、そして治療者もまたそうした共同社会の一員である以上、治療者といえども共同世界の先行的態度に抗して己の中に狂気を包摂することは不可能であろう。つまり精神病水準の心理療法的統合は論理的には不可能とはいえないが、歴史的・事実的には不可能だということである。それゆえ治療者は多かれ少なかれ、何らかの物理的手段による狂気の隔離に訴えざるを得ない。オグデンの用語を借りれば、ここに精神病の疎外の「現実化（actualization）」がある。この現実化は多かれ少なかれ患者の側の機能の損失を生むが、それがどの程度であるかは、ロボトミーを受けるのか、何十年も精神病院に隔離されるのか、保護室でどのような待遇を受けるのか、ゾテリア・ベルンのような施設で急性期を過すのか[20]、抗精神病薬をどの程度、どのような仕方で投与されるのか、障害者手帳や障害年金を利用するのかなど、「隔離」の具体的内実によって決まる。その際に注意しておきたいのは、患者も共同世界の一員である限りで、狂気の疎外に自ら寄与し、いわば「連結への攻撃」（ビオン）を行っているということである。精神病の治療的マネジメントとはしたがって、患者自身がその一員である共同世界による「狂気の排除」の現実化をいかにして最小限に留めるかにある。サリヴァンや中井久夫のような統合失調症の治療者が、積極的な介入よりもむしろ有害な影響をいかに避けるかに重点を置いて語るのはこうした事情を反映しているのかもしれない。その際、治療者は共同世界の一員として「排除」を現実化するのに加担しつつ、同時にそれを押しとどめるという引き裂かれた位置に立たされることになる。それは治療者に、何のための治療か、どうして自分が治療者であるのかといった根源的な問いを突きつけてくるのである。

神経症水準のマネジメント

神経症が「主体＋属性」という図式の属性部分の否定態であるとすると、患者は特定の思考や感情、行為に関してのみ、自己帰属性を保持しつつも自分では制御できないものと感じていることになる。自分自身の思考や感情、行為でありながら自分では制御できないということを精神分析は、「抑圧」の概念によって、つまり当該の欲動を自我の制御領域から自動的過程の支配するエスの領域へと追放することとして説明してきた。

神経症では、当該の思考や感情、行為をのぞけば、世界における主体という位置を保持しているので、患者は精神病の場合のように共同世界から排除されることはない。しかし特定の行為や感情に関して制御できないという事態はその主体性に傷をつける。共同世界は彼を、訳もなく怖がったり、些細なことに拘る人と見なす[21]。患者自身、自分の意志や決断力の弱さを感じて「劣等感」を抱く。こうして神経症患者は、世界のうちにいるものの、どこか劣った存在という位置を得ることになる。

このように精神病や境界例のみならず、神経症においても単に患者の内的世界のみが問題なのではなく、共同世界における一種の「現実化」は生じている。神経症の治療的マネジメントとはしたがって、こうした「貶め」の現実化をどのように最小化するかにある。治療を受けること自体が「貶め」の現実化という意味を担うので、治療者は必然的に患者を「貶める者」という立場に立たされる。こうした両価的な治療関係を通じ、患者も治療者も共に属する共同社会の「主体＋属性」という自己図式を留保し、自分の感情や行為を制御できないことへの「貶め」から自由になる程度に応じて神経症は回復することになる。

境界例水準のマネジメント

境界例が「他者と区別される個人としての自己」という自己図式の否定態であるとは、「患者」は特定の重要な他者との間で行為や感情がどちらのものであるのかわからないという、相互侵入の関係にある事態を指している。「患者」が親と共にクリニックを受診したとして、この受診が自分の問題を解決したいという本人の動機によるのか、本人による巻き込みを制御したい親のニードなのか区別がつかない。親は「あなたのためを思って」と言い、本人は「親が連れてきた」と言う。投薬が始まるとこれまた誰のための服薬かわからなくなる。つまり相互に秘かに相手に自分の動機を投げ入れ、相手から動機を取り込むことが繰り返されており、精神分析の用語で表せば、重要な他者との間に「病的なあるいは悪循環に陥っている投影性同一化」が生じている状態である。

この場合、「患者」との個人心理療法に入ったとしても「患者」が重要な他者との間にこうした相互侵入的関係を結んでいる限り、治療者は実際には彼「個人」を治療の対象としているのではなく、投影性同一化の関係にある重要な他者とのセットと関わっているのである。したがって「境界例」として表される理解不能の様相のマネジメントの課題とは、重要な他者との悪循環にある投影性同一化への対処にあり、個人心理療法そのものには精神分析治療に近い中立性を維持するのに心を砕いているカーンバーグもまた、導入期の入院の使用やケースワーカーによる日常生活への関与も含め、パラメーターと呼ぶ介入を導入している。(22)

このように境界例の治療においては、患者が主体として治療関係を結ぶという厳密な意味での個人心理療法の前提は成り立っていないにもかかわらず、治療者は「患者」を「個体」と見なすことを強いられる。そして「患者」との治療関係が深まるにつれ、重要な他者との投影性同一化と自分に向けられる投影性同一化の間で生じる反転を「分割（splitting）」として経験することになる。こうした関係の分割の中で、私の感情と彼の感情の区別という「個体としての自己」という図式から治療者・患者の双方が解放されるに従って、悪循環に陥っていた投影性同一化の過程は、投入されたものの「治療者による咀嚼と患者による取り入れ」という建設的な過程へと変貌し、境界状態は解消へと向かう。

まとめ

心理臨床が位置する心理的次元とはそれだけで独立したものではなく、身体、家族や社会的関係、経済的状況などの現実的条件の上に成り立つものである。狭義の心理療法が枠組み設定によって確保するのは、現実的制約を排除することによる純化された心理的過程ではなく、いわばエポケーの効果であり、それによってむしろ現実的条件を心理療法における空想形成を通じて表現にもたらすのである。ケースを制約する現実的条件の調整をマネジメントと呼ぶとすれば、それはメンタルヘルスの従事者全てが共通言語として身に着けておくべき広義の心理療法である。

マネジメントの様相は「臨床単位」と呼ばれているものに表現されている。器質性精神障害という名称は、可能であれば障害と因果関係にある身体的条件に介入することを指示している。機能性精神障害という名称はそれに対し、心理療法以前に既に我々が社会的存在として先行的に取っている心理的態度が「障害」を構成していることを意味している。狭義の心理療法とはこの暗黙の心理的態度を意識化しつつ、良い循環へと変貌させることにほかならない。慣用的に機能性精神障害の病態水準を指すのに用いられる「精神病」「神経症」「境界例」という名称は、その際の関わりの様相を表現している。以下に表にまとめておこう。

	病態水準	精神病理	広義の心理療法
1	精神病水準	「主体としての自己」の否定態	「世界からの排除」の現実化の最小化
2	神経症水準	「自己の属性」の否定態	「世界内での貶め」の現実化の最小化
3	境界例水準	「個体としての自己」の否定態	「他者との相互侵入」の現実化の最小化

文献

（1）Ellenberger, H.（1970）木村敏・中井久夫監訳『無意識の発見（上）』弘文堂、一九八〇年、三六九頁。
（2）フロイトの思想の展開を意味論とエネルギー論の葛藤として読むのはリクール『フロイトを読む』の解釈の軸である。P. Ricoeur: De L'interpretation, essai sur Freud. Seuil 1965（久米博訳『フロイトを読む』新曜社、一九八二年）。
（3）S. Freud: Zur Psychopathologie des Alltagslebens. XII Determismus, Zufalls-und Aberglauben, Gesichtpunkte. Ges. Werke IV, Fischer 1999.
（4）S. Freud: Aus der Geschichte einer infantilen Neurose（1918）. Ges. Werke XII, Fischer 1999. なお以下の読解は、拙著『精神病理学の認識論的基礎』（晃洋書房　二〇〇三）第五章「フロイトの症例読解」を参照。
（5）Edited & translated by M. Gardiner: The Wolf-Man, Basic Books 1971.
（6）Sullivan, H. S.（1956）中井久夫訳『精神医学の臨床研究』みすず書房、一九八三年、三七六―三七八頁。同じような体験を竹友安彦も講演の中で若いときの経験として語っている。著者も二十代に二・三例、急性精神病状態からの劇的な脱出を経験している。こうした波長合わせには年齢が関係しているのかもしれない。
（7）広義の心理療法の実際として、バリントによる開業医の心理療法のセミナーが参考になろう。M. Balint: The Doctor, his Patient and the Illness. Churchill Livingston 2000（池見西次郎他訳『プライマリ・ケアにおける心身医学』診断と治療社、一九六七年）。
（8）Kreapelin, E.（1909）西丸四方・遠藤みどり訳『精神医学総論』「精神障害の分類」みすず書房、一九九四年。
（9）K. Schneider: Klinische Psychopathologie. Stuttgart 12. Aufl.（平井静也・鹿子木敏範訳『臨床精神病理学』文光堂、一九五七年）。
（10）D. W. Winnicott: Classification: Is there a psycho-analytic contribution to psychiatric classification? In: The

Maturational Processes and the Facilitating Environment. Hogarth Press, London 1965（牛島定信訳「疾患分類・精神分析は果たして精神医学的疾患分類に寄与したか」『情緒発達の精神分析理論』岩崎学術出版社、一九七七年）。

（11） O. F. Kernberg: Borderline Conditions and Pathological Narcissism. Chapter 1, Jason Aronson 1975. またガンダーソンによる境界例を巡る諸概念を整理した図を参照。Gunderson（1980）松本雅彦ほか訳『境界パーソナリティ障害』岩崎学術出版社、一九八八年、一二頁。

（12） K. Jaspers: Allgemeine Psychopathologie. 9. Aufl.（1946）, Springer 1973. なお以下の議論の詳細は拙著『精神病理学の認識論的基礎』第二章を参照。

（13） K. Schneider: Klinische Psychopathologie, 12 Aufl. 1980, p. 43.

（14） 小沢勲『痴呆老人からみた世界』岩崎学術出版社、一九九八年。

（15） これに関連して、ある「病気」の経過はクレペリンの想定のように予め決定されたものではなく、治療者の取る態度ですらその後の経過に影響するであろうというサリヴァンの議論を参照（H. S. Sullivan、中井久夫訳『精神医学の臨床研究』みすず書房、第十章）。

（16） S. Freud: Psychoanalytische Bemerkungen über einen autobiologisch geschriebenen Fall von Paranoia（dementia paranoides）（1911）, G. W., VIII, p. 299sq.

（17） K. Schneider: Klinische Psychopathologie, p. 65.

（18） 「自己の障害」は統合失調症の病理としては木村の「自己の個別化の危機」を始め、自他の未分化、自我境界の障害などが言われてきた。境界例についても一種の自己の障害が指摘されており、例えば長井は「他者の代補的二重性の不全」（長井真理「境界例における他者の病理」『臨床精神病理』7（2）、一九八六年、一七一－一八〇頁）、林は「自己・他者体験の進行の停滞」（林直樹：境界例の精神病理と精神療法、金剛出版 一九九〇年、一六六－一七二頁）と表現している。その際、「不全」「停滞」という言葉が用いられているように、精神病のような端的な自己の障害、自他の境界の不成立ではないことが示唆されているが、境界例での自己機能の「不全」が統合失調症の「自己の障害」とどのように質的に異なっているのか明確ではない。

（19） 狂気の排除を巡る患者と治療者の闘争は、例えばサールズの「他人を狂気に追いやる努力」（H. F. Searls「岩波講座精神の科学」別巻、中井久夫訳、岩波書店、一九八四年）で描かれているものに相当しよう。またオグデンは『投影性同一化と精神療法的技法』（Th. H. Ogden: Projective Identification and Psychotherapeutic Technique. Chapter 7 & 8, Jason Aronson, 1982）の中で統合失調症の心理療法過程をi「非経験の相」ii「投影性同一化の相」iii「精神病的経験の相」iv「象徴的交流の相」の四つに区分して記述しているが、このiiからiiiの相は患者と治療者の間での狂気の排除を巡る闘争に当たる。統合失調症患者との治療関係における「投影性同一化」が治療者へと投影するものとは、境界例で見られるような統合されていない特定の感情や自我の部分ではなく、オグデンが「経験できないこと」と呼ぶ「精神病体験」そのものである。この相において治療者は擬似的に精神病体験をさせられることになる。つづく「精神病的経験の相」において治療者に投げ入れられていた精神病的体験の再取り込みが行われ、今度は患者は自覚的に自分が精神病であることを経験することになる。

（20） L. Chiompi et al: Das Pilotprojekt “Soteria Bern” zur Behandlung akut Schizophrener I, Nervenarzt 62, 1991, pp. 428-435; Das Pilotprojekt “Soteria Bern” zur Behandlung akut Schizophrener II, Nervenarzt 64, 1993, pp. 440-450.

（21） 例えばフロイトの症例「ハンス」では、「子供の恐怖症などは怒鳴りつければ治るのだ」という世間の常識に言及されている（S. Freud: Analyse der Phobie eines fünfjarigen Knaben（1909）. Ges. Werke VII, Fischer 1999, p. 335 & p. 351）。

（22） O. Kernberg: Borderline Conditions and Pathological Narcissism, Chapter 6: Overall Structuring and Beginning Phase of Treatment.

第三章　精神医療とそのスタッフから学ぶべき課題

その1　単科精神科病院の職場から

山田　勝

私は、約三四〇床の入院ベッドを擁する、都市部にある単科精神科病院で、臨床心理士として働いている。そこで、精神病圏と人格障害圏のクライエントを中心に、個人心理療法や心理検査、青年期治療ユニット、SST、家族心理教育、デイケア、認知症外来、児童外来などに携わっている。

この単科精神科病院という現場で働く中で、私が何を学んできて、それが私の臨床心理士としての専門性にどんな影響を与えてきたのかについて、述べてみたい。

1　人間の内に存在する闇について

私は、人間の心の奥深くには、常識を超えたおぞましい世界があると考えている。それは、理性では割り切れない、人間の闇の部分と言っても良い。そうした内的な闇の持つ破壊性への恐れは、たぶん人類共通であり、人類が自我とか理性とか文化とかを持ち始めると同時に、その恐れも存在し始めただろう。その恐れに対抗するようにして、人間は防衛とか常識とかタブーなどによって、自分たちの内にある闇の持つ破壊性から、個人や社会を守ろうとしてきた、と想像している。

それでも、人類史の初期には、常識を超える闇の力は、神に通ずる超越的なものとも見なされて、畏怖と畏敬の念を抱かれつつ、社会の中で特殊で重要な機能を与えられてもいた。政治的な節目での大きな決断をするとき、病いに冒された人を癒すとき、闇の力は大いに活躍した。社会全体が、闇の力も含めてバランスを保っていたのである。

しかし、十七世紀になって、デカルト(1)が、すべての現象の中心に自我と理性を据える宣言をして以来、時代を追うに従って、自我と理性を重視する傾向はどんどん強まっていった。そうなるほど、人間の内にある闇は、ますます自我や理性を脅かす破壊的な恐ろしいものと、見なされるようになった。それに脅威を感じた人間は、内なる心の闇を「狂気」と名付け、その悪影響から自我と理性と社会を守るために、それを社会から引き離して、特定の場所に囲い込んだ。(3)「狂気」を囲い込んだその場所を、現代では単科精神科病院と呼ぶ。

心理臨床の現場では、どのような領域であっても、常識を超えているがゆえに破壊的なものが展開する。だが、今述べた歴史的背景によって、特に単科精神科病院では、狂気・性・暴力・慢性性（解決困難性）といった、自我や理性を脅かすがゆえに、社会から排除しなければならないとされているものが集まり、激しく生々しく展開することになる。

例えば、私の心理療法の中での体験に限って言っても、クライエントが「死にたい」と言ったり、私に罵声を浴びせたりする程度のことは、日常茶飯事である。ある若い女性クライエントは、私を殺して自分も死ぬんだと言って、私に包丁を振りかざしてきた。また、ある老年の女性は、私との面接中、「山田先生とセックスすれば退院できる」という幻聴が聴こえてきて、その場でパンツを下ろして、私に飛び掛ってきた。また別の若い男性は、私のちょっとした言葉遣いや口調に対して、「自分の気持ちが理解されていない」と言っては、私に殴りかかってくることが、一年間ほど続いた。また別の男性は、彼が病院にかけた電話が盗聴されていると言って、私と病院を告訴しようとした。私が心理療法ではかかわっていない事例で言えば、町中で意味不明のことを言いながら暴れていた身元不明の人や、悪魔からのささやきによって親や恋人を殺めてしまった人など、挙げたら切りがないが、そういった闇の力に圧倒された人たちが、単科精神科病院に集まってくる。

このような神話的と言っても良いほどの出来事が、日常茶飯事として起こるという点で、社会の枠組みの中にある学校や企業での心理臨床と、単科精神科病院での心理臨床とは、大きく異なると思う。ヘルトリングの書いた『ヒルベルという子がいた』(4)の中では、ヒルベルという子が、問題児の烙印を押されて、学校から排除され、施設送りになって話が終わるのだが、私たち単科精神科病院で働く者からすれば、「社会から排除されること」が終わりではない。むしろ、私たちのストーリーは、そこから始まるのである。

2　闇を抱えるためのシステムとしての単科精神科病院

単科精神科病院には、社会から排除された闇が集められ、そこでは、闇の持つ破壊性があらわになる。治療者たちは、闇の力が収まるまで、その破壊性からクライエントと自らの心身を守り、両者が共に生き残るようにしなければならない。単科精神科病院では、そのための多様なシステムが周到に用意されている(5)。例えば、隔離室・閉鎖病棟・開放病棟・外来・デイケアといった建物の構造、そこで働くさまざまな職種の人たちのマンパワーやチームワーク、スタッフの着るユニフォーム、治療の基礎となる精神医学やその他の学問、医療や福祉に関する社会制度、診察室に設置された非常ベル、拘束衣など、ちょっとした器具から社会的規模のものまで、それらのすべてが、心の闇の破壊性を抱えるために、多くの先人の知恵や巨額な資金を費やして作られたシステムなのである。

臨床心理士はクライエントを抱える(5)(holding)よう努めるわけだが、その臨床心理士は面接室に抱えられており、そして面接室は病院やそこに働く人々に抱えられており、さらに病院とそこに働く人たちは、医療制度や精神医学や法律や行政などによって抱えられている、というように何重もの入れ子構造になっている。臨床心理士が、常識を超えた破壊性を抱えるためには、そういうシステムの全体をよく理解して、臨床心理士自身もその入れ子構造の中で抱えられている感覚を持つことが不可欠である。

例えば、入れ子の一つである病棟について述べてみよう。外来で私と心理療法をしているクライエントが、激しい自傷行為をしても、幻覚妄想状態に陥っても、私に危害を加えようとしても、入院してもらうことによって、そのクライエントの身体の安全と、精神状態に見合った生活が保障され、そして何より、心理療法を継続することができる。こうして、単科精神科病院では、闇の破壊的な力が強いクライエントの心理療法でも、貫徹することができる。さらに、私にはそういう後ろ盾があるという安心感があるので、外来でも重症なクライエントと心理療法をすることができる。

臨床心理士が、病院や病棟といった器に守られているという感覚が、他のスタッフとのほど良い(5)(good-enough)信頼関係から生まれることは、言うまでもない。逆に、他のスタッフに対して不信や怒りを感じるときには、臨床心理士側に現実的でない期待がなかったかと、点検してみる必要がある。何と言っても、人間の内にある闇の力は強大である。それに対して、医師も看護師も、臨床心理士と同じく、その人なりの考え方とやり方を持つ専門家であり、もっと言うと、その人なりの限界を持つ人間である。そこを考慮せずに要求をすれば、後には対立と不信感とどうしようもなさが残るだけである。入院中のクライエントと二人だけの世界を作ることや、他職種への「こんなこともできないのか」という怒りなどは、臨床心理士自身の、闇の力に対する無力感や、その裏返しとしての万能感の投影である場合があるので、日頃から心に留めておきたい。もちろん、そうでないことが明らかであれば、お互いの治療方針や果たすべき役割や限界について、率直に話し合い、妥協点を探れば良い。日頃のそうしたやり取りが、ほど良い信頼関係の土壌となる。

また、病棟や隔離室の使用について、クライエント側も治療者側も懲罰的な意味づけをしてしまうことがあるが、当然のことながら、治療者側の治療観によって、クライエントに感じられる意味は変化する。

昏迷となって入院し、「自分の核が崩れてなくなっていく」と訴えた統合失調症の事例[7]では、私は、クライエントの苦しみに共感するよう務めながら、自他の境界をより確かなものにする介入を心がけ、クライエントが自分自身を大切にして良いことも伝え続けた。すると、クライエントは、隔離室を自分の「砦」を守る場所と意味付け、精神的に不安定になったときには、自ら意図的に隔離室を利用するようになった。精神科医も病棟看護師も、できるだけその意図を尊重した。こうして、病棟の構造と心理療法が、クライエントの心を抱える器として、重なり合うように機能し、その機能がクライエントに内在化され、クライエントは、統合失調症に特有のつらさを抱えながらも、社会で生きていけるようになった。この事例では、精神科医も病棟看護師も私も、クライエントの脆弱な自我を守ろうという態度で、治療に臨んでいたと思う。また、こうした事例を経験するたびに、私自身も病棟とそのスタッフに抱えられている、と感じる。

3　闇へいたる二つの道

常識を超えて自我や理性を脅かすような闇に対峙できる専門家になるには、それ相応のイニシエーション[2]が必要だろう。

今は優れた内科医になっている私の友人が、学生の頃、解剖実習の体験を話してくれた。「解剖実習の初めは皆が怖がっていて、検体に近寄るのも恐る恐るで、その日の夜から肉が食べられなくなる者もいるのに、解剖実習の終わりごろになると、内臓でキャッチボールができるようになる」と、彼らしいブラックジョークを織り交ぜて、話してくれた。それを聞いて私は、「医学部教育のなかに、医師になるためのイニシエーションがちゃんと用意されているんだな」と、強く印象付けられたのを覚えている（同時に、臨床心理士の場合はどうだろうか、とも考えさせられた）。医学部の学生は、人間の身体を一つの有機体・モノとして客観的に取り扱えるよう、解剖実習の中で徹底して教育されるのである。手術を例にして考えてみても、人が生死の分かれ目にある時に、その身体の内側に手を触れつつも、動揺することなく、患部を取り扱えなければ、医師としての専門性はまっとうできない。血を見て吐き気を催すような医師は、そもそも手術などできないし、また、手術に失敗した場合の、その患者と家族の行く末について考えてしまって、メスを持つ手が震えていても、患者は何のために高い手術代を払ったのか分からなくなる。

精神科医について言えば、患者の心のあり方も視野に入れた対応をするのはもちろんだが、解剖というイニシエーションを通過し、自然科学の一分野としての医学に基礎をおいている点では、他科の医師と同じである。精神科医は、狂気と名付けられた状態を、正常な状態から客観的枠組みによって区別（診断）し、それを客観的立場から操作して、正常な状態に復さねばならない（治療）。客観性と一般性を重んじた、その自然科学的方法論の有効性は、特に薬物療法において、明確に示されている。

一方、私たち臨床心理士について言えば、クライエントの内側に触れるという点では、解剖における医師と似ているが、心の内側に主観を通して触れるという点が異なる。そこでは、主観を通してクライエントと繋がろうとするため、クライエントから心理的な影響を受けることは避けられない。そして、臨床心理士がクライエントから影響を受けたそのことによって、またクライエントに新たな影響が及び、そこからまた臨床心理士に影響が及ぶという、終わりのない相互作用が生じる。臨床心理士は、クライエントからの心理的影響に耐えるだけでなく、むしろ、そこから生じる相互作用を、治療に役立つように構築していかねばならない[6]。この一連の作業は、自然科学的方法論とは異なり、クライエントと臨床心理士の主観性と個別性を重んじた、人間科学的方法論に基づいている。

実際の精神科臨床においては、これら異なる方法論を持つ専門家同士が、対立するのではなく、補い合って機能してこそ、よりクライエントの利益になる治療を提供できる。

ある躁うつ病の事例[8]では、精神科医が、気分変動や睡眠を薬物によってコントロールするのと並行して、私は、気分変動の元にかかわる心理的葛藤を、クライエントが受け止められるよう援助した。その治療の初期には、私が受容的・共感的に接することで、クライエントの薬物療法への拒否感も薄れ、そうして服薬が規則的になると、気分が落ち着いて内省が深まる、という心理療法と薬物療法との好循環が見られた。その後、クライエントは、気分の波を引き起こしやすい自分自身の生き方について、より自覚的になり、より満足を抱けるようになって、気分が安定した生活を送れるようになった。精神科医と臨床心理士のどちらが欠けても、こういう治療経過と予後にはならなかったと思われる。

4　闇の力によるスパルタ教育

私は、クライエントがもてあましている内的な闇に、臨床心理士が主観を通して触れることによって、クライエント自身がもてあまさなくなるように、心の内に収めることが、臨床心理士のやるべき仕事だと考えている。

そういう作業をまっとうするには、臨床心理士は、社会にある常識と自分の中にある防衛になるべく邪魔されることなく、クライエントの奥深くにある常識的でない闇の部分に、触れることができなければならない。言い換えるなら、目の前で展開される破壊性によって、臨床心理士が破壊されることなく、共感的理解をし続ける、と言っても良い。しかし、自分自身を振り返っても、それは並大抵のことではできないので、少なくとも、そういう視点を持ち、そういう方向に向けて努力するということが、私の考える臨床心理士の専門性である。

そうは言っても、私自身、精神科臨床を始めた頃は、人間の心の奥深くにある闇に触れ、どれほど恐れを感じ、無力感にさいなまれたか分からない。やはり自分は臨床心理士には向いていないのだと思いつつ、かと言って他に生活の手立ても思いつかず、とにかくそのときの面接を乗り切るために、付け焼刃の知識と技術の習得を、繰り返してきた感がある。二〇年ほどそうしてきて、その結果得たものもあるが、それでも、闇への恐れと無力感と、それらを何とかしなければという焦りは、未だに変わっていない。

専門家になるためのイニシエーションについて前に触れたが、私はまだ臨床心理士になるためのそれを通過したという感じがしない。今まで述べてきたような、社会がもてあますほどの狂気・性・暴力・慢性性を顕現させる人たちと、仕事としてかかわるということは、私にとっては、自分自身の限界に日々直面させられ、試されていることと同義である。つまり、毎日がイニシエーションなのである。仕事を辞めない限り、この状態が続くのかと思うと、本当に困ってしまう。私のスーパーヴァイザーの「悩み続けられることが、臨床心理士にとって、大事な能力だ」という言葉に励まされて、何とかここまでやってこられた気がする。

闇の力の強大さに恐れや畏怖を感じつつ、しかしまったくの絶望感や無力感に陥ることもなく、長期にわたってその闇に向き合い続けることは、誠に忍耐を要する作業である。しかし、そうした作業の積み重ねから生まれる、臨床心理士としての態度は、派手なパフォーマンスでも、優しいだけの「癒し」でもなく、常に限界を意識しながら、それでもクライエントの苦しみに寄り添い続けようとする、地に足の着いた、謙虚な態度になっていくのではないだろうか。
単科精神科病院で顕現する闇の力は、私たちを本物の臨床心理士にすべく、スパルタ教育でもって、日々鍛えてくれているのである。

文献

（1）Descartes, R.（1637）「方法序説」野田又夫訳『方法序説・情念論』中央公論社、一九七四年。
（2）Eliade, M.（1958）堀一郎訳『生と再生―イニシエーションの宗教的意義』東京大学出版会、一九七一年。
（3）Foucault, M.（1965）田村俶訳『狂気の歴史―古典主義時代における』新潮社、一九七五年。
（4）Hartling, P.（1973）上田真而子訳『ヒルベルという子がいた』偕成社、一九七八年。
（5）Winnicott, D. R.（1965）牛島定信訳『情緒発達の精神分析』岩崎学術出版社、一九七七年。
（6）山田勝「患者と心理療法家の焦り・怒り・無力感の相互体験」渡辺雄三編『仕事としての心理療法』人文書院、一九九九年。
（7）山田勝「精神分裂病者との心理療法におけるいくつかの工夫―苦しみへの共感と境界の確立をめぐって」『心理臨床学研究』第一八巻第三号、二八八―二九八頁、二〇〇〇年。
（8）山田勝「病いや心理的問題によって苦しむ体験の意味について」『心理臨床学研究』23（4）、四〇一―四一一頁、二〇〇五年。

その2　精神科クリニックの職場から

高橋蔵人

私は、単科精神科病院で常勤の臨床心理士として六年勤務した後、精神科クリニックに移った。精神科クリニックで働きたいという明確な意志があったわけではない。そこがどんなところかもわかっておらず、前の職場の人から、「クリニックにいったらなんでもやらないといけないかもしれないよ、ひょっとしたら掃除もあるんじゃないの」と言われた時も、そうかと思っただけだった。クリニックでは実際に掃除当番の日もあるのだが、それだけ他のスタッフとの距離が近いということであり、その分、多くの刺激を受け、学ぶことも増えたと思う。私が学んだものが、臨床心理学が学ぶべき課題といえるかどうかはわからないが、それを書いてみようと思う。

1　急増する精神科クリニックとそこにつながる人たち

ここ数年、精神科クリニックは非常な勢いで増えている。私が通勤に使っている地下鉄の沿線では、それこそ各駅に一つずつと言っても大げさではなく、いくつかの駅には複数の精神科クリニックがある。

かつてわが国の精神医療は入院治療が中心であった。それが一九八〇年代後半になって政府の精神保健福祉政策が変わり、外来治療を中心とするものへと徐々に変わってきた。初めの頃は精神科クリニックの開設も大きな挑戦だった(1)(2)が、街の中、それも交通の便がよいところにクリニックが開設されるようになると、そのことが精神医療をより身近なものにし、統合失調症をはじめとする精神病圏の人たちの早期受診、それまで受診を躊躇していた神経症をはじめとする軽症の人たちの受診へとつながって、それが外来中心の精神医療をより充実させるという好循環を生んだ。

私が一九九〇年代半ばに精神科クリニックに移った時は、今ほどではないにしても、すでに精神科クリニックは増えつつあった。しかし、私がそこで出会ったのは、そのような初期の精神病の人たちや軽症の人たち、つまり入院治療を必要としない〝軽い〟人たちだけではなかった。

激しい過食嘔吐や拒食によって極度の痩せをきたしている人、刃物で繰り返し自分の体を傷つけている人、アルコールや薬物の乱用によって仕事や家族などあらゆるものを失った人、自分の子どもを虐待してしまい、場合によっては殺してしまった人、逆に激しい虐待を受け自らの同一性を分裂させて生き延びてきた人、そういった一群の人たちが精神科クリニックにやってきていた。これらの人たちは決して精神病水準の〝重い〟問題が中心にあるというわけではない。病態としては人格障害圏が中心ということになろう。抱えている問題は多彩で厄介であり、その治療は難渋する。経過の中で幻覚や妄想をはじめとする精神症状が出現することもある。それらの症状が重篤になれば入院になるのだが、多くの人はそこまでいかず、ぎりぎりのところでなんとかもちこたえながら経過していく。

精神症状がそれほど重くなくとも、身体の状態が悪化し、生命の危険さえ生じていて、明らかに入院の適応という人、入院して治療を受けた方がきっと楽だろうにと思われる人もいる。非常に衰弱した体で両親に連れられてきた少女は、翌日に他の病院に入院する手はずを整えて帰宅した後、昏睡状態に陥った。また、他のある人はずっと拒否していた入院治療にやっと応じる気持ちになった数日後に亡くなってしまった。その他にもアルコールや薬物を乱用し、身体が衰弱して亡くなってしまう人たち、事故か自殺かわからないような形で亡くなっていく人たちがいるのである。彼らは、治療に対して不安や抵抗があったり、休むことに罪悪感があったり、身体を痛めつけることによって必死に何かを訴えていて、それを止めることができなかったり、経済的に問題があったり、精神科であれ、内科であれ、受け入れ先の病院がなかったりなどといったさまざまな事情から入院治療を受けることができないのである。

以上のような人たちは、精神的な病にしろ、身体的な病にしろ、〝ちゃんとした〟患者になれない人たち、安心して入院患者になれない人たちということができるかもしれない。彼らはよく「クリニックにつながった」という言い方をする。この表現はどこかにその源があるのかもしれないが、私は単科精神科病院にいた時には聞いたことがなく(聞いていたとしても、それほど印象に残らなかった)、これを聞いて、彼らのそれまでの行き場のなさ、彼らが抱えている問題をもっていくところのなさを強く感じた。

精神科クリニックには、入院治療が必要ではない人たち、治療技術が進歩して外来で対応ができるようになった人たち、それまで精神科にかかるのを躊躇していた軽症の人たちだけではなく、このような入院が必要であっても、それができない人たち、それまで行き場がなかった人たちがやってきており、このことも近年のクリニックの急増の一因になっていると考えられる。

2　精神科クリニックのスタッフとその仕事

専門性を生かしたところで

精神科クリニックにはいろいろな職種の人たちが働いている。私が勤務するクリニックでは、医師、看護師、精神科ソーシャルワーカー、事務職員、さらにはデイケアのプログラムの一部を担当する講師、掃除のおばさん等がおり、それに臨床心理士が加わる。クリニックによっては、作業療法士や薬剤師がいるところもあるだろう。これらの人たちが、院長のもと、協力しあって働いている。

言うまでもなく、精神科クリニックはそこにやってきた人たちに対して治療を行うのだが、治療的な働きかけが十分に功を奏するためには、その人の生活がある程度安定していなければならない。生活が経済的に困窮してしまって、治療費はもとよりクリニックに来るまでの交通費もないようでは治療を受けること自体ができない。混乱が続いていて家の中の片づけがうまくできず、健康を害するほどに不衛生な状態になっている場合もある。また、うつ病の主婦で身近に頼る人がいないという場合は、まず家事や子どもの世話をなんとかしなければ休養をとるように言われても新たな悩みが増えるだけになってしまいかねない。家庭の中に暴力や酒乱といった問題があって、休養をとるどころか、安心して寝ることさえもできないという場合もある。アルコール依存症の家族では、酔って帰ってきた父親がいつ暴れ出すかわからないので、いつでも外に逃げられる用意をして寝ているということもそんなに珍しいことではない。そのような状態では日々の生活をやり過ごすことで精一杯であり、安心して治療を受ける余裕はない。前節で述べたような患者としての形におさまることが困難という問題、なかなか安心して治療を受けることができないという問題はこういったところにも見ることができる。

このような場合に精神科ソーシャルワーカーは、さまざまな社会資源を活用して、その人の治療が順調に進んでいくための環境作り、つまり生活を安定させるための援助をする。関係機関と連絡を取って、生活保護や障害者年金といった社会福祉制度の利用を援助したり、ホームヘルパーの派遣を依頼したり、保育所や母子寮などの社会福祉施設、民間援助団体の利用を検討したりする。彼らに言わせると、使えるものは何でも使ってということである。看護師も訪問看護としてクリニックを出て患者の家に行き、日常生活におけるさまざまな指導・アドバイスをする。散らかり放題で不衛生になっている家を何日かかけて片づけ、家事を手伝うこともある。訪問看護はたいていの場合、看護師とソーシャルワーカーがチームを組んで行い、ソーシャルワーカーは活用した方がよい社会資源があるか、活用できるものがあるかなどを検討する。

このように精神科クリニックのスタッフの仕事は狭義の医学的な治療におさまらない。ソーシャルワークや訪問看護といった仕事が外来での治療を支えているのである。

専門性によらないところで

また、精神科クリニックの治療を支えているのは専門性を生かした仕事だけではない。受付の事務職員の患者への対応も治療を支える。受付はクリニックを訪れた人が最初に接するところであり、そこでの対応はその人がクリニックにもつイメージ、さらにはその後の治療に対する意欲にも影響する。電話への応対に加え、診察などの待ち時間を待てなくなった時、待合室で何かトラブルが起きた時などに最初に対応することが多いのも受付のスタッフである。患者の送り迎えをすることが必要になったり、買い物や食事に付き合う場合もある。失くし物をしたり、クリニックの中や周辺を壊したり、汚したりということも起きる。このようなことへの対応は受付スタッフだけでなく、その時その場に居合わせたスタッフができる範囲で応じることになる。職種や資格は関係ない。そのスタッフが時間的な余裕がなかったり、訴えに妄想的なニュアンスが入っていたり、病的な発作であったりしてそのスタッフが対応しきれないという場合であれば、自分でできるところまでをやって他の適当なスタッフにバトンタッチする。

以上のようなことは当たり前のことかもしれないが、このような仕事に誠実に対応することがクリニック全体の治療的な環境を醸成することにつながる。とくにやっとのことでクリニックに〝つながった〟それまで行き場がなかった人たちに対しては、これらの日常の対応が大きな意味を持つ。村瀬[3]は児童養護施設での関わりについてだが、「上質な心理的援助というのは、理論や技法が際立って目立つものではなく、さりげなく自然な日常の営みを通して伝えられるものではないだろうか、そうあることが、その援助を受ける人にとっては最上のものではなかろうか」と述べている。これは児童養護施設にとどまらず、治療的な機能が求められるすべての場について言えることだろう。

3　臨床心理士として学んだこと——治療者にとどまること

患者と患者を取り巻く全体の状況に対する関わり

精神科クリニックにおける臨床心理士の仕事としては、第一に主治医による精神医学的治療と合わせて行われる心理治療がある。しかし、すでに述べたようにこのような狭義の治療だけで問題がおさまるのは一部の人たちである。それまでの長い経過の中で家族をはじめとする周囲の人たちとの関係が非常に煮詰まったものになり、意識的・無意識的にお互いを攻撃し合っていたり、治療に非協力になっていたりして、それが回復の大きなマイナスになっているケースもある。その場合には周囲の人たちにも積極的にアプローチし、関係の改善を図る。問題がそもそも家族関係の中から生じてきていることも多く、家族や周囲の人たちに対する治療的関わりはしばしば必須になる。

生活を安定させないといけない人たち、さまざまな事情から安心して治療を受けられない人たちに対しては、精神科ソーシャルワーカーや看護師に応援を仰ぐことになるのだが、状況によっては臨床心理士も直接関係機関と連絡を取ったり、患者の家を訪問することがある。家族や関係機関の人と接したり、クリニックの外で患者と接したりすることによって、それまで見えなかった患者の一面が見えてくることもある。

このように臨床心理士も必要に応じて患者本人だけではなく、患者と患者を取り巻く全体に関わっていかなければならない。

治療のために必要とされる中立性

周囲の人たちとの関係の悪化や日常生活が不安定になってしまうこと、安心して治療を受けることができない、つまり治療の依頼者として安定できないということには患者本人の心理的な問題が直接的・間接的に関係しており、その部分に取り組むことは心理治療の重要な課題である。そういった部分の治療は治療者が現実の生活に関わらない者だからこそ十分に、そして安全に成し遂げられる、これはわれわれ心理治療者が肝にすえておかねばならない基本の一つであり、治療者が守るべき中立性として重視されてきた。先に述べた患者の周囲の人に働きかけたり、日常生活に関わったりすることは一見すると中立性を踏み外したものと映るかもしれない。しかし、患者の抱えている問題の必要に応じて環境に働きかけることは必ずしも中立性を破ることにはならないと思う。

中立性について一番厳しく注意しているのは精神分析だろう。しかし、それは確実な転移を成立せしめて治療的に扱うという精神分析治療のために要請されるのであり、そのような治療が適用できないケースに対しては違った態度が求められる。そもそもフロイトがはっきりと戒めたのは治療者の側の興味や感情、思想によって患者に影響を与えることであり、患者の外界に関わることについては慎重であるべきと述べているもののまったく否定していたわけではなかったのではないか[4][5]。このあいまいさが後に批判される狼男への生活援助[6]につながっているのかもしれないが、私は彼がそのような対応を一律に排除したのではなかったことに注目したい。少なくとも患者の必要に応じて柔軟に対処することを精神分析治療としては否定しても、患者への援助としては否定してはいなかったのだろう。彼は「いつか社会の良心が目覚めて、貧しい人々も――（中略）――精神的な援助を受ける権利を持たねばならない、と社会に警告するようになる」、その場合の援助はいずれ国家が担うべきであると述べているが[7]、もし仮に彼の時代に今のような社会福祉制度があれば、彼は積極的にそれを活用したのではないか、そしてそれができていれば狼男の経過は違ったものになっていたかもしれない。彼が失敗したのは現実生活に関わろうとしたこと自体ではなく、関わり方の問題であり、治療者である彼が経済的援助の与え手として狼男の現実生活における人間関係の一部になってしまった点である。彼が戒めた治療者が自分の個人的な欲求の満足のために患者を使うことも、治療者と患者との関係が治療者の現実生活の人間関係の一部になってしまうことと言える。治療関係が現実生活の人間関係にならないようにあくまで治療関係として守ること、つまり治療者が治療者の位置にとどまることが治療のために求められる中立性である。治療者としての慎重な臨床的判断の元で行われるならば、われわれ心理治療者も患者の現実生活に関わることができるのであり、必要な場合は積極的にしていかねばならない。それをはじめから考慮に入れなかったり、容易に放棄したりすることは逆に非治療的、非援助的になる。

私は以上のことを精神科クリニックでともに働く他のスタッフから刺激を受け、学んだ。そう思って周りを見渡してみると、管理的側面と治療的側面の両方を一人で担っている精神科医はたくさんいるし、森田療法や内観療法では生活を共にするのである。心理治療を担うことと現実の生活に介入することは必ずしも相反しない、両立しうるのである。

おわりに

近年カウンセリングがブームのようにもなってカウンセラーが続々と世に出るようになった。実際の人数もだが、心理療法だけではおさまらないケースが増えたこともあり、カウンセラーが面接室を出て環境調整に乗り出すことも多くなった。そういう中、臨床心理士の集まりで外界に関わることに対して慎重であるべきというのは古いタイプのセラピストだという発言を聞いたことがある。ある精神科ソーシャルワーカーからは、臨床心理士は心理療法に専念できた方がいいだろうから、生活支援や環境調整はそのノウハウをもっているワーカーが協力すると提案したところ、その場の臨床心理士からは思わしい反応がなかったという話を聞いた。

本稿で述べたように、クライエントの外界に関わる必要性がある時は、それを躊躇してはならないと思う。しかし、それが心理治療としての大事な部分に影響を与える可能性にも配慮せねばならない。われわれは個人と環境、内的世界と外的世界、心と身体といった、その両面に関わるのであり、安易に関わっても、関わることを放棄しても、いずれもいけない。外界に関わらざるをえないケースが増えているからこそ、外界に関わらないことの大切さについても十分に考えておかねばならないことを、おわりに申しそえておきたい。

文献

（1）篠田重孝『手品を小さな診療所で』星和書店、一九八五年。
（2）青木勝『精神科診療所』診療新社、一九九〇年。
（3）村瀬嘉代子監修『子どもの福祉とこころ』新曜社、二〇〇二年。
（4）Freud, S.（1912）小此木啓吾訳「分析医に対する分析治療上の注意」『フロイト著作集9』人文書院、一九八三年。
（5）Freud, S.（1918）小此木啓吾訳「精神分析療法の道」『フロイト著作集9』人文書院、一九八三年。
（6）小此木啓吾「解題」『フロイト著作集9』人文書院、一九八三年。
（7）Freud, S.　前掲書（注5）。

第四章　臨床の現場から学ぶ臨床心理学的査定

森田美弥子

1　あるロールシャッハ・プロトコルから

私の臨床の出発点は精神科臨床であった。愛知県三河地方にある単科の精神病院に、常勤で六年間、その後七年間は非常勤として心理臨床の仕事をしていた。病院で過ごした十三年間は私に、有形無形の宝物を与えてくれた。その一つが最初に紹介するロールシャッハ法のテスト記録である。テスターは私ではない。大学院時代の恩師である故・村上英治先生により施行されたものである。達筆で味わいのある筆跡が多くのことを語りかけてくれている。

カードⅠ　5秒　人間さん、三人住んでる。そう見えるだろ。三人くっついてる。45秒
カードⅡ　7秒　チョーメン。わからん。（他に?）赤に黒。チョーメン。45秒
カードⅢ　3秒　チョーメン。人間がついてる。赤いチョーメン。28秒
カードⅣ　1秒　黒いヤツ。黒いチョーメン。22秒
カードⅤ　2秒　チョーメン。黒いチョーメンと読めばいい。37秒

カードVI　5秒　黒いヤツ。頭おかしいもん、わからん。38秒
カードVII　2秒　黒いヤツ。人間。黒いヤツでチョーメン。こう言っときゃいいだろう。43秒
カードVIII　4秒　赤。チョーメンに赤ついてる。白。いろんなヤツ。何と読むんだろ。色が違う。そんだけ。45秒
カードIX　3秒　チョーメン。いろいろついてる。青や赤や白。何でもついてる。45秒
カードX　8秒　いろいろ、黒に、いろいろ。たくさんついてるチョーメン。30秒

三十四歳の女性。質疑段階は行われず、ほんの数分で検査は終了している。プロトコルには、次のような村上先生のメモが記されている。「最初のカード及びIII、VIIカードに人間像を見ている以外、すべてperseveration（チョーメン）。黒及び色彩の刺激には影響されながら、現実水準での概念形成は不可能。しかし、刺激からの距離の増大は認められない。診断的にはpropfhebephrenieと言ってよい。ただ、人間像のみ3ヶ、根本的に人恋しさを示すのであろうか」

さらに、報告のためカルテに記載された先生のレポートは、生育歴からの考察も含められて今少し詳しいものになっていた。それはもう私の記憶の中にしかなく、村上先生の格調高い文章はとても再現できないのだが、要約すると以下のような内容であった。

「この患者は、本来有している知的能力水準の低さゆえに、学業面でも友人関係形成においても十分な適応のできない状態で子ども時代を過ごしたと思われる。しかし、「チョーメン」という学校に関連した言葉の繰り返しや、色の名前を列挙することで懸命に反応をしようとする姿勢、一方で「頭おかしいもん、わからん」といった自嘲的な発言からは、そうした自分の状況を感じとって、大きな劣等感を抱きながら成長したであろうことが感じとれる。」

この患者さんは、ふだん病棟内で他患と交流することもなく、ぶつぶつ独り言をつぶやき続けながら一人でせかせかと廊下を歩き回っていた。職員ともあまりまともなコミュニケーションは成立せず、時に暴れたり泣きわめいたりすることもあるが、その理由やきっかけは周囲にはつかめなかった。身の回りのことも自分ではおぼつかないところがあり、不潔になりやすいので、髪の毛はくりくり坊主にされ、少年のように見えた。甲高い声で子どものような話し方だった。私が病棟へ入っていくと、「カンゴフサン！」と寄ってきて、他の患者さんが「心理の先生だよ」と言うのもおかまいなしに、「カーチャン、来たか？」と聞いてくる。「来てなかったよ」と答えると、「外泊できるか？」「院長先生に聞いてごらん」「迎え、来たか？」「来てなかったってば」「明日、来るか？」「どうだろうね。来たら受付の人が教えてくれるよ」「今、来てたか？」「来てないって（苦笑）」といった調子である。

知らず知らずのうちに私たちスタッフは、彼女を「言ってもわからない子ども」「困った大きな赤ちゃん」のような存在として位置づけてしまっていたように思う。そんな彼女の心の奥に、「勉強のできない、人から相手にされない自分」という悲しみがあるかもしれない、などという感受性をわれわれは持てていなかった。臨床家として恥ずかしいことである。村上先生が実施したロールシャッハはそのことを教えてくれた。ある意味では情報不十分とも見える検査（あるいは面接）内容、短い単純な言葉や行動であっても、そこにはまぎれもなくその人が存在している。近づいて、知ろうとしなくては見逃されてしまうことは多い。

2　精神科臨床にたどり着くまで

私が心理臨床の仕事をしたいと考え始めたのは、大学二年か三年の頃である。精神科に行きたい、患者さんたちの心の世界を知りたい、何故そうなるのだろう、心の仕組みを知りたいといった、今思えば興味関心が優先した動機づけが強かった。好奇心丸出しという感じで若干不謹慎であったかもしれないが、当初の気持ちはそうであったと正直に告白しておきたい。しかし、どうすればよいのか、どこへ行ったらよいのかわからぬまま四年生になり、ある本の中に某大学病院精神科のクリニカル・サイコロジスト訓練プログラムが紹介されているのを見つけた。これだ！と思い立ち、電話をかけてみた。なかなか当該部署につながらず、何カ所かたらい回しされたが、ついに「じゃあとにかく一度話を聞いてあげよう」と言ってくれる人と話が通じた。真夏の暑い日、そのサイコロジストをしているという男性に出会った。小一時間ほど話を聞いてもらったり、アドバイスをしてもらったりした。印象に残った言葉が二つ。「生活は決して楽ではないよ」（綿の丸首シャツにズボンという彼の服装を目にしながら、無給の助手を何年もしていたという話を、エアコンなどなかった当時の古い建物の中で聴くと、この言葉はたいへん納得できた）、「大学院に進学することも考えているのなら、ぜひそうした方がいい」……それまでは漠然としていた大学院受験を私は決意し、幸いにも名古屋大学の院に入ることができ、村上英治先生の教えを受けることとなった。

村上先生が常日頃熱く語っていたことの一つに、「私たちの目の前にいるのは『病』ではなく、『病める人』なのだ」という言葉がある。したがって、「ながめる関係」ではなく「ともにある関わり」を志向しなくてはならないと伝えられ、心理臨床における関係性の重要さをたたきこまれた。先生は相手が学生であれ患者であれ、その時その場その人にふさわしい関わりのポイントをはずさず、すぐに誰とでも親しくなれる方であった。それは「人間が大好き」だからと先生はおっしゃっていたが、先生ご自身が寂しがりやだからという説もある。とにかく「ともにある」ということが自然とできてしまう体質のようであったが、俗人である私たちは「ともにあるべき」と意識していなければいけないところが少々ぎこちなく、悲しい。

臨床の基礎を学ぶ中で私が最も魅せられたのは、ロールシャッハ法であった。十枚の図版を見て「何に見えるか」を答えるという、単純といえば単純な課題であるのに、さまざまな反応を通して「その人らしさ」「その人の世界」が現れてくることが本当に面白いと感じた。そんな私を村上先生は非常勤先の病院に実習生として連れていってくれた。憧れていた精神病院に行ける！と喜び勇んで毎週通い始めたことを覚えている。時に病棟に向かう足が重く、言い訳をつけて心理室で本だけ読んでいたり、先輩に話を聞いてもらったりしていたこともあったが、精神科の病院というところは私にとってやはり何かしら強烈に惹きつけられるものがあった。それはどこから来るのだろうか？自分の病院臨床を振り返って、私の中に思い浮かぶキーワードは「ロールシャッハ法」「統合失調症」「生活療法」である。かなり年月がたってしまったが、病院で仕事をしていた頃に感じていた気持ちを、できるだけ再現しながら、現在への影響などを記述していきたいと思う。

3　心理検査を実施する中で

実習先の病院で、引き続き常勤サイコロジストの職を得たのは、まだ「臨床心理士」という資格など存在しない時代であった。大学院で臨床心理学を学んだと言っても、今ほど授業内容が充実していたわけではない。精神病理に関する知識はおよそ不十分なまま病院に飛び込んだ状態であり、就職してからが勉強だった。知識不足はほめられたことではないが、自ら学ぼうとしなければ何も得られないという主体的な動機づけが高くなることや、体験したことを調べて「こういう症状があるのか」と納得するようなやり方で身につけていったことは強みにはなるかもしれない。恵まれた環境にいるとどうしても受け身になりやすい。仲間との研究会や、学会・研修会で発表を通してグループ・スーパーヴィジョン的体験をすることも大きな糧となった。

私が勤務していた病院は、当時二百床くらいの入院病棟をもつ単科の精神病院で、長い入院歴をもつ慢性の統合失調症の患者さんが多かった。最寄り駅から近いため外来も多く、午前中は主に外来、午後からは病棟の心理検査と面接をするという日課が徐々にできていった。心理検査については、ルティーンというほどではないが、入院時、退院時の他に、長期入院者の途中経過を把握するための依頼もあり、あっという間に山のように依頼箋がたまっていった。実施の可否判断は任せてもらえていた。検査の種類としてはロールシャッハ法が圧倒的に多く、年間百ケースくらいは実施していただろうか。それ以外にはTAT、各種の描画法、ビネー式知能検査とWAISがよく用いられた。病棟ではSCTが入院直後、入院中、退院時に病棟スタッフによって実施されていた。SCTやTATにはまさに前意識レベルの心情や関心などがよくあらわれていて、面接で気持ちに寄り添っていくのに役立った。

日々ロールシャッハ法を実施しながら印象的だったのは、慢性の統合失調症の方たちのプロトコルには、反応拒否（というより反応困難や失敗）が見られたり、何の修飾もつかない「コウモリ」「人」とだけ述べていくような反応も目立ち、しかも質疑段階では「何となく似ている」など十分な説明ができない場合もあったりで、生き生きとしたものが失われた感じで寂しい気分にさせられることが多かったことである。作話反応や混交反応など病理的な特徴が示される人は、いろんな意味で元気がよく、そうした華やかなプロトコルは非定型精神病と診断された人に見られやすく、慢性統合失調症の患者さんには少なかった。それは意外とも感じられたが、生きる活力の乏しさや自己存在感の希薄さといった問題の反映と考えられた。

名古屋大学式ロールシャッハ技法のスコアリング・システムには、反応領域（Location）、反応決定因（Determinants）、反応内容（Content）の他に、感情カテゴリー（Affective Symbolism）と思考・言語カテゴリー（Thinking Process and Communicating Styles）という二つの独自のカテゴリーがある。思考・言語カテゴリーは、植元[1]により発表され、十三のサブ・カテゴリー、八十七のスコアで構成されている（表1）。ラパポートの逸脱言語表現などをもとに考案されたもので、反応の質的検討を行い、病理水準の見立てや、治療関係を含めた

表1　名大式ロールシャッハ技法における思考・言語カテゴリー

Constrictive Attitude （反応産出の困難さ）	rejection、card description、symmetry remark など8スコア
Abstraction & Card Impression （情緒的・象徴的表出）	direct affective response など5スコア
Defensive Attitude （対人緊張・防衛的態度）	question sentence、apology、modified response など13スコア
Obsessive & Circumstantial Response （正確さへの強迫・些事拘泥）	detail descrption、exactness limitation など5スコア
Fabulization Response （限定づけ・修飾・作話機能）	affective elaboration、definiteness など7スコア
Associative Debilitation & “Labile Bewusstseinslage” （反応決定の困難さ）	apathy in decision、incapacity of explanation、fluid など9スコア
Repetition （同種の反応反復）	preoccupation、perseveration など4スコア
Arbitrary Thinking （思考の恣意性）	arbitrary response、overspecification、rationalization など11スコア
Autistic Thinking （現実吟味の崩壊・自閉的心性）	fabulized combination、contamination、autistic logic など12スコア
Personal Response & Ego-Boundary Disturbance （個人的体験による合理化・自己関係づけ）	personal experience など4スコア
Verbal Strangeness （言語表現の特異性）	verbal slip、peculiar verbalization など5スコア
Association-Looseness （連想過程の弛緩）	loose association など4スコア
Inapropriate Behavior （検査中の不適切な動作）	

行動予測をしていく上で有用と考えられる。最近の研究で、統合失調症の患者さんはAssociative DebilitationやVerbal Strangenessのスコアが特徴的であり（森田ほか(2)）、Fabulization ResponseやArbitrary Thinkingは人格障害圏の方たちにもっぱら出現する（高橋ほか(3)(4)）といった傾向が見いだされ、当時の素朴な感触でしかなかったことが確かめられつつある。

4 生活場面でのアセスメント

何度も入退院を繰り返す統合失調者の方たちとの面接を重ねるうちに痛感されてきたのは、彼らにとってこの世の中がいかに生きにくい場所なのかということだった。就職先の工場で十分おきにジュースを買いに行って解雇されたり、入居した職員寮で毎日夜中に起き出して付近を徘徊してしまうといったエピソードが時折あった。そのたびに私は、どうして彼らはもっとうまく立ち回ることができないんだろうと感じていた。社会人の常識からすればとんでもない行動ではあるのだが、仕事や人間関係のわずかなストレスにも動揺や混乱をきたすガラスのような感受性というか自我の脆弱さには抗えない。一方で、彼らは仕事に就いても長続きしないことに対する自責感や劣等感も強く抱いているようだった。長い病歴をもつ人たちの多くは二重見当識と言える状態を有していたので、障害受容と人生設計をテーマとした面接を実施することは意味があると私は考えた。また、修士論文で用いたPurpose-in-Life Testにより統合失調症者の生きがい感や人生展望をとらえる試みも行い、遠い将来には夢を抱きながら、近い将来には大きな不安、絶望感を表明するといった特徴が示された（森田(5)）。

統合失調症の人たちの心の中はどうなっているのだろうという関心から、障害を抱えながらの生活をどう支援するかということへ、私の視点は徐々に変化していた。ちょうど精神科の開放病棟化が注目され、促進されようとし始めた時期でもあった。勤務する病院で新たに開放病棟が開設されることになり、ソーシャル・ワーカーや看護師の人たちと協力体制を組んで活動することが増えていった。閉鎖から開放への移行期は少しずつ主体性を広げていけるような緩やかなルールづくりが必要ということで、金銭所持や外出時間など何度も話し合った記憶がある。長く入院生活を送っていた人たちにとっては、当たり前の自由をもてあましてしまうという問題もあったからである。スタッフは一丸となって活動している状態で、私も患者さんと一緒に保健所の料理教室に通ったり、クラブ活動のようなグループを担当したりした（広瀬[6]、森田[7]）。やりがいのある仕事であったが、クリニカル・サイコロジストとしてのアイデンティティは少なからず揺るがされた。もともと「心理の先生って一体何する人？」という風潮は、病院文化の中にあり、今でこそ臨床心理士という職業はそれなりに社会的認知を受け、よく知られるようになっているが、当時のことを思うと夢のような話である。だから、自分がどのような仕事をしているのか、何ができるのか、常に意識してPR活動も怠らないようにしないといけなかった。そんな状況において面接でも検査でもない仕事にはまりこんでよかったのだろうか。

結果的には、他職種の人たちと同じ活動を分け持つことによって、むしろ私は心理の独自性に何となく気づいていった。生活療法にかかわる中で私は、それぞれの患者さんの行動特徴や性格傾向をとらえ、それに合った介入方法は何かと考え、そのことを患者さん自身や他のスタッフに伝え、話し合う、という動き方をした。もちろん他のスタッフも同様の働きかけはしていたであろうが、心理学の諸理論、特にパーソナリティを把握するための一定の枠組みをもっていること、説明する言葉をもっていることは重要と感じられた。

5　アセスメントにおける「聴くこと」

アセスメントは臨床心理学的援助の出発点である。同時に、その援助過程の一瞬一瞬が常にアセスメントの連続でもある。したがって、検査場面であれ、面接場面であれ、ていねいに相手の話を聴いていく姿勢は大切である。

共感的に話を聴くというのはどういうことなのか、考え出すとよくわからなくなる。たとえば、次のような場面を思い出す。ある日、病棟レクで思い思いに絵を描く時間があり、たいがいの患者さんは花や人を描いているのに、一人だけ画用紙の真ん中あたりに四角い図形を描き、中を茶色に、周りを黄緑に塗っている人がいた。何を描いているのか尋ねると「あれです」と大真面目な顔でドアの上の換気口を指さす。それはとても共感できなかった。何故そんな無味乾燥なものを描いてみる気になったのだろうと不思議でしかたなかった。「自然な自明性の喪失」「生きられる空間」「アンティ・フェストゥム」などの言葉が私の頭の中をぐるぐると駆けめぐるばかりだった。

次にあげる例はもっと深刻な場面である。「自分は人として何か欠けているところがある。それは埋まることは絶対にない。だから、誰とも通じ合えないし、何をやってもうまくいかない。こんな私は生きていてもしょうがない」と小さな声でつぶやいた患者さんがいる。表情は硬く、思い詰めた感じで、実際に今にも消えてしまうのではないかと思えるような雰囲気だった。そんなにもしんどい思いをしているのだということを全身に感じ取りながらも、私は「あなたが生きていてもしょうがないとは私にはどうしても思えない」という意味のことを伝えた。「あなたがそのように感じることはわかりますよ」とは言いたくなかった。統合失調症を病む人のもつ自己欠損感や世界への違和感は、聴く者がそれを理解して肯定することによって、「やはり生きる道はないのだ」という結論が導かれてしまうような怖れを私は感じていたのだと思われる。また、統合失調症や人格障害の人たちにとって「わかられること」は呑み込まれ不安を誘発するという懸念もある。あえて気持ちのズレを解消せずに、「でも決して見捨てない」というスタンスを維持できたら理想的である。

私が臨床心理面接を行う際に最も意識していることは、「この人は何故この話をしているのだろうか。この話題を通して何を伝えようとしているのだろうか」ということを一生懸命考えながら聴くことである（森田[8][9]）。それは共感とは言えないかもしれない。私は相手の言葉や行動の「意味」を知ろうと努力しているのであって、相手と同じように感じることは目指していないからである。このスタンスはおそらくアセスメントのプロセスから身についたものではないかと思われる。理解したことを伝え返し、役立ててもらうこと、それが私の役割であると思う。

文献

（1）植元行男「ロールシャッハ・テストを媒介として、思考、言語表現、反応態度をとらえる分析枠の考察とその精神病理研究上の意義」『ロールシャッハ研究』15・16合併号、一九七四年、二八一—三四三頁。
（2）森田美弥子・高橋靖恵・中原睦美・杉村和美・長野郁也・高橋昇「名大式ロールシャッハ法における思考・言語カテゴリーの検討（Ⅶ）—慢性分裂病者の特徴」日本心理臨床学会第十九回大会発表論文集（京都文教大学）二〇〇〇年。
（3）高橋昇・城野靖恵・杉村和美・星野和実・森田美弥子・長野郁也「境界人格障害者のロールシャッハテスト—名大式「思考・言語カテゴリー」における検討」『心理臨床学研究』12、一九九五年、三六八—三七七頁。
（4）高橋昇・高橋靖恵・森田美弥子・杉村和美・長野郁也・中原睦美、「名大式思考・言語カテゴリーの臨床的適用—ある境界性人格障害者の事例を通して」『心理臨床学研究』19、二〇〇一年、三六五—三七四頁。
（5）森田美弥子「分裂病者にとっての生きがい感—Purspose-in-Life Test を施行して（その1）」東海心理学会第三十四回大会発表論文集（名古屋大学）一九八六年。
（6）広瀬美弥子「生活療法との接点をめざして」村上英治・池田豊應・渡辺雄三編『心理臨床家—病院臨床の実践』誠信書房、一九八二年、一七七—一九九頁。

(7) 森田美弥子「生活療法」伊藤隆二編『教育治療法ハンドブック』福村出版、一九八九年、四九〇―四九八頁。
(8) 森田美弥子「幽香の感性」『心理臨床』第五巻、一九九二年、五〇―五六頁。
(9) 森田美弥子「荒れる分裂病者との描画療法の試み」菅佐和子編『看護に生かす臨床心理学』朱鷺書房、二〇〇〇年、一一九―一二四頁。

第五章　臨床の現場から学ぶ臨床心理学的面接

——対話心理療法と心理査定（法）との統合、そして間主観的な心的空間の創造への過程

米倉五郎

はじめに

今日、私たち臨床心理士はさまざまな心理臨床の現場（病院、学校、一般企業、大学の保健センター、など）において、他職種の専門的スタッフで構成された臨床チームの一スタッフとして、個人心理療法・集団心理療法・心理検査法による心理アセスメントなどの臨床的業務を担当している。その協働のもち方はそれぞれの職域により多少の変化と違いはあろうが、基本的な面接技法として、対話心理療法はどのような心理臨床の現場でも応用できる面接技法である。対話心理療法は悩み困窮するクライエントや家族との二者関係での対話による三角形の対人関係による出会いと対話により何らかの解決と方策を求めようとする。もとより対話心理療法にも基本的な面接構造や面接契約はあるが、標準の心理療法に比べて時間・場所・料金などが流動的になりやすいが、心理臨床の現場での実務ではマニュアル通りにはいかないものである。しかし対話心理療法では、面接者はつねに基本的な面接構造を考慮しながらも、臨床現場の実務に即して創意工夫しようとする。たとえばスクールカウンセラーの心理臨床では、不登校生徒の家庭への訪問カウンセリングをして、時には親が子どもに食事を提供しない養育放棄などの親の虐待（ネグレクト）の現場を目撃しながら、その親と生徒との面接を玄関口で立ったまま行わ

なければならない。一方、病院での心理臨床の実務では、入院中の患者との面接を患者の病室でしたり、看護師センターの片隅に面接の場所を造り、十～十五分間ほどの面接で終了しなければならないなど、患者の緊急度や病態水準の見立てにより、面接場所や時間をすみやかに検討し工夫しようとする。さらに、クライエントから聴き取った個人的な情報や内的体験、秘密については、心理臨床家自身だけで保持するべき内容もあるが、他方では即刻に他スタッフに伝達しなければならない緊急な事態や情報もあろう。こうした心理臨床家のスタンスは特有な性格を帯びている。すなわち、クライエントとの二者関係を育み見守りつつ、同時に他スタッフや家族・地域コミュニティにも目を配りつなげながら、一者関係から二者関係、そして三者関係という移行的対象関係や間主観的な心的空間を迷いつつも揺れ動く過渡的なスタンスである。

本稿では、まず病院、学校、一般企業、大学の保健管理センターでの心理臨床の現場で、これまで筆者が対話心理療法や心理査定（法）でかかわったさまざまなクライエント・患者・家族、あるいは他職種のスタッフである医師や教師との連携と協働による事例報告をする。なお事例の記述では、個人のプライバシーを考慮して、事例報告の心理的次元での内容は事実に基づきながらも、何れの事例も自験例をもとにしながら、筆者がいくつかの事例を合成し創作した事例としてその面接過程をまとめたフィクションであることをお断りする。

1　病院（精神科）での心理臨床の実務

筆者は約三十年間にわたり、常勤の臨床心理士としていくつかの病院心理臨床の経験を積んできた。単科精神病院では主に寛解期の統合失調症の患者、大学病院や総合病院の精神科および精神科クリニックでは、さまざまな病態水準の入院患者と外来患者との心理療法や心理査定法を経験した。大学院に付設された心理相談室を訪れるクライエントとくらべ、総合病院の精神科を受診する患者の疾病や年齢の幅は大きい。すなわち、幼児期の自閉症や広汎性発達障害、児童期の不登校や習癖、思春期から青年期での強迫神経症や人格障害、高機能自閉症、統合失調症、さらに精神科を受診する患者の四～五割を占めているうつ病や心身症、老人期の脳器質性障害や認知症の患者たちが受診する。こうした患者には、精神科医師による診察（小精神療法・薬物療法）で精神症状が軽快し治癒する事例は多い。たとえば、うつ病の患者には抗うつ剤が有効であり、統合失調症の患者には急性期はもとより寛解期においてもまず医師による心身の医学的治療と管理が優先されなければならない。しかし、その一方では、神経症・不登校・引きこもり・心身症・境界例などの人格障害、拒食症と過食症の摂食障害、慢性うつ病・高機能自閉症（アスペルガー症候群）・寛解期の統合失調症・老人期のうつ病などの患者には、医師による医学的治療と管理と薬物療法に並行して、十分に時間をかけた対話心理療法・心理査定法による心理アセスメントと家族療法などが提供されなければならない。

事例Ａ朗　会社員（四七歳）男性　慢性うつ病による欠勤と休職

中年期危機という心身の変調と衰弱を迎える男女の成人には、難治性（慢性）うつ病に悩まされる患者がいるが、本事例もその一人であった。Ａ朗は四七歳のときに他院より慢性うつ病として紹介された。他精神科クリニックでの外来治療はすでに数年間にわたり経過していたが、うつ状態の軽快と再発症をくり返して休職を続けていたために、主治医師より筆者に心理療法が依頼された。週一回・四五分間の個人心理療法を開始して、筆者はＡ朗が休職中にもかかわらず、自宅では家族や近隣住民への気づかいによる心労が大きいことを理解した。そのため病棟での入院治療により、家族からの分離と休養を提案し、本人から即刻入院治療への同意を得られたので、その旨を主治医師に伝達した。その後三ヶ月間の入院治療での対話心理療法のなかで、会社内での中間管理職としての立場とストレス、高齢者である父母の病気と看病、不登校と引きこもり生活を続ける息子たちへの思いと不安を内省し大いに語った。退院後も職場に復職し、二週一回の通院治療と心理療法を継続し、その後二年間でうつ状態も軽快したために、面接治療も終了した。A朗は中年期危機というライフサイクルの転換期に、今一度自分自身の内外の情況と布置をふり返り内省し物語ることによりうつ病を「創造の病」と転換することにより、中年期または向老期での自我同一性の危機を乗り越え慢性うつ病から脱却できたのであろう。

事例B朗　大学生（二一歳）　男性　強迫神経症

患者は予備校生だった頃から、外出して他人と会ったり予備校へ行ったりすると、自分の身体が汚れたのではないかと不潔恐怖と強迫観念を抱き、帰宅後に深夜にかけて何時間も風呂で洗い清めようとする強迫行動があるために、受験勉強が障害され、対人関係も限定されていた強迫性障害であった。初診は母親が同伴し、母親は統合失調症の発症を恐れていたほど、B朗の強迫行動の奇妙さを心配していた。初診された医師より「患者は服薬による症状のコントロールより、心理療法による性格と症状の治療を希望しているようです」として、臨床心理士である筆者に個人心理療法を依頼された。結局、その後B朗はほとんど服薬することはなく、二年間は週一回・四五分間の対話心理療法と断続的な母親面接と両親面接を交えながら、三〜五年目には二週一回から月一回の面接間隔となりつつ、徐々にB朗の不潔恐怖症と強迫行動は軽快して面接治療は終結した。この間、対話心理療法では、父母と本人との葛藤について相当につっこんだ対話をした。父親自身が強迫的性格であり、本人に対して暴言や暴力などによる一方的な支配がなされて、長男であるB朗は、もっぱら従順に服従してきたことが理解されていった。また、B朗より学力では優秀な弟への劣等感も負担になっていた。面接の佳境期には筆者への陽性ならびに陰性の感情転移も展開して、一時は波乱に富む面接情況にもなったりした。最終的には母親への愛憎という両価感情を洞察しながら母親との二重拘束から脱し、さらに父親への不満と反抗の感情を表明して、両親に対していわゆる正当なエディプス葛藤を内省していった。そして青年期の男性として、より柔軟で主体的な自我同一性を形成していく過程で、不潔恐怖症と強迫観念は消失していった。

事例C子　二十歳（大学生）　女性　境界性人格障害

C子が初診する二年前からすでに情緒不安定は激しく、つよい抑うつ感や絶望感に陥り自殺願望さえ抱いた。初診後、主治医師から筆者に心理療法の依頼がなされた。C子との心理療法は二十歳の時に始まったが、当初の半年間では二～三回ほど手首切傷や服薬自殺企図などの自傷行動化を反復したが、一年後から知的能力に優れたC子は心理療法のなかでかつて受けた性的外傷の体験を生々しく語った。さらに大学の教授である父親の家庭内暴力についても告白する過程で情緒不安定は減少し自傷行動化はなくなった。そして自宅から出て、数年間にわたり外国生活での単身生活を耐え忍んできたが、ようやく大学を休学し自宅で母親による看病と病院の治療面接を受ける養生生活を受け入れていった。その後、母親および父親との家族療法も併用しながら、C子との個人心理療法は一年目は週二回・四五分間なされた。二～三年目では週一回、四～五年目では二週一回から月一回と面接間隔は変更して面接の終結を迎えた。C子は乳幼児期の母親との分離個体化期での心的外傷である見捨てられ抑うつと愛着剝奪を、今一度母親からの看病による甘え直しによる再アタッチメントにより癒していった。そして、青年期の女性として健康な自我同一性を獲得し、結婚生活へと旅立っていった。

2　中学校での心理臨床の実務

これまで筆者は四年間週一日、公立中学校のスクールカウンセラーを経験してきた。この間、数多くの生徒や保護者との相談と面接をした。まず担任の教師から相談を受け、その後に生徒本人や保護者との面接をしていく。

生徒自身の相談はそれほど多くはないが、母親のカウンセリングは予想以上に多い。どの事例でも、教師や保護者との相談で中心的な話題は、事例の心理アセスメント（見立て）である。面接終了後、筆者の面接での印象やアセスメントについて担任教師、養護教諭、不登校委員会の先生方と話し合う。言うまでもなく、私たちスクールカウンセラーの役割は、担任教師をはじめとする諸先生、そして生徒と家族との関係を支えつなぐ黒子であるが、できれば教師、生徒と保護者にとり信頼できる心理臨床の力量を身につけていることが望まれよう。

もとより、初回面接などの初期面接では、上述したようにどの事例でも心理査定（アセスメント）が必要になる。その際のアセスメントが心理査定法を活用されなくとも遂行され、その後の対話心理療法を展開できる事例も多い。一方、さまざまな事例では描画法や個人心理検査法などの心理査定法を導入するとアセスメントする上で有効である。しかし、現時点では、心理査定法の施行に際しては、まず学校の管理者の許可や保護者と生徒への説明と同意を得ていくことは必要条件であろう。

事例D朗　十二歳（中学校一年生）　男子　統合失調症

D朗が中学校一年生のクラスで書いた作文のなかで、「……よくキレさすと思った方がいい。……殺意だけが多くなったみたい。」と書いたことから、担任の教師から筆者へ相談がなされた。当時いじめによる殺傷事件が中学校で発生しマスコミで騒がれていた頃だった。それまで、D朗はクラスのなかでは目立たない内向的で孤立勝ちな生徒で、時々遅刻登校はあったが、特に問題行動を起こすような生徒でなく、保護者からも相談はなかった。その後、母親ならびに父母面接を数回して、D朗の家庭での様子を聴取し、週一回中学校で昼休み時間の二十～三十分間面接を開始した男子生徒である。初期面接では、樹木画法とSCT文章完成法などの心理査定法を活用しつつ、D朗の対人関係での被害的な不安と情緒の状態では激しい怒りの衝動がうっ積しているなどをアセスメントした。こうしたアセスメント面接から、D朗が小学校五年生のころから級友たちから孤立しいじめられた憂さを毎晩の深夜午前三〜四時まで、自室にあるテレビでアニメのヴィデオを一人で観ることで、気晴らしをしてきたことが判明してきた。そのためにD朗はここ数年間不眠状態にあり、友人関係では被害的な関係妄想様の体験をしていると見立てられた。しかも、母親がうつ病に罹患しており、こうしたD朗の困窮状態について父母はほとんど把握していない放任状態でもあった。さっそく、筆者はこのアセスメントを担任の教師に説明し、両親にも、できだけすみやかに専門病院での医学的治療を受診させるように助言し医師への紹介状を書き渡した。母親はD朗を同伴させて専門科医師を受診させた。その医師の診断は統合失調症とされ、抗精神病薬の投薬が開始された。その後、D朗との個人面接はほぼ週一回継続され、中学校三年生の卒業式まで関わりは続いた。この二年間、D朗は月一回の通院治療と服薬をきちんと続けて、睡眠と覚醒のリズムも改善していき、情緒と精神状態も安定して、規則正しい生活と登校を続けた後に、ある高校へ進学した。

事例E子　十三歳（中学校二年生）　女子　思春期危機による家庭内暴力

小学校までのE子は、親に反抗することはなく聞き分けのいい子どもであったが、中学校一年生の二学期から無口となり、親の指示に反発し反抗し始めた。また時には家庭の中で暴れたり家具を壊したりし始めた女子中学生で、担任教師から母親だけの面接を依頼され、母親カウンセリングを開始した事例である。E子には不登校はなく、学業成績が多少下がった以外には、特に学校での不適応や問題行動もなかった。母親カウンセリングは週一回四五分間、約六ヶ月間継続し終結となった。初期面接からは、神経症や人格障害などの精神的な病気や障害ではなく、いわゆる思春期の人格発達の危機にともなう一過的な情緒不安定による家庭内暴力と見立てられた。このアセスメントは母親カウンセリングで「反抗期が遅く、かつ急激に来た状態でありましょうが、この危機は本人とご家族にとっては人格成長のチャンスでもありましょう」と、E子が示す一過的な混乱を説明した。つまり、E子の発達危機は家族関係の世代間の葛藤に根を下ろしていると推定された。E子の父親は婿養子であるためか、祖母（義母）と妻（母親）に対してひどく遠慮し、仕事の多忙さを理由にして家庭内で父親としての存在感が薄い。しかも、家業の跡継ぎとなった母親はE子の乳幼児期から養育を祖母にまかせて、朝から夕方まで自営店の管理を担当してきた。本事例では、三世代同居による世代間境界の脆弱さとともに母親との愛着剝奪による分離不安などが、E子の思春期危機に影を落としていることを読み取っていった。母親カウンセリングのなかで、祖父母と両親ならびにE子との間に適度な世代間境界を造ることや母親とE子との接触を増やし、甘え直す再アタッチメント療法の必要性を助言した。こうした母親カウンセリングの過程で、家族関係と母子関係が改善していき、E子の情緒不安定による家庭内暴力は消失し、勉学への意欲がふたたび高まり学業成績も上位となった。

事例F子　十二歳（中学校一年生）　女子　嘘をつく・学友とのトラブル

保護者が学校側の対応に批判的であるために、保護者から教育委員会を介して、スクールカウンセラーである筆者との面接を希望され、相談を開始した事例である。教師からの依頼によると、本人が学友との関係でよく嘘をつくために友人関係がこじれトラブルがしばしば発生するという。当初、保護者は学友とのトラブルの発生と処理について、学校側の問題であると不満を表明していた。しかし、両親との合同面接を十回ほど持つ中で明らかとなったのは、F子の幼児期からスケートのレッスンを週五日間受けてきた事実であった。ほとんどは母親の幻想的な期待（将来、プロのスケーターになってほしい）により強要されてきたようであった。このレッスンは午後五時から九時まで行われるために、F子は家族と夕食の食卓をともにできないばかりか、入部を希望した部活にも参加できないのが、友人関係がこじれる要因ともなっていた。また自室では母親からはきつく禁止されていたチョコレートを内緒に過食していたが、机の引き出しに隠したチョコレートの包み紙を母親に見つかると叩かれ殴られていたという、母親の過干渉と虐待的な躾の実態も明らかとなった。その後、F子本人から筆者との単独面接を希望したいとの情報を担任教師から伝え聞く。F子との初めてで、最後の相談となった面接で、友人関係で嘘をついてしまう心理的背景やストレスの有無について率直に質問していった。すると、F子はスケートの訓練の厳しさと母親からの虐待的な躾と叱責が大きなストレスとなっているために、嘘をついて母親に反抗しようとしてきたのだと告白した。そしてスケートのレッスンを早く辞めて、部活に参加したと述べた。その後、両親との面接では、こうしたF子の意思と希望を説明しスケートのレッスンを強要しないように助言した。両親はこうした筆者からの助言を素直に聞き入れ、F子と話し合ってスケートを辞めることに同意された。その後、F子は中学校での部活を楽しみ、家族と夕食の食卓を囲む日々を送るようになり、過食はもとより嘘もつかなくなって、友人関係でのトラブルもなくなった。

3　産業領域における心理臨床の実務

ここ数年間にわたり、筆者はある大手企業内にある保健診療所に非常勤の臨床心理士として、従業員のスタッフへの個人カウンセリングを経験してきた。この診療所には常勤の産業医師と保健看護師がいて、精神科医師と内科医師、臨床心理士である筆者らの複数のスタッフによる協働と連携により、クライエントの心身両面にわたる健康へのケアとサービスに携わっている。燃え尽き状態によるうつ状態やうつ病、職場での対人関係での不適応を呈する何らかの人格障害のクライエントが多い。初回面接では、まず相談する内容は上司や職場には秘密保持され、いっさい業務評価の対象にはならないことを説明する。ところが、来談する来談するクライエントの大半は、職場の上司の了解をとって相談に来ているので、臨床心理士に対して疑心や不安を抱くというよりも、むしろ医師や看護師との臨床チームの専門的なスタッフとして、自分を庇護し支援してくれるこころの専門家として信頼感をよせてくる事例が予想以上に多い。

事例G朗　三十二歳（技術職）　男性　うつ状態

G朗は大学を卒業後に技術職として、これまで十年間職人的な仕事に従事し、上司からも高い評価を得てきた。しかし、一年前から現職の営業担当の業務へ配置転換されてから対人関係での不適応状態と抑うつ状態となり、主治医師の診断でうつ状態と診断され抗うつ剤を投薬され休職していた。主治医師より筆者にカウンセリングの依頼がなされた。その後、二週一回・三〇分間のカウンセリングを約一年間継続した。初期面接の頃にYG性格検査法（矢田部ギルフォード）とSDSうつ病尺度検査法を施行した。YG検査法からは、E型の性格と情緒傾向、SDS検査法の得点は五七点であり、両検査法ともに抑うつ的な傾向を判定されるとともに、元来内向的な性格であることも推定できた。こうしてG朗の性格を見立てなおすことにより、新しく担当した営業関連の業務は対人関係のスキルを要請されるために、G朗にとってはかなりストレスであったことが確認できた。この心理アセスメントを職場の管理者にも説明して、ふたたび技術者としての職場への復職を認めていただいた。復職後、G朗は技術者としての職業的な誇りと使命感を取り戻し仕事に励んでいった。一年後に再検査したSDS検査法の得点は四五点と抑うつ状態が明らかに改善し軽快したことを確認して面接を終結した。

4　大学の保健管理センターでの心理臨床の実務

ここ十年間にわたり筆者は、大学の保健管理センターにおいて、精神科医師、内科医師、看護師との連携と協働により、学部学生、大学院生、教職員のクライエントとの対話心理療法を行ってきた。事例の大半は筆者との面接やカウンセリングで終始するが、時には体調不良や不眠を訴える学生は、医師や看護師に連絡し医学的ケアをお願いしたり、リストカットなどの自傷行動化するクライエントには緊急の医学的処置をしていただくこともある。また、初回面接の際には、相談内容と個人情報は基本的に大学や両親には秘密保持されることを説明し、相談することが大学や大学院での成績評価には影響のないことを伝達する。

事例H朗　二十三歳（大学院生）　男性　対人関係での不適応・人格障害

大学四年生になり、ある研究室への所属が決まったが、その研究室の指導教員からひどく叱責されてから研究室へ行くことが恐くなり、筆者との面接が週一回〜二週一回、三年間継続された。初期面接ではロールシャッハ法や描画法などの心理査定法を活用して、G朗の人格水準を心理アセスメントした。対人関係では被害的不安を抱きやすく、否定的な自己像とともに抑うつ感・絶望感や自殺念慮をもつアンヘドニア型のシゾイド的人格傾向ではないかと推定された。三年間にわたる対話心理療法では、人生や人間関係への悲観的で絶望的な意見や自殺願望などを繰り返し述べたりしていた。面接の途中二年目から、H朗が悪夢と浅眠状態であることから、精神科クリニックの受診を紹介し、抗うつ薬と睡眠剤の投薬を受けるようになる。そのころから睡眠が改善され、抑うつ感や自殺願望も軽快していった。その頃の面接からは、乳幼児期から母親との愛着関係が乏しく、しっかり甘えた体験がなかったことも語るようになった。その後、大学院に進学して研究活動も順調にできるようになり、ある企業の研究所に就職した。

事例I朗　二十二歳（大学生）　男性　高機能自閉症

主治医師より筆者に心理査定法と心理面接を依頼された事例である。大学への登校や単位の取得はできるが、対人関係を避け孤立した生活を送っている。本人が興味を抱くパソコンの世界には、マニアックと言っていいほどの関心を示すが、それ以外の出来事や社会事象には興味をもたない。心理査定法として、ロールシャッハ法とWAIS－R知能検査法、描画法をテストバッテリーとして施行した。まず、ロールシャッハ法の結果からは、一応対人関係での基本的な共感性や協調性は保持しているが、宗教的な観念や主観的な観念に固執して、現実検討力を低下させる内向的な人格でありながら、感情的な刺激にも過度に反応し巻き込まれ、鏡像反応の存在からは自己愛的かつ恣意的な思考と対象関係をもちやすい両向型の人格傾向であろうと査定された。さらに、カードIでのカラープロジェクション反応の出現からは、愛情や依存願望や甘え願望などの誘発には、原始的な自我防衛機制である理想化や否認により知覚した対象世界から、現実吟味力が低下した空想世界への閉じこもりを示していると推定される。そして、作話的結合傾向反応や不合理な反応、固執反応などの逸脱言語反応の出現からは、一過的に妄想的な思考や強迫的な認知傾向を持つ自我と人格の障害を推定された。他方、WAIS－Rの言語性知能指数は一一七、動作性知能指数は九五、全体性知能指数は一一〇であった。つまり、言語性知能と動作性知能には五パーセント水準でのディスクレパンシーが認められる。言語的な思考能力や抽象能力は優秀な水準であるが、動作性知能検査では「絵画完成」と「絵画配列」の評価点がそれぞれ五点と八点と平均水準を下回っている。この動作性知能は、視覚的に理解した内容の因果関係を予測し、全体を推定する能力および社会的事象への判断力と応用力が乏しいことを示している。視覚的な機敏さや概念能力、現実や細部への認識力、本質的な部分と非本質的な部分とを区別する現実的な視覚的統合力に問題があろう。こうしたロールシャッハ法とWAIS－Rとのテストバッテリーの結果についての解釈から高機能自閉症（アスペルガー症候群）の認知、思考と人格傾向と特徴を示していると判定された。ちなみに、精神科医と児童精神科医による鑑別診断でも同様な疾病診断がなされた。その後もI朗との心理面接は二週一回のペースで三年間継続した。こうした心理査定法からの心理アセスメントを手がかりとして、日常生活の出来事や家族関係、対人関係や就職活動など、より現実的な内容を検討し相談する面接をしていった。

5　考察

上述してきたように、対話心理療法は心理臨床の各職域（病院心理臨床・学校心理臨床・産業心理臨床・大学の学生相談など）において、幅広く応用できる基礎的な心理面接の技法である。この対話心理療法の技法は、戦後日本の医療心理臨床の領域での面接技法と理論の指針となった精神分析的心理療法と、教育心理臨床の領域でのカウンセリングの面接技法と理論の指針となったロジャーズの来談者中心療法とジェンドリンのフォーカシングの面接技法などが出会い、統合して心理臨床の実務の過程で創り出された、日本の心理臨床独自の面接技法である。わが国の優れた心理臨床家の先達である秋谷たつ子[1]、河合隼雄[2]、村瀬孝雄[3]、そして私ども臨床心理士の活動に深い理解と示唆を与え続けられている精神科医師である神田橋條治[4]や土居健郎[5]、中井久夫[6]らの先達たちが戦後六十年間をかけた地道な臨床活動の中から築き上げた世界に誇り得る実務的な心理療法の技法とも言い得よう。たとえば、来談者中心療法に学び、クライエントの自助的な努力を評価し、彼ら・彼女らの主体的な対処行動を尊重する。たとえば、統合失調症者に「自閉する能力」、アパシー（無気力症）の大学生に「迷う能力と模索する能力」、不登校の中学生に「甘えなおす能力」をもっていると評価していく視点でもある。さらに精神分析的心理療法の面接技法である転移と逆転移、意識と無意識との心理力動と自我防衛機制の水準についての臨床的な理論および人格発達の理論、さらにフォーカシングの面接技法であるからだとイメージとことばをつなぐフェルトセンスを逆転移に活用する。この対話心理療法では、心理療法家とクライエントは同行二人として対等な二者関係のなかでフランクな対話をかわしながら、サービス業の基本であるクライエントの要求と現実的な目標を見失わない移行対象的な三角形の対話を展開する。たとえば「三つの願いごとは？」、「もしも病気が治ったらなにをしたい?」、「プロサッカー」や「プロ野球」、家の「間取り図」「無人島物語」など、一見何げない雑談や会話が刺激語となり、その反応語である連想のつらなりを孕む、いわゆる言葉の「相互スクイグル遊び」や相互的な「ロールシャッハ反応」のアンサンブルとハーモニーを交わしていく。プレイセラピーと同じように、面接者とクライエントは二人でともに間主観的な物語を創り出し共有しながら、自分の連想とイメージを表現し味わう。

ともあれ、ロールシャッハ法の臨床研究法では、ワイナー[7]が精神分析的な継起分析とエックスナー法とを統合するアプローチを展開しているが、臨床心理学の初学者にとり、「関与しつつの観察」(サリヴァン[8])、「離魂融合」(神田橋條治)や「離見の見」(世阿弥)というパラドキシカル面接の技法を身につけていくことは至難の技であろう。しかしながらロールシャッハ法による心理査定法の体験学習は、心理臨床の面接技法である内外の三角形対象(人)関係を学ぶ体験学習と訓練の機会となろう。ロールシャッハ法の心理的空間は、ロールシャッハ・カードを介して、関与する自分と観察する自分とが創造的な自己分裂するパラドキシカルな心理過程を体験学習できるからである。このパラドキシカルな心的空間と対話心理療法の中で発生する移行対象的な三角形の対象(人)関係とは通低しており、対話心理療法での心理療法家の専門性は、クライエントとの外的および内的対象(人)関係にわたる移行的な対人(象)関係を、揺れ動きながらも繋いでいく間主観的なスタンスにあると言い得よう。

参考文献

(1) 秋谷たつ子『臨床心理学の探求』金剛出版、一九八八年。
(2) 河合隼雄『カウンセリングの実際問題』誠信書房、一九七〇年。
(3) 村瀬孝雄「フォーカシングから見た来談者中心療法」村瀬孝雄編著『ロジャーズ』こころの科学74、日本評論社、一九九七年。

（4）神田橋條治『追補　精神科診断面接のコツ』岩崎学術出版社、一九九四年。
（5）土居健郎『新訂　方法賭しての面接　臨床家のために』医学書院、一九九二年。
（6）中井久夫『中井久夫著作集――精神医学の経験』岩崎学術出版社、一九八四―九一年。
（7）Weiner, H. B.（1998）秋谷たつ子訳『ロールシャッハ解釈の諸原則』みすず書房、二〇〇五年。
（8）Sullivan, H. S.（1954）中井久夫他訳『精神医学的面接』みすず書房、一九八七年。

参考文献

米倉五郎「思春期、青年期に心理療法」成田善弘編著『心理療法の実践』北樹出版、二〇〇四年。

第六章　臨床の現場から学ぶ精神分析的心理療法

祖父江典人

はじめに

フロイト以来、精神分析の治療理念は、根本のところでいささかも変化していないといっても過言ではないだろう。つまるところ、それは、「自己を知る」というところに尽きるのだが、現代においては、〝転移を通して「自己を知る」〟という側面がさらに強調されている。特に、筆者の依拠する対象関係論、なかでもビオン(Bion, W. R.)に連なる精神分析の系脈は、こころの〝痛み〟を通過した自己認識を重視する。

さて、筆者は二十年近くに亘って、精神科医療の中で常勤の臨床心理士として身を置き、自らのアイデンティティを対象関係論的心理療法に求めてきた者であるが、上記の「自己を知る」という精神分析の根本理念が、そのまま直接的に精神科を訪れる患者に適用できるわけではない現実をたびたび経験した。なぜなら、彼らは、さまざまな神経症症状やうつ症状などに苛まれ、精神科の門を叩くのであって、「自らを知る」という動機に基づいて必ずしもやってくるわけではないからだ。したがって、患者の多くは医師の診察と投薬を受け、苦痛な症状が取り除かれさえすればよい。

ここに精神科臨床ならではの事情があるかもしれない。なぜなら、さまざまな心理相談室や有料カウンセリングの門をくぐるクライエントらは、自らの問題の所在が自己のパーソナリティや人間関係の〝何か〟にあることを、明確に意識しているか、うすうす気づいているからこそ、自ら〝相談〟を求めて来談するのに対して、精神科を受診する患者のほとんどは、その目的を症状の〝除去〟や〝治癒〟に置いている。そのような患者の場合、病気と自己の内的問題との距離は一層遠い。したがって、精神科の患者の方が、一般的に精神分析的心理療法にすんなり乗りにくいのではないだろうか。

精神科臨床においては、まずは精神分析的心理療法の俎上に乗るまでに工夫や苦労が必要とされることまならないのだ。その点を取っ掛かりに話を進めていこう。なお、筆者の臨床の場は、長い間総合病院の精神科外来にあったので、精神科でも主に通院における心理療法を念頭においていることをお断りしておきたい。

1　精神科臨床における精神分析的心理療法の位置付け

既に述べたように、精神科臨床においては、医師による診察と投薬が主たる治療手段であり、心理療法やカウンセリングは、患者の一部に適用される選択的手段である。

かといって、筆者は心理療法の価値を低く見積もっているわけではない。ただ言いたいのは、精神科臨床においては、心理療法は幅広く誰にでも適用できるような技法ではない、ということである。すなわち、心理療法には適応、すなわち〝向き不向き〟があるのだ。

では、どのような患者が心理療法の適応になるのか。その判断は、まずは主治医に委ねられる。主治医が診察し、その見立てに応じて私たち臨床心理士に依頼されてくるからだ。

それでも、その適応を筆者なりに大括りすれば、次のようになろう。まず、診察と投薬のみでは、なかなか症状が改善しないこと。その理由としては、症状の背後に対人関係やパーソナリティの問題が潜んでいることが推察されること。次に、患者にいわゆるサイコロジカル・マインデッドネスがあること。すなわち、精神分析的心理療法は自己の考えや感情をセラピストとの間で見つめていく中で、気づかなかった自己部分に気づいていく作業なので、自己内省的資質が患者にも求められるところである。さらには、そのような自己の感情を見つめる作業には、一時的に人の気持ちを辛くしたり、重くしたりするところがあるので、自己の感情を行動によって発散することなく、ある程度自らコンテインできる能力があること。

およそこのような三条件がそろえば、心理療法を行うに当たっては、むしろ願ってもない患者と言ってもよいかもしれない。しかし、実際に精神科外来を訪れる患者において、このような条件が最初から揃っていることは稀であろう。なぜなら、彼らは、そもそも症状の改善を求めてくるのであって、〝内省〟を求めてやってくるわけではないからだ。

もっとも、昨今のカウンセリング・ブームで、患者の方が心理療法に対して、何か漠然とした癒し効果を期待してやってくる場合も珍しくはない。その背後には、心理療法に対する受身的で魔術的な期待があったりもする。そのような場合には、よくよく説明して、心理療法は長い時間をかけて、自分の気づかないこころの問題を整理していく作業であり、なおかつ、時にはこころの痛みを伴うものであることを理解してもらわないと、後々トラブルにまで発展しかねない。すなわち、カウンセリングを求めてきたからといっても、それが必ずしも心理療法の適応にならない、ということだ。なお、心理療法を始めるに当たっての適応や諸注意に関しては、近年、馬場[1]、成田[2]、松木[3]らの好著が陸続と世に問われているので、それらを参照されたい。

さて、実際に心理療法が始まってからも、患者は、すぐによくならないことや、話すことになんの意味があるのかなど途端に戸惑い、面接への疑念を抱いたりもする。精神分析の概念を借りれば、面接への〝抵抗〟とも言えるが、実際問題彼らの動機が症状の改善という現実問題を目的においているので、無意識の抵抗概念をそのまま当てはめるには、それこそ〝抵抗〟のあるところだ。

とにもかくにも、そのような困難な入り口から、精神科臨床の精神分析的心理療法の帳は開く。では、その実際がどのようなものか、臨床素材を提示することによって、具体的に検討したい。

2 臨床素材

強迫性障害の中年女性

この患者は、十年あまりにも及ぶ洗浄強迫で精神科通院をしていたが、一向によくならないので、主治医も打つ手に窮し、心理療法への淡い期待の下に、筆者に紹介されてきた。もとより、患者は「自己を知る」などという内面的なニードは全くなく、主治医に紹介されるままに、従順に筆者の下を訪れたといったいきさつだった。

患者の容姿は、四十歳という実年齢よりはるかに年老いた風貌で、その表情は何かが貼り付いたように硬く、視線も刺すように鋭かった。あまりの表情・態度の硬さから、主治医からは晩発の統合失調症も疑われていた。

患者A子は、地方の農家の生まれで、幼い頃から母親の手伝いに明け暮れ、自分を抑制し、弟妹たちの世話をよくして育った。学業よりも家の手伝いが優先であり、友達関係も希薄だった。中学を卒業し、家の生計を助けるため、近くの工場に働きに出、二十歳過ぎて適齢期になったところで、見合い結婚した。いわば、A子には、思春期も青年期も華やいだ時代はないに等しかった。

夫は職人で昔気質であり、A子は専業主婦になってからも生育歴と同じく、家事や育児に明け暮れた。ただし、彼女には、ことさら生活に対する不満はなかった。夫は真面目で仕事熱心だったし、夫の晩酌に付きあいながら夫の仕事の話を聞くのが好きだった。

A子が発症したのは、高校生になった長男の弁当箱を洗っていたときだった。いくらすすいでも、弁当箱に洗剤が残っているような気がして、すすぎ終えることができなくなった。頭ではたとえ洗剤が残っていたとしても大事には至らないことは理解していたが、A子の理性を超えたところで、彼女のすすぐ手は止まらず、その時間は一時間をゆうに超えるまでに達し、台所は水しぶきで水浸しになった。筆者のもとを訪れた時には、夫が見るに見かねて、仕事から帰った後、食器の後片付けをしていた。

結局のところ、A子との面接は、七年あまりに及んだ。その面接経過を要約して記すと次のようになる。最初の一、二年間は、まったく単調な症状の陳述と一問一答式の質疑のような面接に終わっていた。とても五〇分も間が持つようなものではなく、三〇分が精一杯だった。

A子はいつもほとんど微動だにせず、しかも筆者から視線をそらすこともなく、ずっと射るような眼光で筆者を上から見下ろしていた。その態度のあまりの硬さに、筆者自身も統合失調症の欠陥状態ではないか、と疑ったほどだった。

ただ筆者には、もしこの視線の鋭さに意味があるとするなら、患者の内的な超自我像の過酷さを表象するものだろう、ということは推察できた。だが、かといってそれを解釈できたわけではなかった。なぜなら、そのような内的な意味解釈は、患者の意識からはあまりにも遠い地平の〝遠雷〟のように思われたからだ。ただ筆者が、この苦痛な状況の中で〝生き延びる〟ためには、患者の言動から内的な意味を汲み取ろうとし続ける、筆者自身の内的作業が必要とされた。さもなければ、面接は全く平板で薄っぺらな通り一遍のことばのやりとりに終わってしまうからだ。

さて、患者の言動の何を頼りにして意味を汲み取るかが、筆者に課せられた責務となった。そのひとつには、A子の結婚以来の自己犠牲的な生活態度がヒントとなった。患者は夫に不満を感じたことはこれまで一度もなく、酒の肴にいつも五品は揃えて夫の帰りを出迎えた。さらには、小さい頃から子どものためにできあいの品ではなく、すべて手作りの料理を手間暇かけて作っていた。それに対して、子どもたちは次第にそれが当たり前になり、感謝もせず、最近では気に入らない料理だと口も付けないという、わがままぶりを発揮するようになっていた。さらには、A子は家計を助けるため、日夜内職に励んでいた。

A子はこれらの苦労に対して不満一つ言わず、こころの中でさえ、今の生活に不満を感じたことがないというのだった。

筆者は、A子のこれまでの〝献身〟に対して、時々ねぎらいのことばをかけた。また、夫や子どもたちのわがままさに対する不満もたびたび話題として取り上げようともした。しかし、それらの試みはA子のこころには当面響かなかった。なぜなら、彼女の生育歴からすると、幼少期から家のために尽くすという態度は身に染みついていたので、自己犠牲も夫等のわがままな態度も、A子にとってはことさら不満になるような代物ではなかったからだ。

転機は、突然訪れたわけでも明確なターニング・ポイントがあったわけでもない。筆者は毎回決まりきったA子の症状を聞き続け、その合間にA子の家庭での献身をねぎらったり、その報われなさにさりげなく同情したりしていた。現実的には、夫が後片付けをしていたので、家の中は子どもが食事の不満を言う以外、事なきを得ていた。

そのような面接が続く中、ある時、まったく無表情なA子の頬に、涙だけが一しずく流れ落ちたのである。射るような目つきで筆者を凝視するのは変わらなかったが、その鋭い眼差しから涙だけが別の生き物のように頬を伝った。A子は悲しいわけではない、と言った。自分でもわからないが、ただ涙だけが落ちるのだ、と。筆者には、凍土と化したようなA子の硬い表情から、ようやく氷のひとかけらがわずかに溶解しだしたかのように思えた。

その後の経過も順調だったわけではない。涙だけが流れ落ちるものの、情感や情動が語られることはなかった。

A子は毎回黙って涙を流し続け、その涙を拭くのに時間を費やした。涙を拭くためにあちこち顔を動かさねばならなかったので、もはや射るような視線と見下ろすような態度は維持されなかった。それでもA子は、どうして涙が出るのかわからないと言い続けた。

ただ筆者には、A子の中の隔離されていた情動が、確実にA子の意識に一歩一歩近づいているように思われた。筆者は、涙の背後のその情動に、「悔しい思いがおありなのでしょう」など語り続けた。それがまた一、二年続いた。筆者はこの間においても、まともな転移解釈など、ほとんどできようもなかったと思う。ただ、「涙を通して私に悲しい気持ちを伝えてみえるのですね」というような、〃繋ぎ方〃はしていたように思う。

その後の経過は、簡単に記す。なぜなら、この後は心理療法ならお馴染みの展開が待っていたからだ。涙の次は、案の定夫への不満がまな板にのった。夫に対する不満は、まずは性の問題で持ち上がった。夫はA子が調子の悪いときでも性の相手をすることを、半ば強要した。A子にとってはそれが苦痛で仕方がなかったのだ。だがこの時期には、この不満もそれに応えられない自分が悪いという自責のニュアンスが多分に含まれていた。

その後は次第に堰を切ったように夫に対する不満が溢れていった。あれほど夫に自己犠牲的だった人が、「夫の足音を聞くだけでも腹立たしい」と憎々しげに言うに及んでは、その変わりようの激しさに、筆者自身唖然としてしまうこともたびたびだった。

その一方で、A子は対象希求的な願望も口にするようになっていった。「今まで主人に一度もプレゼントをもらったことがない、結婚してから一度もない」と、憤りが多分に含まれたもの言いで、A子は〃大事にされたい願望〃をはじめてことばにした。幼少期から何十年もA子のこころの内奥に幾層にも閉じ込められてきた想いが、ようやく陽の目を見るようになったのである。

これらの情動の復活の中で、A子の症状は顕著に改善した。十年以上も台所の後片付けができなかったのに、短時間なら自分で洗い物をすすぐこともできるようになった。その代わり、夫との関係は最悪になった。A子の噴出する不満に夫も業を煮やし、寝室は別になり、お互いが顔を合わせぬような生活スタイルになってしまった。だが、A子はようやくひとりの主体として、情動的に人と関わる人生の途についたのであった。

〈A子の面接における精神分析的心理療法の意義〉

A子との面接においては、転移—逆転移を中心にした解釈はほとんど行われずじまいだった。精神分析の中心技法は背景に沈んでいた。もし筆者がA子の症状や日常的な話から、話題を内的な問題に転じようと焦ったなら、早晩面接は続かなかっただろう。筆者は退屈と言ってもよい毎回の決まりきった話題に、A子の苦労を偲びながら話を聞くように努めていた。

たとえば、A子の射るような視線の圧力に対して、筆者が「今私を射るように見ているように、あなたのこころの中にも監視するもうひとりのあなたがいて、あなた自身をがんじがらめにしているのでしょう」など解釈していったら、A子は筆者に対して申し訳なく思うか、非難されたと思って、これも早晩続かなかった気がする。「自己を知る」という契約が最初から成り立っているわけではない心理療法において、早すぎる転移解釈は患者にとって時に奇異に映るものだ。特に症状の改善を求めてくる、精神科外来の患者にとって、セラピスト—患者関係を話題にされることは、患者の意識からは、よくても遠くの雷鳴か、悪くすると、誘惑か攻撃と受け取られてしまう。

では筆者は、A子との面接で精神分析をいかに利用できたのか？　ひょっとしたら、あまり活用できなかったのではないか。そもそもA子との面接は精神分析的心理療法と言えるのか、という疑問が持ち上がっても不思議ではない。筆者自身、それに対して正当な弁明ができるわけではない。

だが、ただひとつ言えるのは、筆者はA子の凍土と化したような表情、射るような視線、長年付き纏った洗浄強迫の背後に、〝こころの痛みの痕跡〟を感じ取ろうとしていた、ということだ。それが、A子の長年の自己犠牲へのねぎらい、報われぬかなしさ、無念さへの着目となり、それに応じたことばの返し方になっていった。それは、当時の筆者は気づいていなかったが、〝アグレッション〟ではなく、〝痛み〟に着目するビオンの目線と極めて近いものだということを、最近考えるようになった。このことについては、後にもう一度触れよう。

パニック障害の中年期女性

四十代の患者B子は、人が集まるところに出ると、動悸や息苦しさに襲われ、時にそれは過呼吸にまで発展し病院に運ばれたりしていた。今では外出も億劫で憂うつになり、自宅に閉じこもることが多くなっていた。薬物療法ではなかなか充分に症状が改善しないので、主治医から心理療法を紹介されてきた。B子は、主治医の勧めに従って筆者の下にやってきたので、もとより「自己を知る」という内省の方向性での面接契約は端から難しかった。B子が求めているのは、ただ〝身体の改善〟であった。

B子は、年齢よりかなり若く見える容姿で、どこかしら青年期心性を匂わせる雰囲気の女性だった。B子の生育は次のようなものだった。

B子は、幼少の頃から身体も虚弱で、たびたび腹痛、頭痛に見舞われた。だが、母親が厳しかったので、学校は休むことが許されずに登校した。母親は明るく世話好きで、仕事や趣味など何をやらせても有能な人だった。母親はB子のことを「どうしてこの子は何をやらせても不器用なんだろう」と、たびたび嘆いた。

中学、高校時代は、ただおとなしいだけの普通の子だった。友達もいなかった。その代わり勉強していい成績を取れば、それが自分の存在証明になると思ったので、勉強はトップクラスだった。また、容姿には自信があったので、男の子に誘われて遊びに行くのは孤独感の代償になっていた。

有名大学に進学。大学時代は、変わった人が多かったので、高校時代とは違い、居心地が良かった。サークルも個性を尊重してくれたし、彼氏もでき、四年間楽しく過ごせた。

大学卒業後、二年ほど働いた後、見合い結婚。夫は自営業。温厚でやさしい。結婚後は夫の仕事を手伝っていたが、仕事自体はお茶汲みや事務手続きなど単純なものだったので、あまり面白みはなかった。人付き合いは、事務所と家の往復でほとんどなかった。

パニック発作が出たのは、四十歳頃、旅行のツアーで他の客に混じって旅行していた時だった。急に心臓がドキドキしてきて、このまま死んでしまうのではないかという強烈な不安に襲われた。それ以来、遠出するとふたたび不安になるのではないかと思い、次第に家にひきこもりがちになっていった。

思い当たることとしては、特にあるわけではなかったが、四十代に入り身体も疲れやすいし、子どももできなかったので孤独を感じていた。また、二十代半ば頃より趣味サークルに入っていたが、ここ数年は若い人に混じっておばさんがいたのでは迷惑じゃないかと思えるようになっていた。

筆者は、これらの事情をうかがったあと、「パニック発作の背後に孤独感や人間関係での不安が介在しているかもしれないこと、それを面接でゆっくりとこころの整理していくことが意味を持つかもしれないこと」を控えめに伝え、心理療法の契約に誘った。B子は、筆者の意味するところをよく理解しているとは思われなかったが、筆者の勧めに応じる形で、週一回五〇分の心理療法が開始された。

面接では、多くは体調や症状の話に費やされた。いつも気持ちのどこかで体調や不安発作への心配にこころが奪われ、毎日が張りあいのない日々だった。したがって、面接で何を話せば良いのかと、面接に関しても意義を感じにくい様子だった。筆者はB子の鬱々とした話しを毎回聞きながら、正直退屈感を覚えざるを得なかった。そして、この延々と繰り返される同じような話しのどこにB子のこころの世界への糸口を見出せばよいのか、正直途方にもくれた。

五〇分という時間の長さは、B子にも筆者にも長くて疲れる時間となった。したがって、筆者は、B子の話しの流れに添って、こちらから質問を持ち出すことも多くした。それはたとえば、現在の生活での困ること、夫との関係、将来への希望、これまでの人生を振りかえって思うこと、などだった。B子の気持ちのどこに、内省的心理療法に繋がるようなこころのポイントがあるのか、手さぐりで探り当てようとしているようなものだった。

さて、次第に明らかになっていったのは、次のようなことだった。すなわち、B子は現在に生きているのではなくて、〝過去の悔やみ〟の中に生きていた。連想は、独身の頃の回想に費やされることが多くなっていった。いろいろな男性にプレゼントをもらいながらもそれが当たり前のように思っていたこと、就職してからは、同僚の女性たちからいじめられたこと、小さい頃から人付き合いをしてこなかったから、女性との付き合いもうまくできないこと、なかでもB子が一番後悔していたのは、結婚後、夫の事務所を手伝うのみで、自分に対してキャリアとしての能力を何も身につけてこず、家と事務所の往復をするだけで、齢を重ねてしまったことだった。

ここにおいて、B子との面接は〝過去に生きるB子〟との対話として、心理療法の舞台に上がろうとしていた。

筆者はB子の悔やみを受け止めながらも、若さや学歴でカバーしてきた背後にある、B子の昔からの孤独感に思いを寄せ、その水準でB子との触れ合いを保とうとした。B子は次第に自己の内面を見つめだす兆しを見せていった。だが、この時期のB子の問題の捉え方は、内省の兆しは見られるものの、他罰的外在化に傾いた。まじめにこつこつ努力してきたのに、結局何も自分に身につかず、人からは「大卒を鼻にかけている」と言って、嫌われてしまった、など。B子は、筆者に対しても「先生からもばかにされている気がする」と軽い被害感をもらしたが、「でも先生は私を傷つけた人たちとは違い、愚かでないから」と努めて不安を打ち消そうとした。

B子の症状は一向に良くならず、この頃には長年続けてきた趣味サークルからも足が遠のくようになっていた。ただし、面接での話題は症状の話から自分を見ていく方向性へと、確実に比率は増していった。

その後、B子が過去の悔やみ、さらには周囲への憤りの中から見出していったものは、〝このままでは終われない〟という女としての意地のようなものだった。「資格を身につけていたら母と同じやり手のおばさんになっていたかも」と、優越への欲望を語るようになっていた。さらに、攻撃性や競争心が自覚されると共に、毎日明け方になると、自分のことを馬鹿にした人たちのことを思い出して「ちくしょう、ちくしょう」と泣き叫んだり、「野菜や布団やソファーから針が出てきて襲ってくる」という悪夢を見るようにもなったりし、状態は一時的に増悪した。筆者は、「B子の中には少数派では終われないという競争心や屈辱感がありますね。でもその背後には、小さい頃から認められることで、孤独を癒したい気持ちをずっと抱えておられたのでしょう。その孤独感こそ、今でももっともわかってほしいところかもしれませんね」と、攻撃性の背後にあるB子のこころの〝痛み〟に照準を合わせようとした。

この後、B子は、自分を傷つける迫害対象の連想ばかりでなく、保護対象の連想も増えていった。たとえば、今までは思い出すことのなかった高校時代のやさしかった女友達の死、仕事関連の社長の闘病に対する共感、さらには別のサークルから誘いの手を伸ばしてくれた年配の男性など。彼女の内的世界では、保護対象との絆も強めつつあるようだった。

その一方で、B子は自己の中の攻撃性にも自ら言及しだしていた。サークルの若い女の子を見ていると、「これから実力をつけていくんだなと思って腹が立ってしまう。嫉妬ですね」と自らのこころの内部の羨望に言及した。自らの欲動、なかでも攻撃的な欲動を外在化させてきたB子にしては、これは驚きの〝内省〟であった。

さらに、筆者のことば遣いにも細かいところでこだわるようになり、表現のニュアンスが気に入らないと、B子は「違う！」と短く鋭く言い放つようになった。それには思わず筆者が「違う？」と聞き返してしまうほどの鋭い切っ先が感じられた。筆者は「あなたが今、違うといったような意思表明が小さい頃からずっとしてこられなかったことなのでしょう。そういう気持ちを私に正直に向けてもよいと思えるようになってきたんですね」と解釈した。B子は、それに対して「確かにそう。親との間でも違うといったことがなかった。でも言ったからと言ってすっきりするわけでもないし」と、筆者の解釈をある程度認めながらも、「すっきりするわけでもない」

と限定することも忘れなかった。

この頃になると、B子自身、「だいぶ元気になってきたような気がする」と語り、症状は目に見えて改善した。さらにサークル活動なども積極的になり、行動の範囲は着実に広がっていた。B子はようやく攻撃性を自らのものとして語るようになり、主体性、活動性として内在化していく途上に立った。そして、その後面接は終結した。


〈B子の面接における精神分析的心理療法の意義〉

B子においても、心理療法のその始まりは、「自己を知る」という契約がすんなりとは成り立たないところに位置していた。なぜなら、彼女の求めるのもパニック発作の〝治癒〟であったからだ。したがって、内省的な方向性での面接には一直線に向かうことはできず、面接の時間のかなりは症状の陳述や日常生活の報告に費やされた。ここから内省的な心理療法の道筋にいかに繋げていくかが、考えどころであった。

A子の場合もそうであったが、まず患者の症状の背後の内的な情動と繋ぐためには、その〝こころのポイント〟がどこにあるのかを探る必要があろう。ことばを換えれば、患者はこころの情動のどこに〝生きがたさ〟を感じているか、と言ってもよい。それは、精神分析の用語を使えば、何を抑圧していたり、排除していたり、投影していたりするか、といった観点と同じことになる。

この観点から次第に浮かび上がってきたのは、B子の〝過去の悔やみ〟であった。精神分析的眼差しは、まずは、こういったこころのポイントを探すために役に立つ。すなわち、表面の事象、現象の背後に存するこころのありかに絶えず気を配り、繊細にキャッチしようとする姿勢である。しかも、それは、患者の生きがたさのこころの〝痛み〟を推し測るという眼差しであり、悪い点、病理を探すという目線とは、〝情動的に〟異なったものだ。

筆者は、B子の〝過去の悔やみ〟、〝屈辱感〟、すなわち人への〝うらみつらみ〟の奥に、優越することによって幼少期からの孤独を癒そうとする〃再生への痛ましい願い〃を感受した。そこにB子との臨床の足がかりが得られたと思っている。筆者にとって、精神分析的心理療法の叡智は、人のこころの〃痛み〃を、表に現れたさまざまな臨床像に惑わされることなく発見していくことにこそ、まずは生かされるべきものだ、と考えている。

3　臨床の現場から学ぶ精神分析的心理療法

すでに臨床素材を通して、ことばを尽くしてきたところがあるので、ここでは要点を整理する形で述べていきたい。

心理療法の舞台にあがるまで

何度も言うが、精神科外来を訪れる患者は、症状の治癒を求めてきている。したがって、心理療法に紹介されてきたとしても、「自己を知る」という精神分析の根本理念にすんなり乗るケースはむしろ少ない。そこではまず、患者のニードにこちらのチャンネルを合わせる必要がある。精神科の場合、そのチャンネルはほとんどが〃症状の改善・治癒〃である。したがって、A子、B子において示したように、心理療法の契約は、その改善に役立つような方向性で、まずは〃仮契約〃されることが必要となる。その際、症状の改善のためには〃こころの整理〃が必要であることを説くのは、今では面接契約の常套手段だろう。

医師から依頼されて来た患者は、とり合えずその提示に乗ってくれたりする。なぜなら、彼らは症状の改善のためには、よさそうなものは何でも試してみようという心性に傾いているからだ。だが、患者は心理療法の手っ取り早い効果が出ないことに、早晩焦れることも珍しくはない。

そういった意味で、心理療法の適応になるかどうか判断が難しい場合には、馬場[1]のトライアル面接十回と言う提案は、極めて正当な考えだ。そういう理念が実践される臨床の場こそ、精神分析的心理療法にふさわしい環境だと思う。ただ、精神科外来の現場では、そのような理念はいささか理想的過ぎるかもしれない。なぜなら、私たち臨床心理士に患者が紹介されてくるとき、医師としてはかなり打つ手に窮していたり、あるいは臨床心理士を活用して臨床の幅を広げたりしようという動機が存していることも珍しくはない。そのような場合には、医師としては、臨床心理士にも難しい患者を受け持つことの苦労を分かち持って欲しかったり、あるいは仲間として臨床心理士に活躍して欲しかったりする動機にこそ真があるといえる。そういう医師の〝気持ち〟を現場で働くものは大事にする必要があるのではないか、と筆者は考える。したがって、筆者の場合、依頼されたケースを最初から、あるいは途中で断ることはよほどのことがないかぎりはしないようにしている。たとえば、明らかに統合失調症で、まずは薬物療法が必要とされる場合や、あるいは行動化が激しく予想されるので、引き受けることによって逆に混乱を増長させることが見込まれる場合などをのぞいては。

したがって、A子、B子の場合のように、心理療法の可能性を探って、〝もがく〟ことになる。そして、もがきながら、患者の〝こころのポイント〟を探すのだ。

こころのポイント

「自己を知る」という契約が最初から成り立ち難い心理療法においては、精神分析の技術は、最初は背後に潜む〝こころのポイント探し〟にこそ向けられてしかるべきである。それを「わからないことをわかる」（土居[3]）、「不思議に思う」（成田[4]）、「こころの謎を感じる力」（祖父江[5]）、「能動的にひとを読む」（松木[6]）といった言い回しで表現することもできよう。

その〝こつ〟みたいなものについては、ここでは詳述できないが、筆者が臨床素材を通して示したかったのは、

「ひとを読む」際の患者に対する〝目線〟である。すなわち、患者の〝生きがたさ〟はどこにあり、どんな〝こころの痛み〟を耐えがたく感じているのか、さらにはそれをどう避けようとしているのか、という〝目線〟だ。それは、A子においてもB子においても、自己犠牲の裏にある〝報われぬ辛さ〟や幼少期からの〝癒し難い孤独〟として浮かび上がってきた。すなわち、筆者の考えるポイントとは、〝こころの痛み〟の次元のどこかに位置する、ということだ。

松木[7]は、次のように表現している。「共感することと解釈が連動するには、治療者もクライエントも現実的―受容的心性（D）にあることがその前提となる」と。これは、筆者の言い回しに近づければ、面接においてセラピストが、〝痛みのポイント〟を外さないためには、セラピスト自身が抑うつポジションの座から〝ずり落ちて〟しまわないようにしないといけない、ということだ。

最近筆者は、この〝痛みのポイント〟の目線は、勝手な解釈かもしれないが、極めてビオン的なものではないかと思うようになった（祖父江[8]）。その点を最後に、日本的な〝ものの哀れ〟の「共感論」と重ね合わせて述べてみよう。

患者と手を結ぶこころの水準

前項で、筆者は〝痛みのポイント〟探しについて述べた。それはとりもなおさず、抑うつポジションの水準で患者と手を結ぶ、ということを意味する。だが、A子にしてもB子にしても、最初からそんな水準で関わってはこない。彼女たちは、症状という強力な盾の背後に身を潜め、その蔭から出てきたところで、人への不信や被害感や恨み言など、すんなり〝こころの痛み〟に目を向けるわけではない。この時セラピストの側が、出てきた〝ネガティブ〟に目を奪われてしまい、否定的感情やアグレッションの解釈を行っていけば、単に妄想分裂ポジションの水準での応酬に終わってしまうことも珍しくはない。すなわち、患者はますます被害的になり、セラピストはその被害感の裏に潜む攻撃性にことさら過敏になるという悪循環に陥る。いわゆる〝陰性治療反応〟と言われるものが、そこに現出するわけだが、それはセラピスト側の治療的扱いの拙さから来ている場合も意外に少なくはないはずだ。

患者が妄想分裂的な心的構えのときほど、あるいは、抑うつポジションになりきれない場合ほど、セラピストは〝抑うつの痕跡〟、すなわち〝痛みの痕跡〟を患者のこころの中に見ていく姿勢が大事になる、と筆者は考える。

ビオンは、妄想分裂ポジションにおける〝剝奪感〟、すなわち〝分離〟を治療的に扱おうとした分析家だ（祖父江[9]）。それは、妄想分裂ポジションの世界における〝剝奪から成る痛み〟に繊細であろうとする姿勢であり、筆者の表現で言えば、妄想分裂ポジションにおいてさえも〝抑うつの痕跡〟を見出していこうとする臨床感覚に他ならない。したがって、迫害的対象関係の中に、〝攻撃性〟ではなく、〝痛み〟を見ていこうとする、視点の移動がそこにはある。

ここに日本的な情緒の機微をうまく備えた「共感論」との不思議な重なりが見えてくる。ビオンが一部に〝東洋的〟だと言われるゆえんかもしれない。

成田[10]は、「患者と治療者の心の井戸」の喩えの中で、次のように述べている。「治療者が患者の心の底に孤独を見出しえたのは、彼の心を探ろうと努めたからではない。彼の話を聞いている自分の心の中をみつめたからである。疲労感、うんざりした気持ち、傲慢な奴だという反発、離人感が私の心の中にあった。そしてその底に彼と自分とに共通して『ひとりぼっち』という体験があることがみえてきたのである。治療者が自分の心の井戸を深く見通してみることで、患者の心の井戸と通底する孤独感に至ることができたのである」。

ここで成田が言っているのは、セラピストは〝うんざりした〟といった逆転移感情の背後に、患者のこころと通底する孤独感という〝かなしみ〟を感受した、ということである。すなわち、ここにはセラピストのこころを使用して、攻撃的対象関係の裏に隠された患者のこころの痛みを探知する、高度な〝逆転移の活用〟があるのだ。そして、そこに見出し得たものが、孤独感という〝かなしみ〟であることは極めて意義深い。

成田[11]は、別のところで次のようにも言っている。「日本の伝統の中でのきわめて重要な言葉『かなし』は、分離し独立した個であること、そうでしかありえぬことのかなしみということになり、『西欧的』な独立した個が、個であるゆえに味わわねばならぬ孤独と共通しているように思われます。『かなし』という感情は、おそらく、洋の東西を問わずすべての精神療法の根底に横たわる感慨のように私には思われるのです」。

私たちは、生の辛苦に出会ったとき、その辛さを体験せずにすまそうと、さまざまな防衛機制を発動させる。この精神分析的観点は、意外にも「ものの哀れ」を主旋律に奏でる日本の美的芸術論と重なる交点を見出せるのだ。

文芸評論家の小林秀雄は、彼のライフワーク『本居宣長』[12]の中で、こう論じた。「わが心ながら、わが心にもまかせぬ物」、すなわち「心にかなはぬすぢ」に出会ったとき、私たちは自分のこころに深く見入る契機を強く与えられる。なぜなら、その局面では、人が自らを「わきまへしる」ことがどうしても避けられぬ切実さに遭遇するからだ。その切実さの只中で、「あはれ」＝「かなしき情」というこころの形が本来姿を立ち表してくる。

先の成田の「かなし」論は、小林秀雄の見ていた情景とほとんど同じ風景を視野に収めている。私たちは心理療法のある局面で、必ずといってよいほど、「心にかなはぬすぢ」、すなわち〝行き詰まり〟に出くわす。その際、陰性感情に絡まった関係性の中で、セラピストは「自分のこころに深く見入る」ほかほとんど手段を持たない。その見入った先に、私たちが何を見るかによって、その心理療法の〝運命〟は決着するといっても過言ではない。成田はそこで、「かなし」の〝情〟にこそ、「心の井戸」を通底する心理療法の奥行きを見た。成田が先の自験例で、「疲労感、うんざりした気持ち、傲慢な奴だという反発、離人感」といった逆転移感情を下に、患者の〝隠された〟陰性感情を〝解釈〟していったとしたら、患者と〝手を結ぶ〟どころか〝手を切り離す〟結果に終わっていただろうことは、論をまたないだろう。

精神分析的心理療法といえども、日本の情緒的伝統である「わが心にもまかせぬかなしき情」にこそ、セラピストの眼差しは注がれてしかるべきなのである。さらに、その感慨は、遠く海を越えた分析家であるビオン、W. R. の「こころの痛み」の〝頂点〟にも〝連結〟するように、筆者には思われてならない。

おわりに

筆者は、精神科臨床において精神分析的心理療法が端から使えるわけではないケースの実際に関して取り上げた。それが、精神科臨床においては、日常的な風景の一コマなので、特に若い臨床家の参考に資することもできるのではないかと考えたからである。

論の最後に向かい、「こころのポイント」から始まり、日本の情緒的伝統に重ね合わせた「かなし」の共感論まで、いささか筆に任せた面があるが、ビオンに繋がる「こころの痛み」に照準を合わせることにこそ、精神分析的心理療法の要諦があるのではないかと筆者は考えるので、ご批判ご感想等いただければ幸いである。

なお、筆者の精神分析的心理療法の更なる実践に関しては、別にものしているので、そちらを参考にしていただければこの上ない（祖父江、二〇〇七出版予定）。

文献

（1）馬場禮子『精神分析的心理療法の実践』岩崎学術出版社、一九九九年。

(2) 成田善弘『セラピストのための面接技法』金剛出版、二〇〇三年。
(3) 土居健郎『新訂　方法としての面接』医学書院、一九九二年。
(4) 成田善弘『精神療法の技法論』金剛出版、一九九九年。
(5) 祖父江典人「精神分析療法」成田善弘編著『心理療法の実践』北樹出版、二〇〇四年。
(6) 松木邦裕『私説　対象関係論的心理療法入門』金剛出版、二〇〇五年。
(7) 松木邦裕『分析空間での出会い』人文書院、一九九八年。
(8) 祖父江典人『病院臨床と対象関係論』(仮題) 新曜社、二〇〇七年出版予定。
(9) 祖父江典人「ビオン研究」愛知県立大学文学部紀要に連載中、二〇〇三〜二〇〇六年。
(10) 成田善弘「共感と解釈　患者と治療者の共通体験の探索」成田善弘・氏原寛編『共感と解釈』人文書院、一九九九年。
(11) 成田善弘『精神療法の経験』金剛出版、一九九三年。
(12) 小林秀雄『本居宣長』新潮社、一九七七年。

第七章　臨床の現場から学ぶユング心理学的心理療法

川戸　圓

はじめに

臨床心理学にとって「精神科臨床」は極めて重要なものであると認識している。というのも心の病の中で最も激しい混乱状態を呈するのは精神病圏の方であり、その方々との出会いなくして「臨床」を語ることはできない、と考えているからである。そして精神病圏の方との「臨床」で得られた知見は、人の心が病む時の根本法則を明らかにしてくれ、これなくしては、心の病全般に関わることは不可能だと考えるからである。こういった考えを筆者の臨床経験から明らかにしていくことから始めようと思う。

1　精神科臨床で何を学ぶのか

「精神科臨床」とは文字通り精神科で精神科医によって行なわれる「臨床」であるとするならば、そこで臨床心理士が学ぶべきものとはいったい何であろうか。やはり精神病圏の方の「臨床」であり、心の病の中で最も重篤とされる精神分裂病者の「臨床」から得られるものではないかと思う。精神分裂病という用語は二〇〇二年に「統合失調症」と変更されたが、ここではそれ以前のことを取り上げるので、従来の名称を使用させて頂くとする。後でも述べるが、筆者が精神科臨床への手ほどきを受けた精神科医の辻は、精神分裂病は「最も重く主体が自分の主体としての営みを圧倒されている人間の姿である(1)」と、述べている。「最も重く主体としての営みを圧倒されている姿」から学ぶことが、「精神科臨床」以外の「臨床」においても重要なものとなるということは、そこでの学びが心の病の根本的かつ普遍的な法則を内包していると考えられるからであろう。

私たちは誰でも圧倒されて、自分を保つことが難しいような事態に直面する。そうしたときに人間はどうなるのか。周りに当たり散らしたり、あるいは周りの誰かに寄りかかってみたり、あるいはそういう事態をなかったものにして現実から遊離してしまったり、あるいは激しく襲ってくる哀しさをなかったものとして失感情的な状態になったりと、それは個々の人で異なるともいえる。そのように内容的には異なっても、よくよく見てみると、そこには構造的な何らかの法則があるのではないか。

そこに何らかの共通の法則を見抜いていこうとするには、いずれにしろ人間がやることだから、同じ人間がやることにおおきく外れたものはないという眼差しが存在することが前提となるだろう。通常の感覚では理解しにくいことにも、圧倒された事態に対する反応としては、同じ人間だから分かるはずだという投げかけがあるということである。少し硬い言葉で表現しなおすと、最も重篤な心の病と軽度の心の病とのあいだには連続性がある、と捉えていなければならない、ということである。あるいはさらにもう一歩進めた表現にするならば、最も重篤な病を患った心と普通の人間の心には連続性がある、ということである。一昨年、『臨床心理学』において「統合失調症の心理療法」を特集した伊藤は、特集を組むことになった経緯について、「人間にのみ生じるこの病(統合失調症)を生きるには人間の関わりが必須であることを多くの読者と共有したい(2)」と述べ、統合失調症(精神分裂病)という病に陥る人が極めて人間的であることを強調することによって、この病を持つ人とそうでない人間との連続性を述べたとも言えよう。伊藤の臨床への姿勢と筆者のそれとには同じものがあると感じさせられた。

こういった見方が、科学的なものの見方の大枠とずいぶん異なるものであることを、知っておく必要があろう。科学は、大きくまとめてものを見る見方から、大きなものをどこまでも細分化して、細分化したところで見られる法則を見出すことに、鋭意力を注いできた。心の病の分類学などはまさにそれだと言えよう。そして分類学のスタート点は、もちろん、心を病んでいる人と心を病んでいない人という分類になる。客体としてとらえることがかなりの程度までうまくいく身体疾患を研究するには、これはとても有用なものであったであろう。しかしはたして客体化することの難しい心においてはどうであろうか。無反省にこの科学的手段を用いていいのであろうか。どうもそうは思えない。もうそろそろ細分化する方向とは逆の方向でも、ものごとを考えみつめていく時がきたように思う。分類が単なる便宜的な分類を越えて、分けられた二つのもののあいだに大きな溝を作り出し、ここに共通に見られるものがあるという発想を思い浮かべることすら困難な状況を、醸し出してしまったと思えるからである。

ここで辻による「精神分裂病は最も重く主体が自分の主体としての営みを圧倒されている人間の姿である」という表現に戻ってみよう。主語と述語だけにすると、「精神分裂病は人間の姿である」ということになる。ここには分類学の溝を越えた発想を見てとることができる。筆者が辻のこの主張に初めて出会ったのは、彼の4回にわたる講演であった。その講演は『治療精神医学への道程』[3]として一冊の本にまとめられている。この講演に自分の着想の芽と同じものを嗅ぎ取って、彼のもとで勉強させてほしいと願い出て、幸いなことに、受け入れて頂いた。筆者が臨床の大学院生だった時のことである。したがって筆者の「精神科臨床」は大学病院の精神科外来で、精神科医（辻）のシュライバー（精神科医と患者のやりとりをカルテに記録する役割を担う人）をやることから始まった。この経験は、精神科診療をつぶさに知る機会を与えてくれたと同時に、あらゆる心の病の人との出会いをもたらしてくれた。心の病と言っても、当時はまだヒロポンなどの中毒患者も何人かいた。そして器質的な病が濃厚な彼らも精神分裂病同様の激しい精神症状を示すのである。このような病から軽いうつ状態の人まで、実に様々な病状の人を「見る」ことができた。

この「見る」ということはかけがえのない体験である。シュライバーであるから臨床家として関わっているのではないが、あらゆる病状の人が目の前に座ってくれ、精神科医による治療のもとに変化していく姿におつき合いできるのである。臨床心理士にとってはあまりできない体験である。心が病むことの究極の姿を「見る」ことの少ない臨床心理士に、どのようにしてその機会をつくるかは真剣に考えなければならないだろう。その後、辻氏が榎坂病院附属治療精神医学研究所に移られてからは、そこで大学病院の外来にみえる方よりもより病態像の悪い方々との出会いを経験することになった。というのも榎坂病院は、当時、閉鎖病棟を主体とした単科の精神病院だったからである。そこでもさらに多くの方を「見る」という経験を積んだ。人間が深く心を病む姿を「見て」、「見る」心は自然に多くのものを感じ取る。それが臨床の始まりであろう。精神科でのこういった経験が、筆者の現在の「臨床」の下支えをしてくれているのは、確かな事実である。

2　治療精神医学とは

感じ取ったものをどのように収めていくのかということに、いろんな理論が存在するのであろう。まず一つの収め方を筆者に提供してくれたのが、辻の唱える「治療精神医学」である。それは、人の心が病んだ時に示される様々な症状を見て、その中に共通する根本的かつ普遍的法則を見抜いていくための、視点の一つを与えてくれた。「治療精神医学」というのは多くの人に聞きなれない言葉であろう。これについて辻は次のように語っている。「臨床とは、常に治療が出発点であるとともに、治療が目標であるはずです。医学といえば、臨床、治療から始まって、治療に終るものなのです。ですから〈治療〇〇医学〉という言葉は、屋上屋を重ねるものと言わねばなりません。しかし現状を見ますと〈治療精神医学〉という言葉が適切であるという印象が、私にはぬぐえないのです。治療精神医学とわざわざ限定をつけて、お話ししなければならないという気持になるということは、精神医学領域に身を置いている者からみれば大変重大な問題だと思います。（中略）おそらく現在の精神医学の悩みは、歴史的にふんできたことと、現実の治療ということを目標にした場合の問題点とのあいだに、距離がありすぎたということだと思います」[4]と。この著作と、これに先立って出版された『治療精神医学――ケースカンファレンスと理論』[5]の二冊の著書、および辻が主催する研究会に参加して学んだことから、辻の言わんとすることを、もう少しわかりやすく述べてみよう。ここで言う「歴史的にふんできたこと」というのは、精神分裂病に関して今までに出版されてきた医学書に書かれてきたこと、すなわち「この病が不治の病であり、その症状は了解不能である」とされてきたことをさしていると思われる。「現実の治療ということを目標にした場合の問題点」というのは、辻が治療者として精神分裂病者に接するなかでつかみとってきたこと、すなわち「この病は不治の病ではなく、その症状は了解可能である」ということを踏まえて、治療の目標を構築しようとした場合に生ずる齟齬ということであろう。医学書に書かれてきたことと、治療する中で学び取ってきたこととが矛盾することを言っているのである。そしてこの歴史的に考えられてきたことと、自分自身の治療体験から生み出されてきた考えとのあいだに横たわる距離を、意識的に表明するために、自分のかかわる学を単に「精神医学」と称するのではなく「治療精神医学」としたいというのである。

これほどに「治療」ということに重きを置いている辻は、精神分裂病を「事態に圧倒された人間の陥る重篤な状態の一つ」としてとらえ、精神分裂病者の示す症状は、ただ精神分裂病者に特有なものなどではなくて、事態に圧倒された人間のすべてに生じる得るものである、ととらえていく。つまりそこには共通の法則を見てとることができるというのである。ではその共通の法則とはどのようなものだというのであろうか。事態に圧倒されると当然人間の行動は歪んでくる。その歪みは圧倒のされ方の度合いによって量的な違いは生じるだろうが、質的には同じ法則にのっとっているというのである。辻によれば、それは以下の四つにまとめることができるという。①絶対化、②孤立、③部分限定化、④時間的連続性の喪失、である。[6]

これらについて辻の述べるところも参考にしながらもう少し細かくみていこう。ちょうどこの論文を書いている時に、テレビ番組で、施設に入所した認知症の老女が示す問題行動を、どのように扱えばいいのかということが取り上げられていた。昼間は他の入所者もいる広間で音楽番組を見ながら楽しく過しているのだが、夜になって一人自室で眠る段になると、「冷たい風が吹いてくる、音楽が聞こえてくる」と騒ぎ出すというのである。施設の人が「冷たい風は吹いていない、音楽は聞こえていない」と言っても、彼女は受けつけない。彼女の中でその体験は絶対化されていて相対化することができないのである。精神分裂病者の幻聴・妄想もまた絶対化されていることが多くて相対化することは極めて難しい。二十代半ばで発症し、五十代になるまで入退院を繰返してきたAさんは、「夜寝ているあいだに誰かが家の中に侵入してくる」という妄想をもっている。発症当時は非定型精神病と診断されていたが、筆者が精神科医と共同治療をはじめた四十代には感情障害（躁うつ病）と診断されている女性事例である。子どもたちは独立し、離婚して一人暮らしのAさんは、夜中に目覚めて、「誰かが家の中に侵入している」という思いにとらわれると、警察に電話して、家の周りをパトロールしてもらうことがしばしばある。面接場面で「誰が来てたんやろか」と訝るAさんに、「どうなんやろね。もう少し様子みながら、横に置いておくことできるかな？」と尋ねると、調子の悪い時は「でけへん、家に帰ったらまた警察に頼んでおいていい？」という返事が返ってくるし、調子のいい時は「うん、できる。誰も入ってへんのにそんな気がするんかな？」と、自分なりに収める事ができる。絶対化されるかそれとも相対的なものにとどめておけるかは、その時に圧倒されている度合いによると思われる。

このように「事態に圧倒された時」には、絶対化してしまうことは誰にでも起こり得ることである。認知症の老女においても、精神病圏のAさんにおいても、そうである。これが、いうならば、絶対化の法則である。この法則は、連動してその他の法則にもつながっていく。つまり絶対化してしまうことで、相対化できている他の人から孤立してしまうことになるし、またAさんの抱える問題は「誰かが部屋にはいったかどうか」ということに部分限定化されてしまう。他にも問題はあるのだが、そればかりに目を向けざるを得ない状況を導き出しているのである。しかも「今」気になることが最大の問題となって「今」という時間だけが問われ、時間の連続性が失われてしまう。

認知症の人とのコミュニケーションには、「バリデーション（validation）[7]」という方法が効果的であることが、現在注目されている。それは、例えば先ほどの「冷たい風が吹いてくる、音楽が聞こえてくる」という彼女の訴えを認めて、彼女の体験に寄り添うという方法である。つまり彼女が冷たい風を感じ、音を感じるのは事実と認めることである。そうすると「冷たい風が部屋の中で吹いているわけはない、音楽が夜中になっているわけはない」といった対応にはならないだろうし、少なくとも彼女が感じている事実を否定することにはならないだろう。冷たい風を感じている人には、例えば暖房具を設置してあげるのがいいだろうし、音楽が聞こえている人には、「どんな音楽が聞こえているのですか？」などと聞き返して、少しでもその体験を共有しようと務めるほうがいいだろう。というのもそういった接し方をする方が、結果的に、絶対化された体験がより相対化されやすいからである。「冷たい風を感じたら寒いでしょうね。お部屋を暖めましょう」と彼女に添うと、「有難う、もう冷たい風はなくなりました」というように、「冷たい風」が彼女の気持の中で絶対的な位置を占めるのではなく、相対的な位置へと退くのである。「バリデーション」は、このように、その人の体験に添うことで、体験の相対化を導き出しているとも言えるのである。

精神病のAさんには、「バリデーション」と同じ方法をとりながらも、もう一歩踏込んでの相対化も可能であろう。「うん、誰も入ってへんのにそんな気がするんかな?」と、相対化への動きをみせたAさんに、「そうやね、気だけの時もあるかもしれんへんね」と言ってみる。「大丈夫なんかな?」と筆者に保証を求めるAさん。「Aさん、大きなお家に一人やから、恐い時もあるものね。大丈夫かどうか気になるよね」と返してみる。「先生、気だけ?」と筆者と二人で検討する姿勢が出てくる。そこで「そう、気だけの時もあるね。誰か家の中に入ってきたんと違うやろかという気がしたら、〈入ってきたんや〉とすぐに決めつけないで、〈気だけかもしれんな〉と思えるといいけどね」、ある感じがしたら時間を置かずにすぐに動き出すことから、すこし時間をおけるようになる働きかけもしてみる。そして踏込んだ後は、少し疑問文の形で、「でもそうするのは心配かな。恐いかな」と、圧倒されている気持に添い直しておく。そうするとAさんからは、「私は離婚したし、子どもたちはそれぞれ出て行ったし、寂しいのかもしれん」という言葉が出てきた。夜中に一人で〈恐い〉という感情から、〈寂しい〉という感情が出てくる。〈怖い〉という感情に部分限定化されていたが、それが少し広がってくるのである。

このように認知症の老女や精神病のAさんのすぐさま了解することの難しい行動の中にも、辻のいう共通の法則が働いているのを見て取れることができると、彼女らの行動は了解できてくる。しかもAさんの場合には妄想にもとづく激しい「行動化(acting out)」をかなりの部分収めることができる。

相対化、孤立、部分限定化、時間的連続性の喪失に対する働きかけは、精神病圏の方に対しては、一度やれば、それでおしまいといった類いのものではない。同じ事態に対して何度も繰り返してやる必要があるし、また別の事態でも同様のことをやらねばならない。Aさんの場合も、「夜寝ているあいだに誰かが家の中に侵入してくる」と騒ぎ出す事態はたびたびあり、その都度その働きかけをしているし、また「嫌がらせをしている」あるいは「馬鹿にしている」と、時にはBさんに、時にはCさんに、怒鳴り込みに行くという行動に対しても、またその働きかけをしている。それでもそれはバベルの塔ではなくて、着実に地盤は固められていくものである。しかしそれには年月を必要とする。年月を必要とするという意味では、治療を行なう者もまた、精神病圏の方に向き合うという事態に圧倒されずに、時間的連続性を保持する必要があるとも言換えられるだろう。

さて筆者は、辻の「治療精神医学」という視点を得ることで、精神病者の多くの体験を理解し、それに関わることを経験してきたわけだが、何もそれが精神病の症状を理解する唯一の法則だと、筆者が考えているわけではない。人間が深く心を病む姿を「見て」、「見る」心は自然に多くのものを感じ取り、それが臨床の始まりだ、と前に述べたが、精神科外来でそして単科精神病院で、筆者の感じ取ったものが辻の理論ですべて収められはしなかったと言ってもいいであろう。それは辻が心を病む姿の構造的側面に焦点をあてたのに対して、筆者が心を病む姿の内容的側面にも「眼差し」を向けてしまったためではないかと思う。「見る」という経験の中で、そこから筆者なりのものを感じてしまったともいえる。やはり感じてしまったものは大事にするより他ないだろう。しかしここで明らかにしておきたいのだが、辻がそれらを感じていないとは思わない。ただ彼はそのこと以上に構造的側面を大事にすることの重要性を説いたのだと思っている。なぜ認知症の老女は、夜になると「冷たい風が吹いてくる、音楽が聞こえてくる」と訴えるのであろうか。精神病のAさんはなぜ「夜寝ているあいだに誰かが家の中に侵入してくる」という妄想をもつのであろうか。なぜどちらも「夜」なのか。なぜ「冷たい風」なのか。なぜ「侵入してくる」のか。こういった多くの「なぜ」を筆者は感じてもいたので、これを無視するわけにはいかない。

「夜」については、おそらく夜だろうな、と自然に感じてしまう。「夜」、周りが暗闇になる夜、そこでは外界の周囲のものが闇に呑まれてしまう。夜は内界に目を向けざるを得ない時ではなかろうか。「冷たい風」は施設に入所せざるを得なかった老女の心の中に吹く風を連想させる。精神病のAさんの心の中に侵入して来ようとしているものは、どうやら外界にあるものではなくて、夜に生き生きとしてくる内界にあるものを思い起こさせる。ここを手掛かりに認知症の老女を、そして精神病のAさんを理解する手立てはないのであろうか。そこを理解する視点を提供してくれたのが、筆者の場合はユング心理学である。

3　ユング心理学とは

　ここでユング心理学の全体について述べる心積もりは無い。明らかにしたいのはユング心理学が精神科臨床から始まったことであり、精神分裂病を理解することに力点を置いていることである。ユング（Jung C. G. 1875-1961）は、アニエラ・ヤッフェによる『ユング自伝』[8]の「学生時代」の章で、「私の狙いは妄想や幻覚が精神疾患に特異な症状ではなく、人間的な意味を持っていることを示すことにあった[9]」と述べ、学生時代の終わりにはすでにこういった思いを抱き、学生時代を終了すると同時にチューリッヒ大学附属ブルクヘルツリ精神病院で研究と治療に勤しむことになる。精神病の症状が「人間的な意味を持っている」ことを示そうとすることでは、辻と同じであるが、ユングの示し方はどのようなものであったのだろうか。

　ブルクヘルツリ病院では、当時「早発性痴呆」と呼ばれていた病に、「精神分裂病」という新たな名を与えたオイゲン・ブロイラーが主任教授をしていた。そこでユングはブロイラーの指示のもとに、精神分裂病者に対して言語連想検査を実施し、精神分裂病の主症状とした観念連合の弛緩の法則を見いだすことに全力をあげることになる。しかし、そこでユングは、一見するとまったく連合が弛緩したとしか見えない精神分裂病者の連想結果の中に、単に連合の弛緩としては片づけられないものを見いだしたのである。それは彼の一九〇六年の著作、『早発性痴呆についての心理学[10]』に示されているように、コンプレックス（The Complex）という概念である。ユングのいうコンプレックスとは、感情によって色づけられた複合体（The feeling-toned Complex[11]）であり、観念と観念の連合が遅くなったり、奇妙な連合になる場合には、内界にコンプレックスがあり、観念連合に作用を及ぼしているというのである。そして精神分裂病者のコンプレックスが布置されているとみられる観念をつなぎ合わせることで、コンプレックスの内容をユングは描き出し、それが彼らがもつ妄想・幻聴と同じものであることを示していく。奇異で思いもよらないような連合は、コンプレックスの内容を知ることによって、了解できるものとなることを示すのである。さらに一九〇〇年に出版されたフロイトの『夢判断』において提示された夢の論理を参考にしながら、ユングは精神分裂病者の妄想は普通の人がみる夢と同じであり、夢に意味があるのと同様に、妄想にも意味があるとしたのである。

妄想や幻覚をもつ精神疾患に学生時代から関心をもっていたユングは、晩年になって、再び精神分裂病についての短い論文を書いている。一九五七年、一九五八年のことであるから、八十六歳で亡くなるユングが八十二歳、八十三歳の時のことである。このことからもユングがいかに精神分裂病に深い飽くなき関心を持ち続けていたか、そして彼の研究の多くのものが精神分裂病の理解につながるものかがわかるであろう。一九五七年の論文は「Schizophrenia（精神分裂病）」であり、一九五八年の論文は「Recent Thought of Schizophrenia（精神分裂病についての最近の考え）」である。後者でユングは次のように述べている。「（精神分裂病の特長が）ノーマルな現象である夢と同じ特性をもっていることを述べた。夢の中では、でたらめで、馬鹿げていて、断片的であるという明らかに同じような特長を見てとることができるのである。もちろんそれを理解するためには、同様の拡充という操作を必要とはするのだが。（中略）私の経験が深まるにつれて、分裂病と夢のあいだには類似性があるという印象はますます明白なものとなってきた[12]」と。

さらにはブルクヘルツリ病院での精神科臨床経験から五十年たって、次のような感想を述べている。「治療実践の経験を積んで、およそ五十年経って、私は以下のことを確信するようになった。分裂病的な混乱は心理的な手段で治療し、治すことができると。治療という面に関しては、分裂病者も神経症者も違いはないと分かったのである。分裂病者も同じコンプレックスを持ち、同じ洞察、同じ要求を持っている[13]」と。こういう形で精神病を病んでいる人と病んでいない人との共通性を見いだしたのである。そしてこのコンプレックスに耳を傾け、様々な方法で拡充して了解しあっていく作業が治療となる、ということになる。

ではは辻の理論とユングの理論を精神病圏の方の心理療法の方法論としている筆者の治療がどのようなものであるかを示しておこう。Aさんの「夜寝ているあいだに誰かが家の中に侵入してくる」という妄想、あるいは「(ある人が)嫌がらせをしている、馬鹿にしている」という妄想は、〈何かが侵入してくる〉という感じ、〈他者から何かされている〉という感じを絶対化しないで相対化するように働きかけることから始める。この働きかけをすることによって、精神病圏の方の心理療法をすると病状が悪化するという初期の印象を避けることができる。というのもこの働きかけは「今」生じている行動化を収めることにつながるからである。〈感じ〉を二人(患者と治療者)の作業で相対化することは、これに基づいた行動を抑制することは明白だからである。しかし、前にも立てた、なぜ彼らは〈何かが侵入してくる〉〈他者から何かされている〉という妄想をもつのかという疑問は、そのままである。そのためには妄想の内容に触れていかざるを得ない。

筆者はこの〈何かが侵入してくる〉〈他者から何かされている〉という妄想は、背後にある大きなコンプレックス(ユングの後の用語をつかうなら元型ということになる)の露払いのようなものだと考えている。これらの露払い的妄想に二人で何年にもわたって立ち向かっていくことで、二人の間には同盟関係ができる。この同盟関係は露払の後に控えるコンプレックスを抱える器として機能すると考えている。このコンプレックスは関係が安定した頃に姿を現す傾向がある。Aさんの場合は、分析治療開始後六年目に、〈息子との近親相姦〉にまつわる妄想が出現してきた。それは派手な行動化はともなわないが、いわば〈モノ〉が語りだすというような現れ方である。この〈モノの語り〉に対しては、相対化の働きかけをして行動化をとめると同時に妄想を追い払うということはしない。ただじっくりと〈モノの語り〉(14)に耳を傾けるだけである。これはあれやこれやの対策を超えている。聞き続けられるかどうかはただ抱える器がどれだけのものになっているかによる。この器が弱い場合、再びの入院もありうる。ここで多くの人はやはり心理療法はだめだという結論を下してしまいがちである。そうではないと思う。〈モノの語り〉を聞けるところまで来たが、器が弱かったということでしかない。再び、入院、あるいは混乱的な出来事を越えて、再び露払い的妄想との格闘を、より強い器を目指してするだけのことだと認識している。もちろん〈モノの語り〉までいかず、露払い的妄想への対処だけで、それなりにまとまってくれる人もいる。また、〈モノの語り〉をきちんと聞いて混乱状態にならずに、そこから何かを得る人もいる。それは人それぞれである。

渡辺が『精神療法』で「心理療法家からみた〈妄想〉へのアプローチ[15]」という論文を書いているが、その中で、妄想を内的現実として聞く時の危険性として①「妄想」の確信を強める、②確信による行動化を誘発、③非現実的世界に陥れ、自閉性を強める、④人格のまとまりを崩す、の四つをあげているが、妄想に対して、上記のような二段階の対処で臨むならば、この危険性はずいぶんと減じると思うのだがいかがであろうか。

おわりに

夜になると「冷たい風が吹く」と訴える認知症の老女に対して、暖房器具を設置してあげることも必要であろうが、〈夜〉〈冷たい〉〈風〉に対して、〈夜〉とは何だろうか、〈冷たい〉ということにはどんな意味があるんだろうか、〈風〉とは何であろうか、そのようなことに思いを馳せることも重要なことではないかと思う。ユング心理学では、そのようなことをすることを、難しい言葉をつかって「拡充」と言っているが、それは決して難しいことではない。これらの言葉が聴く私達にどのような感じを抱かせるかということから出発するのが、拡充の第一歩だからである。こんなことを試みてみることが精神科臨床に最も必要とされ、心理療法にはかけがえのないものなのかもしれない。

文献

（1）辻悟『治療精神医学の道程』治療精神医学研究所・関西カウンセリングセンター、一九八一年、九〇頁。
（2）伊藤良子編『臨床心理学』「統合失調症の心理療法」金剛出版、二〇〇五年、七四九頁。
（3）『治療精神医学の道程』は一九七六年の関西カウンセリングセンターでの四回にわたる講演「治療精神医学」をまとめたものである。
（4）同書、二一三頁。
（5）辻悟『治療精神医学ーケースカンファレンスと理論』医学書院、一九八〇年。
（6）『治療精神医学の道程』九八―一〇二頁。
（7）ナオミ・フェイル（Naomi Feil）によって開発された認知症の人とコミュニケーションを取るための方法論。
（8）ヤッフェ編『ユング自伝―思い出・夢・思想』河合隼雄他訳、みすず書房、一九七三年。
（9）同書、一六四頁。
（10）'The Psychology of Dementia Praecox' in "The Psychogenesis of Mental Disease" Collected Works, Vol. 3. Princeton University Press. 1976.
（11）ibid. p. 38.
（12）'Schizophrenia' in "The Psychogenesis of Mental Disease" Collected Works, Vol. 3. Princeton University Press. 1976. pp. 257-258.
（13）ibid. p. 258.
（14）川戸圓「物語としての妄想――分析心理学の観点から」『精神療法』25（3）、金剛出版、一九九九年、四〇―四六頁、および川戸圓「〈モノ〉の語りとしての妄想と物語」河合隼雄編『心理療法と物語』講座心理療法第2巻、岩波書店、二〇〇一年、一五五―一九三頁を参照のこと。
（15）渡辺雄三「心理療法家からみた〈妄想〉へのアプローチ」『精神療法』25（3）、金剛出版、一九九九年、四七―五五頁。

参考文献

川戸圓「精神分裂病者に対する心理療法的接近の試み」『こころの科学』19、九六―一〇四頁、河合隼雄編「事例に学ぶ心理療法1」金剛出版、一九八八年。

川戸圓「統合失調症の心理的援助の諸注意」『臨床心理学』5(6)、伊藤良子編「統合失調症の心理療法」二〇〇五年、八一六―八一七頁。

辻悟、山下格、河合隼雄「精神分裂病例へのコメント」『こころの科学』20、一一三―一一九頁、河合隼雄編「事例に学ぶ心理療法2」金剛出版、一九八八年。

Jung, C. G. "The Psychogenesis of Mental Disease" Collected Works Vol. 3. Princeton University Press 1976.

第八章　臨床の現場から学ぶ心理臨床家としての「姿勢」

岡田　敦

1　心理臨床家の「姿勢」と精神科臨床をめぐる現状

私は現在、大学に籍をおいてはいるが、もともとは二十数年ほど私立精神科病院において、常勤心理士として病院臨床に従事してきた者である。その私が知りえた狭い範囲からでもいえることであるが、精神科臨床といっても、じつは施設によってそれまで培われてきた様々な治療文化をもっていて、そこでの心理臨床家の役割や機能については、考えられているほど簡単には、教科書的に定式化できるものではない。それはたぶん粘り強い臨床現場の実践を通して、じっくり長い時間をかけて、その臨床家が己の責任性のもと少しずつ創出していく類のものである。つまりは心理臨床家としての「姿勢」は、一朝一夕に身につくものではない、ということである。まずそのことをあらかじめ知っておきたい。

わざわざこんなことを冒頭よりくだくだしく述べるのは、ハウツー式にある決められた学習課程を終えて、一定水準の技能さえ身に付けさえすれば、そして資格試験を無事パスすることさえできれば、それで何とでもやっていけるなどと「お気楽に」考えている研修生があまりにも多いためである。そうした例は全体からすればほんのひと握りにすぎず、これは私の少し偏った問題意識が、そうした面にことさら目を向けやすくさせているだけかもしれない。できればそうであって欲しい。しかしこれが私の偏見であったにしても、いつからこんな情けない時代になってしまったのか、と思える事態に出っくわすことが最近少なくないことも事実である。私たちの若い頃などは（などと言い出すこと自体、すでに老化現象の始まりらしいが）、よくも悪くもひどく「重くて暗い」ものを模索し、これまた随分と大袈裟に聞こえるかもしれないが、文字通り「存在を賭けて」必死でわが道を探求しようとしていた。それを有り体にいえば、資格制度とも無縁で、職業として成立するかどうかという見通しも保証もない時代のことでもあったため、ことさらにまず臨床家としての「姿勢」が問われていた。それは臨床技術獲得以前の問題でもあった。今となっては信じられないかもしれないが、あたかも入会儀式の「洗礼」であるかのように、延々とそのことばかりを議論し、問われ続けた日々が確かにあったのである。そのためか、最近のニュールック系の若い臨床家の持つ、「ポップでライト」な、通信販売や宅配便を連想してしまうそのお手軽さや軽快さに、強い違和感を覚えることしきりである。いまや、そんな前世紀の遺物のような「昔気質の」、職人的こころの専門家などは不要だ、もっと軽快に、フットワークよく意のままに動いてくれる「セミプロ」級臨床家が倍増すれば十分、という意見が、驚いたことにユーザーである当事者側にまである（じつのところ、例の「医療心理士」がそうならないことを切に願うのだが）。そして、こんな浅薄な「大衆化」された時代精神の中でも、精神科病院臨床だけは、依然として「ハードでヘビー」な此岸に留まり続けている唯一の臨床領域であるように見える。たとえそれだけの理由であったとしても、心理臨床実践の中心に精神科臨床は置かれるべきである、と言って一向にさしつかえないのではないか。

今しばらく、現在の臨床心理ブームに水をさすような発言を続ける。これこそが臨床家としての「姿勢」に、直接間接にかかわることでもあると考えるからである。今後、臨床心理士がいかに社会的に「公認」されようが、まことしやかな噂どおりここ数年のうちに国家資格化されようが、「水増し」されたことと反比例するかのその大幅な質の低下、常勤従事者の少ない現状のまま（まるで今日の「格差社会」の縮図であるかのよう）であるなら、私たちには「明日が無い」のにも等しいと思えてきてしまう。そして何よりも私たちの世代の「常識」からすれば、少なくとも精神科病院臨床というものは、おそらくは初期研修をのぞけば、本来は「一所懸命」に常勤者となった上で、その医療施設に深く「根をおろして」おこなわれる営みでもあったのだ。このことを現在、いったいどのくらい若い臨床家たちは理解できているのかどうか（お手軽な「パートタイム」で甘んじることのできる理由のひとつとして、臨床経験十年未満の臨床心理士の約八割が女性で占められてことをあげる向きもある。しかしそんな事象の表面的なことなど、なんの言い訳にも理由にもならないと私は考える）。

こうした臨床心理士の、現在の非常勤者の多さの問題ひとつを取り上げても、どうしてもっと真剣にきちんと議論しようとしないのであろう。まことに不思議なことである。こんな非正規雇用の多い「高度専門職」（まさか修士号がある、というだけの意味でもあるまい）が他の職種にもあるのだろうか。寡聞にして知らない（一般教員がそれに近づきつつあるというが、本当なのかどうか）。私の熟知している精神科臨床にかぎっても、十年も経てばその差は歴然と明らかとなる。もちろん、かりに同程度の資質を持つ者としての上ではあるが、同じ十年の臨床経験であったとしても、非常勤と常勤では、その臨床的な実力や姿勢はもはや比べものにはならない。私たちの駆け出しの頃より、すでに「常勤の一年は非常勤の三年」という言葉があったほどである。望んでもその機会に恵まれない若い臨床家にはたいへん申し訳ないとは思うが、もしそれが単科精神病院での十年であれば、当然いくつかの保留はつくものの、まずは信用に値する臨床家とみなしてよい。それはもう「鍛えられ方」が違う、としか言いようがないものである。背に腹は替えられぬためかどうか、どうしてこんなに非常勤者を増大させていく基本方針を、容認してきてしまったのか。かなりの意地悪を承知でいえば、まさか学生教育の片手間にお道楽のように「細々と臨床を続けていた」教育心理系の大学教員をモデルとした、という訳でもあるまい。それはずっと精神科医療の現場で育ってきた私などにとっては、「性質の悪い」冗談以外のなにものでもないのだが。

たとえば初任者であろうが、臨床経験にまったく関係なく支給されてきている、制度化されたスクールカウンセラーのあの「現実離れした」報酬（現場の教員の「反発」の一部分はこれに起因しているという話を、以前、直接うかがったことがある）を、どうして少しも見直そうとはしないのか。あれはたしか国民の血税ではなかったのか。われわれの業界にはそもそも自浄作用というものがないということか。こんな古臭い議論は、変わり身が早くスマートで「世渡り上手」の人たちには、たぶんひどく時代錯誤的に聞こえてしまうのであろう。これも述べても詮かたないことを百も承知で言うのだが、学会紛争に端を発しての三十数年前の、あのくるおしいばかりの熱気と自己改革への批判の波は、どこへ消えてしまったというのか。精神科臨床を志した学生時代、指導していただいていた教授に誘われて、たまたま出席した日本精神神経学会の総会における、あの患者さんたちの激しい罵声と怒号、「正当な」治療者側に対する批判と告発（その中には、「望んでもいない心理療法なんてもうたくさんです！」という悲鳴さえあった）。大学病院精神科で研修を受けていた当時、不用意ともいえる私のひと言に対して、研修病院先で患者集団の代表の方から受けた厳しく刺すような叱責、その叫びともいえる声の響きがいまだに私の耳の底に鮮明に焼きついて残っている。もはや理解できないことかもしれないが、こうした体験こそがまず私の臨床家としての最良の先生でもあったのだ。こうした問題意識が、じつはいまこそ必要ではないのか。

ここで少し前に、臨床現場で耳にした実例を多少モディファイしてあげてみると、「博士論文のため」（しかも、課程内博士とやらで、あまり質のよくない臨床研究らしいが）と称して、自分が従事しておらず責任ももっていない精神科病院での入院患者（加えて、どうひいき目に見ても、結果が協力していただいた患者さんたちに還元されるとは思えない「研究のための研究」）に対して、易々とこころの痛みもなくどうして簡単に「資料集め」ができてしまうのか。これのどこが悪い、「ちゃんと患者さんたちからは、同意書が取ってある」などと開き直られては困る。私が問題にしているのは、あくまでそこにある「姿勢」のことなのであって、そんな形式上のことを言っているのではないのだ。少なくとも現在の臨床家育成に従事している大学の指導教員の面々は、私同様、何らかの形でこうした臨床批判の荒波を乗り越えて「生き残った」（一部は早々、「逃げ出した」？）最後の世代ではなかったのか。忘れてしまったのか、自己欺瞞的に適応上見て見ぬふりをしているのか。恵まれた立場に安穏となって自覚が足りないだけか。なぜ心理臨床学の学会誌にこの類の「姿勢」が問われる論文が、いつの間にか多数掲載されることになってしまったのか。こうした問題にもっとも先鋭にかつ真摯に取り組もうとしたのが、じつは精神科臨床の従事者であったはずである。たしかに、一時期の「反精神医学」的な改革運動にも行き過ぎた面や秩序破壊的な側面、つまり今見ると少し乱暴で早急な面があったことも事実であろう。しかしそれを通して学んだことも随分多かったはずである（たとえば横山。[1] 学ぶべき点の多い論文である）。そうした政治的な意味は別にしても、当時の改革スローガンのひとつでもあった「造反有理」（若い方たちには、何のことかさっぱり理解できないかもしれないが）という言葉は、今でもけっして死語になってはいないと思う。今こそ、私たち自身の抱えている現実的な内部矛盾を直視すべきで時ではないのか。国家レベルばかりか、私たち臨床心理士業界の「品格」の低下が誰がないと言い切れるのか。

以上を要するに、現在の形ばかりの指定大学院制度に代表されるような、いわば平等主義的教育での「技術の大衆化」路線に対して、古い世代に属する病院臨床家でもある私は、とみに最近苦々しく思っているということである。そしてこれはたいへん逆説的ではあるけれど、それゆえにこそ、精神科臨床のきちんとした臨床経験（できれば卒後研修として、指定病院などで最低「常勤で三年」は欲しい）が、心理臨床家の基礎訓練として必要不可欠である、と主張したいのである。そして私の批判のもう一つは、あまりにも「個人心理療法家」の育成モデルを、初期教育段階で重視しすぎているという点にある。そこから本当に、臨床家としての基本的な姿勢が学べるのかどうか。誤解のないように付け加えると、それが無意味であるとか、それは必要がないなどと言いたいわけではない。別の視点からすると、現在の指定大学院教育に見られるように、見学に毛の生えたような病院実習だけでいったい何が学べるというのか。そうしたゼネラルな基礎訓練を欠いたまま、ただ闇雲に個人心理療法のスーパービジョンを続けることに、いったいどれだけの意味があるというのか。

もしかりに、その後奮闘努力してどこかのサークル（たとえば学会認定やその他）の「高度な」公認資格を取ろうとも、それはまた別問題であることをあらかじめ知っておこう。思い違いをしてもらっては困るのだ。それは、あなた方の「権威付けのため」の自己満足にすぎないのかもしれないのだ。そんなもの、実際に苦しんでいる多くの目の前の「普通の」患者さんたちに、ほとんど何も役立つことがないとしたなら、それにいったいどれだけの意味があるというのか。実際の臨床現場では、特定の心理療法技法（たとえば精神分析技法）が求められることは、まずめったにないと考えておいた方がよい。実例はさしさわりがあるのでここでは省略するが、私など不器用な人間からみると、自分たちの（もちろん、「研究上の」とは信じたいのだが）興味関心だけのために、数例の選ばれた「特別患者」を診ているように見えてしまうことも多い。たとえこれが僻みであろうとも一向にさしつかえない。クローズドのある研究会の席で、ある高名な精神分析の大家の某先生（精神科医、故人）が、「ぼくたちは、精神療法プロレタリアートとは違うからね」と笑いながら話されたことがあった。反論など畏れ多いことであったが、聞き捨てならぬと内心私はひどく立腹した。その先生が、斯界の指導者であり、立派な業績をあげられている尊敬に値する「学者」であることは、もちろん百も承知の上なのだ。失言であったのかもしれないが、ここで問題にしたいのは、前述のようにそんなことを公言できる臨床家としての姿勢にである。それでは自分たちは選ばれし「貴族」だとでも言うのか。つまり私は臨床実践とは、とにもかくにも具体的な生きられた生活状況での、臨床家自身の責任性のもと、いわば己の存在を賭けた「個別の創造的な営み」であることを忘れてはならない、と言いたいだけなのである。当然、その背後にある臨床家としての「姿勢」が、厳しく問われることにもなる。

話を少しかえて現実的なことに目を向けてみよう。周知のように精神科の病院の治療体制や雰囲気、治療方針や理念など、公立私立問わずそれこそ千差万別である。とくに私立精神科病院の場合ともなると、一見安定した地位が得られたようにみえても、管理者の突然の交代や経営方針の大幅な変更さえあれば、おそらく現在でもひとたまりもあるまい。私も、これまで何度か危機に直面してその都度なんとか乗り切ってきたことを、率直に告白しておこう。これは自験例ではないが、突然、病院での心理士によるすべての個人面接が禁止させられた例や、人件費削減から脳波技師にさせられかけた例などがそれにあたる。これは現在の、医療上での国家資格のないこととも関連するが、その経済的な面で驚くべく冷遇されていることも多い（公立保育園の保育料が最高幅まで減免された、という話などザラである）。常勤者ですらそうなのだから、非常勤者など比較の対象にもならないほどである。精神科臨床のいわば新興勢力ともいえる、個人経営の診療所（とくに心療内科を標榜している一部に、随分とひどい所があると聞く）の非正規職ともなると、雇用待遇を云々する以前に、多くの問題を抱えていることが散見される。これも一例をあげると、適切な医師による見立てやケースマネジメントを欠いたまま（すべての診断名が「うつ病」、しかも同一処方！）、重篤な境界水準患者の面接が若い心理士に押し付けられ、右往左往するうちに事例が自殺に終わってしまった、というものである。加えてまた、ここ数年にわたる社会情勢の大きな変化や精神医療行政の見直し、つまり医療費補助の大幅削減と自己負担分の増加、地域医療への転換という大きな潮流もある。その中で心理臨床家が要請され担わねばならない役割は、自分の興味や関心のある仕事だけに限定されるものではなく、厳密な意味ではそれぞれ独自なものになろうし、現場での実際の活動も当然、多岐の方面にわたらざるをえないように思わる。タコツボの中にいるようにただ「仕事として」（渡辺[2]）個人心理療法だけをしておればよい、などという「恵まれた」状況は、多くの臨床現場では今や考えられないことである。野戦病院のような精神科最前線では、治療チームの一員として様々な機能や役割をになうことが強く求められてもいる。良心的な運営をされている精神科病院においてさえ、心理職が定員減らしされることはあったにしろ、増員などまずありえないのが実情であろう。心理臨床家の病院離れがささやかれる昨今、それでも多くの常勤心理士たちが報われることの少ない厳しい「冬の時代」ともいえる状況の下、ただひたすら「顔をあげて」努力を積み重ねていることを忘れてはならない。それは現状維持も覚束無いもので、いつの時代でも私たちの未来には険しい道のりが依然として続くばかり、少なくともけっして「バラ色」などではないのだから。

2　精神科臨床から学ぶ心理臨床家としての「姿勢」——その留意点のいくつか

ここでは少し趣向を変えて、とくに精神科臨床において、どのような「姿勢」が臨床家として求められているのか、ごく限られたものではあるが思いつくままそのいくつかを、私自身の臨床経験を踏まえながらできるだけ具体的に述べてみたいと思う。これがとくに、研修中の「悩める」若い病院心理臨床家たちの、少しでもお役にたつことがあれば幸いである。

精神科臨床に「呼ばれる」こと

かつてある著名な文学者が「インドへは呼ばれた者にしか行けない」と語ったが、精神科病院臨床は「呼ばれた者」にしか務まらないのではないか。最近つくづくそう思う。個人的な内発的動機はさまざまであったとしても、まず「呼ばれる」ことが大事である。私が駆け出しだった頃、近隣のもっともすぐれた病院心理臨床のひとりでもあった渡辺雄三が、そのことをよく「精神病院に入院する」という比喩で語っていたことを思い出す。つまりはかなわぬことと知りつつも、共生共苦の気概をもって「入院」する覚悟があるかどうかなのだ。そしてこれもくり返しになるが、初期研修を終えたならばできるだけ早く常勤者となって、最低でも十年はひとつの場所に踏みとどまって頑張ってみる。他の病院スタッフと協働した臨床現場の少しずつの整備や、自分なりの独自の「心理の仕事」の創出には、当然そのくらいはかかるからである。これこそが、おそらくもっとも基本的な責任ある臨床家としての営みと思われるが、しょせん「呼ばれていない」者にとっては、それがどうやら相当困難であるらしいことは、ほぼ数年単位で精神科の現場から敗走していく者の多さを見れば明らかである。それは決して待遇の恵まれなさだけの問題ではないと思う。臨床家としての「姿勢」とは、じつは不立文字のようなところが大きく、不遇な境遇の中でもただひたすら臨床現場で「おのれの道をおのれで選び、その明かりを照らしてすすむこと」(霜山)[3]によってのみ、自ずと身に纏うことのできるものでもある。まずそのことを忘れてはならない。

「人間存在」を見つめることから

これもあまりにも当たり前のことではあるが、私たちはその患者の抱える病理や問題を通して、その人固有の「歴史性」をになった、運命をもふくめたその人全体の「人間」としての生きられた姿を見つめていくことになる。それは決して解明し尽されるものではなく、依然として人間は「秘密」の存在でもあることを忘れてはならない。したり顔の「解釈者」であってはならない。畏敬の念の必要性はいうまでもない。周知のように人間存在そのものは、多層的多次元的な側面を持っていて、便宜上、生物学的、心理学的、社会・福祉・文化的、そして実存的なものに分けられはするものの、その寄せ集めが総体としてのその人自身ではない。とくに最近の心理治療者の中に、個人心理療法技法習得に熱中しすぎるがためなのか、社会制度や社会政策に対する「批判的な」関心を、ほとんど向けようとしない傾向には大変驚かされる。彼らの経済的困窮さや社会的差別、家族機能低下に顕著に見られるような、こころの自然環境破壊の進行や世の中の「抱える力」の低下など、とうてい無関心ではいられないはずである。たとえば精神科臨床に従事していながら、くだんの障害者自立支援法の功罪が何なのかを、まったく知らないようではやはり困る。しばしば「義憤」せざるをえないことも多いのである。何よりも、より広い人間的な文脈の中での「生きられた」意味を、どんな慢性化した重篤な病理の背後にも見出すことができることを忘れてはならない。そのためには、当初よりある特定の理論モデルの「人間観」を生身の人間に無理に当てはめようとはせずに、できるだけ虚心に多面的存在でもある「ありのまま」のその人自身を、関与しながらも見つめていくことから始めるのがよいように思う。そして人間存在の持つ運命的な重さ、その苦悩や悲惨さ、壮絶さなどを、「もののあはれ」の相から、気持ちを汲み取りながらも少しずつ再組織化に努めるのがよいであろう。

「鳥の目」と「虫の目」の複眼の必要性

この言葉は、上記のこととも関連するが、当然のことながら鳥瞰図および虫瞰図から取られたものである。臨床という仕事は、その臨床活動の持つ目の前の「事例性」ゆえ、どうしても具体的で固有の問題に焦点を絞って、深く探索的に「虫の目」のように、環境世界や事例を認知しがちであるように思う。場合によっては、より背後にある隠された精神病理や、無意識的な「語られない物語」にまで及び、そのかかわり方も「二者関係」重視の、まるで顕微鏡的世界のことを思わせるものまでしばしば至る（たとえば、「逆転移の治療的利用」などの概念で示されるような）。また別の場合において、「弱者」でもある患者の立場に過度に同一化してしまい、しばしばその関係性に埋没して（文字通り、「二人ぼっちの世界」となってしまうことも）、周囲の現実的世界から遊離してしまいがちでもある。これは、深い病理性をもつ患者の個人心理療法にインテンシイブに従事する時、不可避的に生じてくる事象でもあるが、それゆえにこそ、「鳥の目」として、状況全体を眺めてみる視点を、いつも片方に準備しておく必要があると思う。それは、外的な職場環境での「医療スタッフの一員」（成田）[4]としての位置付けから始まって、入れ子的により外的世界の中での治療者自身を、より「客観的に」モニターし続けることでもある。もし「自分ひとりで」治療が進められているかのような錯覚に陥ったならば、早めに同僚や先輩に率直にその旨を告げて、助言を求めるべきである。やたらと「秘密」の多い治療者、他職種の同僚と共有領域をほとんどもたず、チームワーク（「和して同ぜず」の姿勢が望ましい）を心掛けない治療者には、信頼のおける人が少ないということを、あらかじめ知っておいても損はないであろう。了々常知、心理臨床家に対する同僚の、他の治療スタッフの評価は、経験上その大半が正しいものでもある。

「正直であること」と「こころの深み」

これはすでにロジャースなどの言っている治療者側の必要十分条件（とくに「純粋さ」）にもつながると思うが、「正直であること」は臨床家の基本的な資質の中で、もっとも重要なものではないかと思う。誤解のないように述べると、それは「イノセント」（純粋無垢であること）ではないことにも注意したい。それは私流の理解によれば、自己欺瞞やごまかしの少ない態度をさす。心理臨床に従事するということは、けっして他者（クライアント）の深みにかかわるだけでは済まされない事態をふくんでいる。それは同時に、いつも治療者自身の「こころの深み」にかかわることでもあり、しばしば露呈された己のこころの「醜さ、生臭さ」に圧倒されてしまい、自己嫌悪にかられることもけっして少なくない。心理臨床とは、もとより建て前やきれい事だけで済ますことのできる仕事ではない。また当然、こころは多層的多義的で、複雑怪奇でもある。誰にでも「仏性」があるというこども心的真実かもしれないが、誰のこころの中にも「鬼や蛇」が住んでいることもまた確かであろう。「仏性空故所以無」という言葉さえある。つまり多くは部分的なものに留まるものの、誰もが「狂人」や殺人者となる可能性を、我が心の中に秘めていることを忘れてはならない。この点は「私とはまったく無関係だ」などという顔を、いやしくも臨床家であるならばすべきではないと思う。それも人間存在の態度可能性や、自己実現の可能性のひとつでもあるからなのだ。それをいかに誤魔化さず、誰かのせいにもせず、声高に自己正当化も他者攻撃もしないで、しかもずるく立ち回ることもひるむこともなく、自らの内に「抱え続ける」（コンテイニング）ためには、やはり相当の器量と訓練とが必要ともなる。碩学折口信夫の口跡を真似るならば、所詮「腹わたのないのは駄目だ」ということになる。くり返しになるが、それは日常の臨床実践の中でしか鍛えられないものでもある。

常勤で十年以上の臨床経験をもつ平均的な病院臨床家であれば、何度か患者より本気で「刃物を突きつけられる」といった、文字通り「命がけ」の危機をなんとかしのいで、「生き残って」きていることの方が、むしろ普通であろう。怯え恐れているばかりでは、患者の病理性でもある投影同一化を加速させるだけである。「そんな怖いこと言わないで下さい」などという研修生は、もうはじめから論外である。こうした凄まじさをも関係性の中で抱えていくためには、治療者が無意識的領域をもふくめ、自らのこころの深みにいかに正直に開かれているかにかかっているのでもある。

「役に立つ」ことと「矛盾や葛藤」を持ちこたえること

臨床という仕事は、結局は人の「お役に立つ」ことにつきるのだと思う。こんな当たり前のことが、またしばしば忘れられていることにも驚かされる。では誰のためか、というともちろん第一には依頼者でもあるクライアントや患者、となるが、じつはそれほど単純な話ではない。私たちにはもちろん彼らへの「忠実義務」が存するが、それは同時に私たちが拠って立っている組織（病院、クリニック他）に対してもあるということをゆめゆめ忘れてはならない。「患者のため」という錦の御旗にしがみつき、自分の信念のみで突き進み、「いざとなればクビを賭ければよい」などと公言して憚らない人は、じつは職場の困り者であることが多いのである。臨床現場では、私立病院であるならなおさら経済効率をはじめとして、その臨床理念や治療的立場の違いなど、所謂「利益相反」することばかりである。臨床上の理念や理想を持っていくことはたしかに大切ではあるけれど、それが教条化して、融通のきかない「原理主義者」などになってはいけない。むやみに政治的人間に転進することにも賛成しない。病院の制度改革や心理職の職能保全、地位向上運動などに血道をあげる前に、やるべき実務的なことは目の前にたくさんあるからである。もしその仕事ぶりが、職場の誰にも理解されないようなら、自分自身に何か決定的な問題がある証拠でもあろう。そもそも臨床現場の実力主義とは、生ぬるい文系大学院の院生の甘い権利意識とは異なり、おめでたい「平等主義」などの少しも通用しない世界でもある。その人柄や社会性をふくめ、周囲より信頼をえられなければ結局、駄目なものがいくら努力しようが駄目としか扱われず、評価もされず、そのうちに誰からも相手にされなくなる、という厳しい現実がそこにはある。そのことを忘れてはならない。

ある種のロマン主義が臨床家には求められはするものの、同時に一方で柔軟な「寝業師的な」現実主義者でなくてはならない。しかし、お涙ちょうだいのセンチメンタリズムなどは、一片たりとも不用である。もちろん私たちは万能者ではありえない。様々な限界を抱えている。たとえば施設側の体制の変化や制度の改善など、現場感覚でいけば「十年経ってなんぼ」の世界でもある。その実践においては、ある程度の臨床シンクレティズムは当然許されてよいと思う（「戦場においては役に立ちそうなものなら、何でも用いてみる」との現場功利性）。功をあせり短期決戦を求めてはいけない。職場のホームページなどに、誇大宣伝？よろしく、自らの売り込み文句を並べるなど、もっての他であろう。大体、多くの先達の指摘のとおり、臨床家の「治療的功名心」ほど始末の悪いものはない。そしてなによりも、治療者側の葛藤保持能力や現実矛盾に持ちこたえる能力が要求されるのは、けっして面接場面だけに限ったことではない。やはりこれも臨床場面同様、不自由さに直面した時にこそ、心理臨床家の内に持つ、まことの「こころの自由が羽ばたく」必要性があるのだと思う。

「遊ぶ」ことができるか

これについてもそれほど説明はいらないのかもしれない。以前、筆者も簡単な一文を書いたことがある(5)。あえてこのようなことを述べるのは、じつは最近、「遊べない」臨床家が多いということである。研修生などを見ていても、真面目一辺倒で「遊ぶ」ことのできる心の領域（中間領域）のどうも狭い人たちが、なんだか増えつつあるようにも見える。一見優等生的ではあっても、想像力が貧困で、関係性のなかで多重的なイメージを味わったり連想を拡充したりすることができず、「やっててよかった△△式」に皮相で平板で、定式化された「答え」

を出して、大半がそれ以上は進めないのである。じつは葛藤や矛盾を保持して内的に抱え続けるためには、それからいつも自由である中間的なこころの「ゆとり」が必要とされている。今日の若者が、小説や古典的な文芸作品を読まなくなったことともこれは関係するのかどうか。最近の若者文化の特徴として、つとに「過剰にキャラクター優位で、ストーリーや物語が作れない」という指摘がなされている。流行りの「ゲーム」は所詮「遊び」ではない。これは大変困ったことでもある。私たちの学生時代、指導教員より「人間のこころを識るためには、真っ先に古典に親しむように」とあたりまえのように言われていた。この言葉に大変触発されて、源氏物語や新古今和歌集、芭蕉や漱石、鷗外、荷風、聖書、ギリシャ悲劇やシェイクスピア、ドストエフスキー……などを、無論翻訳や口語訳などもふくめてむさぼるように読んだものである。ろくに自らのこころを養わずに、簡単に人間存在が理解できるとでも思っているのか。巨匠フロイトや碩学ユングの基礎教養の広さ、深さを彼らは知らないのであろうか。

引用し尽くされた感のあるあの有名なウィニコット(6)の言葉にあるとおり、心理療法とは「一緒に遊んでいる二人に関係する」ものであり、「患者を遊べない状態から遊べる状態へと導く」ことでもあり、「遊ぶことはそれ自体が治療である」とすら言えるのである。同様に、前田重治(7)も心理面接のことを「一定の面接空間で、現実の置き換えによって形象化されたイメージを二人で共有し、それらのイメージという心的現実を操り、探検し、心を脱皮させ、新たな私への気づきが生じるのをはかろうとする遊び」として定義する。ここでいう「現実の置き換えによる形象化」が、いわゆる象徴化形成と呼ばれるものであり、本来的に「遊び」の起源となる。またこれは臨床的知見ではないが、民俗学や古代研究に独自の学風を築いた巨人折口信夫が、「遊び」の発生を、「鎮魂（たまふり）を目的としておこなわれる、呪術的動作全般」に求めようとしていることも忘れてはならない。それは、芸能や芸術的表現、宗教の発生とも未分化な形で密接に結びついており、子どもの自然発生的な「遊び」を考える上でもじつに示唆的である。「エロスとは発情のための文化装置である」とは、社会学者の上野千鶴子(8)のよく知られた名言（妄言？）であるが、これを少しもじっていえば、「遊ぶこと」とは（広義の意味での）「たましずめのための普遍的な文化装置である」と考えても、この折口の文脈からなら、けっして間違っていないような気がする。そしてまた、法然上人のよく知られた教えの中に、「現世をすぐべき様は念仏の申されんようにすぐべし」というものがあったと思う。その生活がたとえ人から誹られるような遊女や盗賊や乞喰の暮らしであったとしても、もしそれが当人にとって一番心おきなく毎日お念仏が唱えやすいのであれば、その日常をそのまま続けるのが最良である、という実践的な教えでもある。一見なんでもないように聴こえるかもしれないが、この言葉のもつ意味は意外にも深い。このひそみにならうならば、私たち心理臨床家にとっては、言葉の真の意味においていつも「遊ぶことができるように、臨床する（あるいは「生きる」か？）のが最良である」ということができると思う。

おわりに――ささやかな事例から臨床家としての「姿勢」を考える

最後に、精神科臨床に従事する心理臨床家の基本姿勢を具体的に示すために、ごく簡単に、最近報告した事例（岡田）[9]をあげてみる。これは学会などで検討されるような、ドラマチックな展開をもつようなものではけっしてない。ほんとうに駆け出し時代のささやかな臨床経験であるが、今でも忘れがたいもののひとつである。それは相互二人称的な「われわれ体験」が成立する中でのみ、ようやく知りえることのできた貴重な経験でもあった。

患者は五十代半ばの男性、慢性統合失調症（分裂病）ということで開放病棟に入院中であった。当時すでに二十年をこす長期の精神科入院歴があり、カルテには「無為、自閉、独語、空笑、奇行が見られる、予後不良」とされ、病棟でも孤立していることが多く、いわば「忘れられた存在」でもあった。私が面接を開始したのは、月一回しかない主治医の診察を補うという意味も大きかったが、私は絵画表現を媒体にして毎週彼と会うことになった。彼はフィンガーペインティング表現を好んだが、初回作品は『椿』であり、どっしりとした花瓶に生けられて花を咲かせている椿の小枝が描かれ、ポッリと「枯れとるように見えたって、水をやっとれば花が咲くこともあるからな」と説明した。私は、彼の荒んだような外観や看護者などからの評価とは異なる、この治療反応性の高さにたいへん驚かされた。その後、患者自身も楽しみにするようになり、私の転勤まで面接は毎週続けられ、八十枚をこす作品が作られた。入院前彼は家業の農業を手伝っていて、季節感や作物には関心が深く、しばらくは二をテーマのもの（二匹の『秋刀魚』、二つの『筍』など）を描いたが、何枚かの太陽描画表現（宮本忠雄[10]『二見浦』、注連縄で結ばれた夫婦岩の背後の初日の出）の後には、二人の人間の協同作業（二人で操る『いかだ下り』、二人での『マキ割り』『田起こし』等）を示すものがしばしば主題に描かれるまでになった。彼は最終回、クレパス画で画面全体を花で満開にさせた『桃畑』を描き、私に手渡すと珍しくにやりと笑い「今まで、随分とおもしろかったなあ」と言い、握手のため右手を差し出した。彼の手は、元農夫らしくがっしりしていて、私はその力強さに思わず感動していた。

こうしたかかわりが「枯れ木に花を咲かせる」ことになったのかどうか定かではない。ただ私が彼と面接していた時、主治医からは「よくまあ、あんな患者と五〇分も面接できるもんだね」と呆れられたし、看護主任からも「いくら先生が熱心に会ったって、病棟生活では何も変わっちゃいませんよ」と笑われもした。周知のように「人は、人間らしく扱われてこそ、初めて人間らしくなるのだ」という言葉は、ピネルの臨床上のモットーである。限られた場のことではあったとしても、こうしたいわば「二人称的な」かかわりこそ、相互性の中で私たちが「生きる」ということでもあり、それを度外視した病院心理臨床など私にはとうてい考えることはできない。

フェリーニ監督の名作『道』に出てくる私の好きな台詞、「こんな小石でもきっと何かの役に立っている。これが無益だとしたら世界全部が無益だ」になぞらえれば、こうしたささやかな臨床経験が無意味であるなら、私たちの心理臨床活動のすべてが無意味であると言うしかあるまい。私たち精神科臨床に従事する心理臨床家の基本「姿勢」は、何よりもまずこの点にこそ示されるべきものであると思う。

文献

（1）横山博「心理療法と枠」横山編『心理療法』新曜社、二〇〇三年。
（2）渡辺雄三編著『仕事としての心理療法』人文書院、一九九九年。
（3）霜山徳爾『素足の心理療法』みすず書房、一九八九年。
（4）成田善弘「病院における臨床心理士の役割と貢献」『臨床精神医学』28（9）、一〇七三、一九九九年。
（5）岡田敦「「遊ぶこと」と心理臨床をめぐって」『椙山心理臨床研究』5、19、二〇〇五年。
（6）Winnicott, D. W.（1971）橋本雅雄訳『遊ぶことと現実』岩崎学術出版社、一九七九年。
（7）前田重治『「芸」に学ぶ心理面接法』誠信書房、一九九九年。
（8）上野千鶴子『発情装置』筑摩書房、一九九八年。
（9）岡田敦「精神科臨床における臨床心理士」『臨床心理学』6（1）、7、二〇〇六年。
（10）宮本忠雄「太陽と分裂病」木村編『分裂病の精神病理3』東京大学出版会、一九七四年。
（11）服部孝子「単科精神病院における心理臨床―心理臨床家をめざす仲間のために」乾吉佑他編著『医療心理臨床、心理臨床プラクティス3』星和書店、一九九一年。
（12）前田重治『心理臨床―精神科臨床と心理臨床家』星和書店、一九八一年。
（13）長尾博『病院心理臨床入門―体裁を越えたその真実』（第二版）、ナカニシヤ出版、一九九九年。
（14）成田善弘「医学・医療の全体性を回復するために―臨床心理士に望む」成田善弘監修『医療のなかの心理臨床―こころのケアとチーム医療』新曜社、二〇〇一年。

第九章　精神科臨床から学ぶ臨床心理士としての職業的専門性

その1　開業心理臨床家として

小泉規実男

私に与えられたテーマは、開業心理臨床家として、その職業的専門性を培う上で精神病院での臨床経験がいかなる課題と意味を持つものであるかについて、個人的な体験を踏まえつつ記述することである。

ここではまず、当時の精神病院での心理臨床の実際を報告しながら、私が精神病院から開業へと臨床の現場を移していくまでの過程について記述することから始めたい。次に、開業先に着いてくるか否かを巡って逡巡した患者との内的・外的葛藤の様相を素描することを通して、精神病院臨床と開業心理臨床との特質の違いについて考察しておきたい。そのことを踏まえて、開業心理臨床家としての職業的専門性を培っていく上で、精神病院臨床が如何なる課題と意味を持っていたのかについて私見を述べようと思う。またそのことに関連して、任意の職能団体である東海開業臨床心理士協会の見識などについても紹介しておきたい。なお、本著では「精神科臨床」という用語が統一表記されているが、私は「精神病院臨床」という用語を用いたい。精神科クリニックでの臨床経験と精神病院でのそれは、本著の主題からして、本質的に異なるものではないかとの認識に基づいている。

1　自ら存在証明していくしかなかった精神病院での職業的専門性

私が精神病院に初勤務したのは、既に四半世紀も昔のことである。当時は未だ、精神病院における臨床心理士の職業的専門性は、既得権として保証されているものではなかった。自ら存在証明していかなければならない時代であった。呼称も「先生」ではなく「さん」付けで呼ばれていた。

当初の私の業務内容は、心理検査と内観療法、そしてアルコール症者とその家族への治療的接近が主たるものであった。就職する前に漠然と思い描いていた構造化された個別心理療法は、就職して二年間ぐらいは依頼された記憶はない。「個別心理療法はさせてもらえない！」という現実に悲嘆し、退職の選択肢を含めて逡巡したことも一度や二度ではなかった。しかし、当時の医療現場の多くは似たり寄ったりの状況であった。職業的な専門性は与えられるものではなく勝ち取っていくものだと、腰を据えるしかなかったのである。

病院勤務時代の十年間弱。退院したアルコール症者を激励するために医療スタッフと連れだって院外の断酒会に出席するのも、業務の一つであった。できれば、そういう役割は避けたかった。しかし業務として回避できない役割であるとしたら、医療スタッフらと行動を共にしつつも、他の医療スタッフとは違う臨床心理士固有の視点や眼差しを持ちながら行動できるようになりたいと、自分なりに模索していたのである。

心理検査の仕事も、読者としての看護士が実感として分かりやすいものを描き出せるようになりたいと私なりに心を砕いていた。患者さんの投影同一化や行動化に疲弊しきっているのは看護士さん達である。彼らが、書き上がるのを待ち望んでくれるような所見書を書けるようになることは、結果として外側から私の職業的専門性を確立することにも繫がる。疎かにできない大切な仕事だったのである。院内で『精神科のやりがいとおもしろさを共有していく為に』などの冊子を個人的に作成したり、開業した今日では考えられないぐらい頻回に関連学会で発表・投稿していた。それも全て、臨床心理士としての職業的専門性を自ら存在証明していかなければならないという目的に向けて動機づけられていたのである。そう言っても過言ではないほどに、職業的専門性を勝ち取ることに飢餓感を持っていたのである。しかし大なり小なり、それが、当時の精神病院に従事する多くの臨床心理士の現実であったのではないだろうか。後になって振り返ってみれば、そうした現実と格闘していく中で我々は大いに鍛えられたし、臨床心理士としての職業的専門性を裏打ちするだけの勉強や訓練の必要性に迫られていったのである。こうした臨床心理士としての職業的専門性は精神病院の医療チームの中で鍛えられていったもので、独り開業臨床を営む中だけでは確立することのできなかった職業的専門性であったのだと思う。どんな職種であれ、下積みの時代なくして一人前に成れるものではないのだが、世間から「先生」と呼称されるような職種にあっては、最初から「先生」としての既得権があるかのように錯覚してしまいがちなのかも知れない。

それはともあれ、私の場合、内観療法を科学的な治療法として位置づけていく為に小此木啓吾の治療構造論やクラインらの対象関係論の諸概念から学ぶところが多かった。アルコール治療やその家族の治療教育を臨床心理学的に再構築していく上では、コフートやカーンバーグ、あるいは斎藤学の「嗜癖と家族」の考え方に依拠するところが多かった。それらは、まさに「目から鱗」といえるほど新鮮な出会いであったのである。こうした精神分析的な理論を咀嚼し取り入れていくことで、私は臨床心理士としての職業的専門性を理論的に基盤づけていくことができたのだと思う。私はそうした出会いが契機となって、次第に精神分析的な訓練や分析を受けることになり、そうした訓練に基づいて行っていった治療的展開が医師団から評価され、幸運なことに院長の理解もあって私費による心理面接を外来患者に施行できる機会を与えて頂いた。そして、私費での患者が次第に増えて来たという事実が、更に院内での個別心理療法家としての職業的専門性を外的に形づくることになったという過程だった。

私は、精神病院外来での私費面接での経験を通じて、フロイト以来多くの分析家が指摘してきた「面接を有料化することでダイナミックスが動く」ことを身をもって体験するようになり、精神分析の原点としての「開業」への憧憬へと更に駆り立てていったというのは、自然の流れであった。

2 「魂の野心と世俗の野心との中間領域」としての開業心理臨床

上述したように、私は病院時代から外来患者に私費の面接を施行していたので、同額の面接費であれば彼らはそのまま開業先に着いて来てくれるだろうと見込んでいた。しかし実際には、着いてくることに躊躇する外来患者が予想外に多いことに当惑するところから、私の開業臨床の序章が始まることになったのである。

ある迫害的な不安の強い不就労青年は、精神病院外来での契約の時点から、かつての就労で蓄えてきた貯蓄を食いつぶす形で週二回の私費面接に通っていた。彼は治療初期において、いつ私から殴られるかも知れないとドア近くの椅子を確保しただけでなく、私から見下されない為に立ったまま面接するというふうであった。数ヶ月して「僕のことだけ構って欲しい」と怒鳴るように訴えたり、「羊水に漂うミイラ」としての自己像を想起して、「今、先生のお腹の中」とうっとり漂っていたかと思うと、突然「誰かが僕の首根っこを引き抜きに来るのではないか」と廊下の足音に怯えたりするような治療的退行期に差し掛かっていた。丁度その頃に私の退職と開業の予定が院内で公になった。そもそも彼は、薬物療法を拒み心理面接だけに通院していた患者であっただけに、「開業先に着いてきませんか？」と誘うことに、何の躊躇いもなかった。しかし彼は、私の予想に反して「これからは同じ料金でも、先生が僕を食い物にするのではないか。僕のことを想って面接するのではなく、お金の為に僕を想うようになる」と食い物にされる幻想を現実的なものとして不安がり、私が退職するまでの三ヶ月間、開業先に着いて来る来ないで二人して逡巡することになったのである。私は彼の混乱ぶりの中に改めて迫害不安の強さを再認識して、次第に「これほど重篤な人を連れていって問題でも起こされたらひとたまりもない」と迫害的な逆転移空想を抱くようになっていた。当時の私は開業への期待と現実的な不安の狭間で内心揺れ動いており、彼らしい具象的な体験の仕方としてコンテインするだけの「抱える環境：ウィニコット」「器としての機能：ビオン」に余裕がなかったのである。共に「分裂＝妄想態勢：クライン」に退行していたと認めざるを得ない。最終回にして漸く彼は、開業先には着いていかない決心を下し、「大丈夫。先生を訴えたりはしないから」と言い残して去っていった。なんとその台詞は、私が内心密かに危惧していた恐れをそのまま言い当てているものだったことに愕然としたのである。

その一方で、身銭を切ってまでして開業先に付いてくる決心をしたある重症対人恐怖の青年は、「先生が本当に親身に聴いてくることのお礼としてお金を払うのは経済的苦痛だから、いい。だけど先生が親身に聴いてくれるのはお金の為だと思うと悲しい。」「なんで今さら、契約書を書かせるんですか？」「この電気スタンドは僕のお金で買ったんですか？」と抑鬱的に訴え、半年後、孤独感を訴えて開業先で中断していったのである。

開業先で訴えられる、こうした食い物にされる不安、「金の切れ目が縁の切れ目」といった契約関係の前提となっている他者性の問題は、当時の私が内心後ろめたく感じていた罪悪感と符合していた。彼らの悲しみは、少なからず私の心を痛めていたのである。開業してしばらくの間、私は机の上に置いて行かれる裸銭を、彼が退室してからでないと直に手に取れない躊躇いがあった。上述した通り、私は病院時代から私費による面接を試行していた。「身銭を切る痛みを伴う方が、あなたの面接の質を高めると思うから」という説明は、父性的な親身さの真摯な表現として受け取られることの方が存外多かった。私費を払ってでも通っているんだという自負心が、彼らの自己評価を高めていた面もあったろう。しかし病院では私費面接といえども、その授受は外来窓口が行っていた。開業先では、裸銭を直に私が受け取り、それがそのまま私と家族の食いぶちになっている隠しようもない現実がある。フロイトの「一定時間を患者に賃貸しするという原則」を持ち出すまでもなく、常識的な職業観からして専門家としての技能を時間的に貸与するという正当な営みに対して、何故私はこうも負い目を感じてしまうのだろうか？　そして、「高いだけのことはある」「信頼できそうだ」と思われたいという誘惑から中立性や受動性に徹しきれなかったり、権威的になったり親身な態度を示したりするのはどうしてなのだろうか？

こうした逆転移の発生の由来について内省していくと、要するに私の中にも「お金の介在するギブ・アンド・テイクの条件付きの関係は偽りであり、無条件の絶対的な関係こそが真実の関係である」という幼児的な全能感や、金銭的な野心に対する自己受容がワークスルーされていないことに思い至る。その一方で、開業心理臨床家としての寄る辺のない孤立無援感故に、反動形成的にそうした生々しい生活者としての葛藤を否認して孤高の人として強がっていたい心境になっていたことに思い当たったのである。北山修が指摘しているように[4]、「愛のためかお金のためかという愛情と経済との二律背反は、文明人が分裂した態度を取ってきた人間の古典的な葛藤」なのであり、彼らの葛藤を抱え、器として機能する前に、私自身がその葛藤をワークスルーされる必要があったのである。

翻って精神病院勤務時代の私は、潜在的にはそうした無意識的な葛藤を内包しつつも、白衣に象徴される権威や構造に私自身が抱えられ護られることで患者を抱えていたに過ぎなかった。そのことを身を持って知ったのは、その護りを失った時であった。小此木は「逆転移の発生する要因[12]」として「その治療者及び治療環境が置かれている外的な環境と、治療者自身の葛藤に由来する」ことを筆頭に挙げている。何の後ろ盾もない開業心理臨床においてはとりわけ、臨床家の未解決の葛藤が逆転移という形で面接者・来談者関係にそのまま反映されやすい。まさしく生活者であり臨床家でもある私個人が全体対象として、「抱える環境」「器としての機能」の確かさだけで直接彼らの無意識的な葛藤と関わっていかなければならないのである。

渡辺雄三は自身の経験から、「魂の野心と世俗の野心との中間領域[13]」という言葉で開業心理臨床の本質を喝破している。私は個人開業してみて、本当の意味でこの言葉の重みを身をもって実感した。開業臨床では、例えば集客力を高める為に看板や広告を出すのか、表札だけにするのかという問題一つとっても、「魂の野心と世俗の野心」の相克を内的に経験することが思いのほか多かった。しかしこうした経験は個人開業された方でないと分かって頂けない事柄だろうとは思う。結局、私の「表札問題」は、器としての建物を設計して貰った建築士の「大きな看板を掲げる施主は安易な仕事に流される」という助言に感銘を受け、一般の民家と見分けが着かないほどの小さな表札一つに留め置くことで決着が付いた。最初の表札は、ストーカーに転じた元クライエントに持ち去られてしまったが、小さな表札は、民家風の小さな心理相談室の玄関脇で十七年もの間、クライエントさん達との出会いと別れを向かい容れてきた。今は朽ちて黒ずんできたが、このままで開業臨床家を終えられたらいいなと思っている。

3　開業臨床家に問われる職業的専門性と精神科臨床歴

開業心理臨床について乾吉佑は、(3)「開業での臨床経験というのは、日頃いろいろな領域や診療場面でごく一般的に経験している心理臨床の経験や治療過程の一つ一つを、ビビットに際立たせて経験するように見える。治療者とクライエントの原体験がそこにくっきりと描かれるし、心理治療の持つホールディング・エンバイヤロメントとしての機能に再び思い至るのである」と記述している。小此木は同様の認識に基づいて、開業心理臨床家に問われる職業的専門性の基準について次のように述べている。「学問的にも治療技術的にも高度の能力と技量を提供できること。少なくとも十〜十五年以上の病院や地域での臨床経験、種々の病態水準や年代に対する治療経験、治療スタッフ相互の協力や地域へのネットワーク作りなど幅広い経験を有していること。心理臨床家として最も臨床経験に習熟した治療者が開業臨床家として期待されるべきである。開業を臨床家としてもっとも完成した末に目指すべき一つの職業実践のあり方と捉える」と。

私共は平成九年に、渡辺雄三、佐野直哉、亀井敏彦らと共に、東海四県で開業している臨床心理士で「東海開業臨床心理士協会」を創設した。正会員の基礎要件として、臨床歴十年、開業歴一年、スーパービジョン・教育分析歴百時間を最低基準として求め、事例報告による口頭試問を課すなどして、高度な開業心理臨床の技能を求める社会的なニーズに応えようとしている。しかし、ここでは「臨床歴十年」の内実として精神科領域に限定するところまでは至らなかった。このことは本著の主題と直接関連する。

開業心理臨床家に問われる職業的専門性についての先の小此木の指摘も、病院での臨床経験だけでなく地域でのネットワーク作りなども含めた幅広い臨床経験を、病院臨床に並列して挙げている。実は、我々の東海開業臨床心理士協会には、福祉・教育領域などで育ってこられた開業臨床心理士はあまり集ってきていないという問題点がある。当協会では、精神科臨床歴だけに限定した基礎要件を規定している訳ではないし、実際に児童福祉領域だけで臨床経験を積んできた臨床心理士も正会員として認定されている例もある。しかし当協会正会員の多くは、精神科臨床で育ってきた自らの経験を踏まえて、できれば精神科臨床を十年以上経験していることが望ましいという考え方を不文律の内に共有しているのである。明文化はされていないものの、その当たりの微妙なニュアンスが、地域臨床活動で育ってきた開業臨床心理士の、当協会への参加に対する敷居の高さになっているのではないかという印象を私は抱いている。

ここ数年、愛知県でも毎年百名前後の臨床心理士が認定されてくるようになっている。それだけ多くの新規参入者が精神科で臨床歴を積み重ねていくことは実際上無理な話である。否、昨今では、精神科臨床に基盤を持つ臨床心理士の方が少数派になりつつある。しかし現実がそうだからといって、精神科臨床が臨床心理士としての職業的専門性の基礎的な基盤となるという認識を曖昧にして良いのだろうか？　むしろ、こうした問題意識から今日の認定制度の実際が再検討されるべき時期に来ているのではないだろうか。昨今、国家資格化の趨勢の中で妥協の産物として医療心理療法士と臨床心理士の二資格化が検討され議論を呼んでいるが、私には医療心理療法士と臨床心理士との差異より、精神科臨床に職業的専門性の基盤を持つ臨床心理士とそうでない臨床心理士との間での「言葉の通じ合えなさ」の方が深刻な問題を孕んでいるのではないかと危惧している。

こと開業臨床に絞って考えた場合、勿論その臨床対象をどこに想定しているかによって求められる職業的専門性の方向性は異なってくるとは思うが、私個人の開業臨床を振り返ってみた時に、開業に必要な職業的専門性は精神科臨床の経験だけで養えるかと問われれば、「精神科臨床を基盤としつつも、学校臨床など地域での臨床活動も経験して見識を広めておくことが望まれる」と答えたい。

精神病院に勤務していた頃の私は「精神科臨床にこそ人間の最も荒廃した精神の病い、狂気がある」と思い込んでいた。しかし開業臨床を主たる臨床活動に据えながらも、学校臨床や福祉臨床の領域にも直接間接に関与するような立場になってみて、扱われることが真に困難な狂気は地域にこそ野放しされているのではないか、と思い直すようになった。例えば学校臨床や福祉臨床で遭遇する性虐待の事例一つとってみても、子供たちやその家族が彷徨っている闇の深さ、狂気の重さは、精神病院で遭遇するそれと比べて浅いなどとは誰にも言えないだろう。

精神科臨床では、心の闇や苦悶を病気という形でまとめ上げて、そういう私を助けてくれと藁をもすがる思いで対象希求してこられる患者を対象にしている。一方、地域や開業領域には、助けを求めて精神科や各種相談機関を訪れることすら知らないほどに、絶望感と不信感に満ちた日常に馴染んでしまっているかに見える生活者に遭遇することが稀ではないのである。自身を病人として認識できない、心の痛みを痛みとして感じられていない人に対して、私たち開業臨床家一人一人は全く無力なのである。

反社会的な家族の中で育ってきたある青年は、ある精神科医から「あそこだった診てくれるかも知れないと言われたから」と思い詰めた形相で私の相談室を訪れ、「もしここでも追い返されたら自分は死ぬしかない」と、分厚いコートのポケットの隅からナイフをちらつかせつつ訴えたのである。一開業臨床家でしかない私が彼に一体何をして上げられるというのだろうか？　せいぜい、その無力感を問い掛け直すことぐらいしかできないだろう。

ここで私は、精神科臨床より開業や学校臨床の領域の方が厳しいとか難しいとかいうことを結論づけようとしてる訳ではない。狂気は精神科臨床にも地域にも存在しているが、地域では、面接構造という枠組みの中に収まりきらない狂気を扱うことは殆ど困難であるのに対して、精神科はそれを治療的に抱える構造を持っているところにその存在意義があるのである。それでもなお、開業臨床には狂気は持ち込まれる。開業臨床家はそれを見極め、治療的に扱えないなら扱えないなりの対応を迫られることになるのである。面接構造で抱えきれない狂気や病理そのものに対する職業的専門性の基盤を精神科臨床で培っていくことが必要である根拠がここにあることを強調しておきたい。

精神科、特に精神病院での臨床実践や研修の経験は、何よりも種々の病態水準の患者やその家族を、数多く、かつ縦断的・横断的に「参与しながら観察」できる。そういう意味で、他に代換えすることのない臨床現場なのである、ということも重要だと思う。私は精神病院時代に千例を超えるアルコール患者と、共依存関係にある家族に縦断的・横断的に関わってきたが、そうした経験は精神病院ならではの貴重な経験であった。また、従来アルコール症者の、従来禁断症状と呼ばれてきたものが、開放病棟での適切な教育的・保護的な治療環境の元では殆ど症状化されず、禁断症状と思われてきたものは実は拘禁反応、医原病としての側面が強かったことなどをつぶさに見てきたこと、精神障害者や嗜癖患者の病院内での生活や集団力動、あるいは家族力動きを、面接室外で具に見てきた経験も、精神病院臨床ならではのものではなかったかと思う。

重篤な精神障害者との治療的体験に関しては、私は必ずしも多くの臨床経験を積んできたわけではなかったが、それでも例えば、不登校や家庭内暴力という問題で来院してきた患者がどのようにして潜伏性の精神病を露呈させ、どのように精神病者らしくなっていき、どのようにして寛解していくのか見てきたこと、あるいは人格障害者に対してはどのように関わっているとどのように病的に退行していくのかというプロセスを、自己反省的・反面教師的な意味を含めて学ぶことができたことも貴重な体験であった。

同じことは心理検査に関しても当てはまるだろう。私たちは、個別心理療法の枠組みで抱えられる神経症や人格障害水準の患者のその後を経過観察する機会を持つことで、自分の書いた心理検査の所見が本当にどこまで確かなものであったのかを、振り返って検証することはできる。しかし私たちの治療的枠組では抱えきれないような病者の心理検査を実施することはあっても、その後の経過観察を通じて、自ら書いた所見書の確かさを検証する機会は案外少ないのである。いわば書きっぱなしになりがちである。精神病院時代の私は、被検査者のその後を経過観察する機会に恵まれる度に、書き過ぎてしまったり、甘かった分析に、穴があったら入りたい心境を幾度となく体験したことを忘れない。

開業心理臨床には、病識のあるなしにかかわらず様々な病いが持ち込まれてくる。しかし、治療的にそれを抱えられる開業心理臨床の容量は極めて限られたものでしかない。どこまでなら、どういう条件でなら抱えられるのかを見極めるアセスメントは開業心理臨床の生命線である。そこを見誤れば命取りになったであろうヒヤリハットの経験の一つや二つは、開業心理臨床家であれば誰しも一度や二度は経験しているであろう。開業心理臨床家や、その容量を超えた狂気や病を携えて訪れてくる訪問者を護る為にも、精神病院臨床での基盤が必要であることを強調して、終わりとしたい。

文献

（1）Haak, Nils（1957）Comments on the Analytical Sitution, Int. J. Psycho-Anal.
（2）Menninger, K（1959）Theory of psychoanalytic technique. 小此木啓吾・岩崎徹也訳『精神分析技法論』岩崎学術出版社、一九六九年。
（3）乾吉佑・小此木啓吾・佐伯喜和子他「開業心理臨床」『心理臨床プラクティス　第一巻』星和書店、一九九〇年。
（4）北山修「精神分析から見た治療経済学」『精神療法』一九九二年。
（5）小泉規実男他「長期断酒継続者にとっての内観体験の意味」『日本内観学会論文集』一九八五、六年。
（6）小泉規実男「アルコール症者の集団絵画療法―その経過観察上の指標と治療技法上の留意点について―」『芸術療法』一九八六年。
（7）小泉規実男「集中内観中に再燃する、アルコール症者の対象喪失の葛藤を巡って」『日本内観学会論文集』一九八七年。
（8）小泉規実男「アルコール症者に対する内観療法―技法論・構造論再評価の試み」『精神医療』一九八八年。
（9）小泉規実男「女性アルコール依存症者の二類型」『アルコール医療研究』一九八八年。
（10）小泉規実男「開業心理士の内的現実とIdentity模索の過程」『精神分析研究』一九九五年。
（11）小泉規実男「開業カウンセラーの特質」『カウンセラーの仕事』（共著）朱書房、一九九六年。
（12）小此木啓吾「逆転移のとらえ方」『精神分析研究』33（1）、一九八九年、一六頁。
（13）渡辺雄三「「魂の野心」考――ユング心理学における「自己実現」をめぐって」人間環境大学人間環境学部紀要『こころとことば』3、二〇〇四年。

その2　学生相談分野において

藤田晶子

1　精神科病院から学生相談へ

教育心理学科の学生だった三十年ほど前、私は先輩が心理士として働いていた精神科病院を見学したことがあった。黒丸正四郎先生らの精神医学の授業を受けていたものの、この病院訪問は当時の私にはかなりの衝撃だった。ドア越しに鉄柵を握り締めた女性が、こちらに向かって「助けてください」と何度も叫んだが、私は目をそらすようにその場を去った。先輩の「どうして話しかけなかったの?」との問いに返す言葉がなかったのを、今も覚えている。それから二十年近く経って、私は精神科病院で常勤として働くことになった。

大学卒業後、私は常に心理臨床の場で働いてきた。生活文化の異なる二つの地方で、公立・私立の機関で常勤・非常勤の形で勤務してきた。いずれの現場でも大学等で学んできた理論と現実との差を、どう埋めていけばよいのか悩むことの連続だった。特に私立精神科病院ではその差が大きかったように思う。国家資格のない心理士は、病院経営の面からすれば全くの赤字部門で、不安定な位置におかれている。そこでは心理士として精一杯の仕事をして生き残っていくことが、自分たちの立場を守るために大切なことだった。難しい患者さんとの関わりもさることながら、精神科病院という場において常勤の臨床心理士として働き続けるということによって、随分鍛えられ煉られた気がする。「修行、修行」と、いろいろ湧いてくる思いを宥め、心理士として本当に患者さんの支援になっているのかと何度も問い直しながら、山積みされた心理検査や面接の依頼をこなす日々が続いた。量の多さに消化不良にもなりながら、多くの患者さんたちと出会ってきた。しかし喘ぎながら関わっていったその量が、ある頃から質に変化していった気がする。それは、その変容を治療に関わる誰もが期待しないような重篤な病理の患者さんたちが、何年もの心理的関わりの中で徐々に変化してきたのを目の当たりにした頃からだ。そんな数多くの患者さんとの出会いが何よりの学びの場であった。また病院では様々な職種の人たちが働いていることを入職して知り、視点の異なるパラメディカルの人たちと共に働く中で、リエゾンということについても学ぶことができた。さらに病院を離れて大学の学生相談室に移ってみると、病院という所が何重にも守られた治療の場であったことに気づかされた。病院という建物そのものが、医療チームのメンバーやシステムが、そして白衣も重篤な患者さんに対しては大きな守りになっていたのだった。

大学に移って驚いたことは、人格障害圏やそれ以上の重い病理を抱えて在学している学生が思いのほか多くいたことである。彼らを支えていくには、学生相談室の枠組みはいかにも弱い。病理に理解のある専門家が他にいないことや危機への対応についての曖昧さが不安だった。まず精神科医の校医を置くよう大学に働きかけ、有志の職員と対応の難しい学生についての学習会をした。教授会にも出向いた。学生に相談室を知ってもらうために、ティーアワー、学園祭参加、BBQ大会など行ったが、年二回続けるうちに日頃から学生対応に関心のある教職員や生協の人たちまで参加してくれるようになった。このようにして大学の中での守られた枠作りを私なりにしていった。そんな中で、大学相談室だからこそ関われた深い問題を抱えた学生たちにも出会ってきた。ここでは通院しながら相談室を利用した三ケースを紹介したい。

2　学生相談の事例

自傷行為の止められなかったA君

相談室開設早々にやってきたA君は、開口一番「本格的なカウンセリングを受けたい」と、シャツの袖をめくり数え切れない傷を見せた。自殺未遂や今なお死にたい思いが強いことを話し、「病院経験があるか、自分のような患者と会ってきたか」と私に尋ねた。すでに何人かのカウンセラーとの破綻の経験のあるA君は、真剣にこちらをアセスメントしていた。私は、学生相談室の枠の緩さ故にとても抱えきれないと判断し丁寧に断ったが、A君は何とか会って欲しいと訴える。こんなに困っているA君のような学生を拒否していて、相談室は役割を果せるのかとの思いも一方で私にあった。そこで、ここでできることをしてみようと考えた。A君は長らくクリニックにかかっていたので、「通院を続ける、相談室では聞くだけで深めない、時間を守る、自傷行為はしない」の四つを約束して、取り合えず面接を始めることにした。

週一回の約束だったが、彼は不定期にやって来ていつも言い訳をした。毎日来ることもあったし、日に何回も来ることもあり、あっさり「枠」は破られた。回数は減ったとは言え、自傷行為がなくなった訳でもなかった。不安が強いA君は、高まる衝動の統制を相談室に求めているようだった。そこで方針を少し変え、時間外の時でも何分と決めて話を聞き、面接中の場合は別室で待ってもらうようにした。「枠」の設定を緩やかにしながらも「枠」を守るよう促した。A君には強い「見捨てられ不安」があり、いつも周囲に巻き込まれてしまっていた。そこで私は、生活のリズムを整えることを何度も伝え、不適切な行動については強く止めた。

A君は、鬱病の診断を受けていたが、背景にはスプリット（分裂）や否認、投影同一視などの防衛機制を用いる人格障害圏の病理を抱えていた。幻聴や幻視の訴えもあり、相当量の薬が処方されていた。私は治療構造を分かりやすくするため、本人の同意を得た上で主治医に相談室での対応を手紙で伝えた。主治医からも「よろしく」との返事いただくことができた。

卒業に関わる期末試験の頃、A君は出勤する私を待ち構え、「いらいらが止まらない。今からナイフを買いに行って自分を切るか、誰かをやるしかない」と言い張った。三時間ほど相談室で話し合いを続ける中で、何とか気持ちを納めることができたが、家族からのプレッシャーに焦って、自分で衝動の統制ができなくなっていた。結局留年に決まったが、却ってそれで家族の諦めがつき、本人も開き直ることができるようになり、徐々に落ち着いていった。

その後もいくつかのハプニングはあったものの、半年延ばしただけで無事卒業をすることができた。その頃には、時間も守れるようになり、話も現実的になっていた。親と呼びたくもないと言っていた両親を「父さん、母さん」と呼ぶようになり、父への尊敬の念も口にするようになった。卒業後、資格試験を控えて頑張っていることや、通院先では若い男性カウンセラーが採用され、カウンセリングを継続していることも報告してくれた。

小学時代から血を吐いていたB君

四年生の春、B君は学生課から相談室を紹介されてやってきた。かなりの身長があるのに、四〇キロほどの体重しかないB君は、投げやりな態度で怒っているような話し方だったが、人なつっこい面もあった。早々に話してくれたのが、小学二年で夜中に喀血があり、それ以降何度も十二指腸潰瘍を患っていること、その翌年放蕩の父が戻ってきたことも、その父を受け入れた母も許せないこと、高校を中退し大検を通じて入学してきたのに大学には失望させられるばかりだ等だった。痩せたB君の体を「怒り」が巣食っているようだった。胃腸科には長くかかっており胃薬と安定剤を飲んでいた。状態が悪化する中、心療内科や精神科はじめ様々な民間療法や生霊払い等にも掛かったようだが、在学中継続されたのは馴染みの胃腸科と相談室だった。

初めのうちはふらふらになりながらも予約時間にやってきて、父と世間のことをなじっていた。母への評価は両価的だった。問題を身体化することで母に頼って、父と二人で母親を取り合っている風でもあった。家庭への憧れは強かった。夏になって自律神経系の症状がさらにひどくなり、外出もできない程になったので、週一回の電話でのカウンセリングに切り替えた。電話によるカウンセリングは一年近く続いた。B君は、体調もしばしば悪くなったが、気分の変化も激しかった。ある時は、母を相談室に連れてきて、同席面接の継続を希望したが、次の回には母と私にそれぞれ嘘をついて、同席面接を止めさせてしまったことがあった。私にB君の気持ちを代弁させて母を動かしたかったのだろうが、母から情報が私に入ることで、B君に都合が悪いこともあることが分かったのだろう。そのような操作性がB君にはあった。

通学できるようになってからは、時間に遅れたり面接を長引かせたりし、私を「おばちゃん」と呼び突っかかったりからんできたりすることもよくあった。私は初期から「怒り」についてしばしば取り上げてきたが、B君は核心に近づくといつも話を逸らしていた。それでも、「ああ、厳しい」「ここに来ると疲れる」と言いながらも、予約外にもしばしば相談室にやってきた。

そんな中で五年生の夏、酔った父と激しく揉みあいになり、体調不調のまま家を出てしまった。母はB君を独り立ちさせることで、父とのトラブルも減少すると考えていたが、B君の方には家や母への未練が強くあった。身体化しやすいB君は、下宿先への引越し早々事故に遭ってしまった。

そのような状態の中、B君は松葉杖をついてタクシーで、ノートをもって相談室にやってきた。面接中に感じ取ったことをそのノートに書きとめ、下宿先でもそれについて考えてくるようになった。客観的なものの見方ができるようになってくると、支援されて下宿していることに気づき、「社会的承認」とノートに書いていた。怪我が治ってからは、相談室の行事を手伝ったり、同級生がいなくなった教室でTAとして主体的に動き出した。人間関係の悪かった下宿先ではコンパ企画の中心人物になり、怒りが破壊ではなく建設的なエネルギーとなっていった。「社会に出ることが怖かった」自分を乗り越えて六年生秋に卒業していった。その後も就職活動で相談室を訪れ、「何をして良いのか分からない自分に腹を立てていた」と振り返り、「凡人の自分」を支えてくれた周囲に感謝をするようになった。

何度か転職をしたが、現在は器用なB君にぴったりの仕事を楽しんでやっていると連絡をくれた。そして、「殺したいほど憎かった父に、尊敬できるところがあることに気づいた」、「先生との自己分析のお陰で変われました」というメールも送られてきた。

統合失調症を発症したC君

C君の両親は「してもいないカンニングを大学から指摘されておかしくなってしまった！」と、ゼミの教員に迫り、そこから相談室が紹介された。両親は「子どもがこんな目に遭ってどうしてくれる！大学を訴える！」と涙をためて怒っておられた。事前にC君の様子を聞いていた私には、両親の訴えられる事柄で、C君が変調をきたしたとは考えにくかった。また今まで全く問題がなかったと話される両親の話の内容からも、問題がなかったとは思えなかったので、「もし、大学のとった行為で混乱されたとしたら心因性の反応なので、すぐに退院できるでしょう。少し様子をみてみましょう」と伝え、その場を収めてもらった。ところが入院は二年続き、さらに外泊中の事故もあって、ご両親も病気について納得をされた。その後は、相談室を頼りにし、復学についても事細かに相談してこられるようになった。しかし、教育熱心なご両親だけに、病気を早く治したい思いと同時に、普通の学生たちに乗り遅れないようにC君を急かす思いも強かっだ。それに応えて、活発な幻聴が収まりきらない中でC君は復学をしてきた。主治医とよく相談することを前提に、「今期はリハビリのつもりで、ゆっくり行きましょう。少しでも長く大学にいて、病状を安定させてから社会に出ましょう」と話し合い、履修のプランや休憩時間の使い方等も一緒に考えた。教務課長や担当教員、保健室などにも協力をお願いして、頑張っているC君が何とか履修できるよう手伝いをした。「幻聴の辛さを分かってくれる人がいて本当に助かる」と、C君は授業を妨げるほどの幻聴の辛さを何度も訴えに相談室を訪れた。卒業前には、就職課とも連携し、再発に繋がる負担がC君にかからないよう、大学側の対応を一貫させた。そのことで、無理をして両親に従っていたC君は、「自分はこれ以上できない」と伝えることができるようになった。多くのハンディーを背負いながら、何とか卒業の日を迎えることができたC君は、卒業の報告と感謝の意を伝えに来てくれた。C君は、自分のペースで子どもの勉強をみたり、好きな音楽を楽しみながら社会復帰を目指している。

3　自分の中の「枠」

これら三名の学生は、それぞれに重い病理とそれに至るまでの長い歴史を抱えていた。数年間の学生相談室での関わりでできることは限られている。それでも卒業できたことで次のステップに向かう位置に立てたことは、彼らの自信につながる貴重な体験であったと思う。

前節で、「学生相談室だからこそ関われた学生が少なくなかった」と書いたが、これは学生相談室の敷居の低さや柔軟性に関係があると思う。また、学生生活に密着した場にいることで、大学における他の部署とも連携が取りやすく学生生活の支援がしやすいというメリットもある。「病院」というイメージに不安や抵抗を感じたり、料金の問題で行けない学生、あるいは「病院の枠」に収まりきれない学生たちに対して、工夫しながらのきめ細かい対応が可能である。しかしその分、自分の中にしっかりとした枠組みを持つ必要が出てくる。さもなくば、来談した学生当人や周囲に振り回されてしまって、却って不適切な対応をしてしまうことになる。

私はずっと以前に専門学校の相談室で仕事をしていたことがある。「人格障害」「境界例」などの用語が学術誌に出始めた頃である。その時私は実際に多くの患者さんを見たこともなかったし、まして継続的に関わって面接が終結に至るという体験もなかった。時間や場所の設定をし、来談者中心に話を聞いていた。それで援助できたケースも少なくなかったが、摂食障害を伴った人格障害圏の生徒はそうはいかなかった。彼女の外見の可愛さや訴える内容の辛さなどから、自分こそが救世主と思う人が次々周囲に集まった。そして自分だけに話してくれたと自負した途端しっぺ返しされるというように、周囲の人たちが大いに振り回されてしまったことがあった。私自身自分の中にしっかりとした枠組みを構築できず、見通しも十分もてなかったため、周囲の関わり方が不適切であるのは分かっていながら、リエゾンとしての働きが十分できなかった経験がある。

精神科病院の常勤を経て学生相談に戻った時には、私の中にケースの見通しを摑むことや、自分の心の中に枠なるものをもつことができていたことに気づいた。学生相談室の仕事は多彩で多様で応用的である。ある意味病院臨床より応用力を必要とされる。だからこそ、臨床におけるしっかりとした基礎力が必要になると思う。今回提示した事例において私がしてきたことは、個々の学生に対する緩やかなホールディングと動じない関係を作っていくことだったと思う。「緩やかなホールディング」だからと言っても楽をする訳ではない。「程よさ加減」は基礎があっての応用と言える。また「動じない」と言って何もせずぼっとしている訳ではない。「動じない関係」を作るには、様々な負の可能性や来談者の操作性、周囲からの無意識の妨害等などの中で、しっかり踏ん張る相当の心の働きとエネルギーが必要になる。そしてそこで何が起こっても「壊れない器」として留まらなければならない。自分の中にしっかりとした「枠」をもって臨床の現場に関わっていくことが、これらのことを可能にしてくれていると私は思う。厳しい事も多かった精神科病院体験であったが、そのおかげで心理臨床のもっとも大事な基本を身に付けさせてもらった。それはまさに得がたい「修行」の場であったと思っている。

第十章　精神科臨床で働くために必要な臨床現場での研修と訓練

その1　単科精神科病院で働くために

佐藤明美

はじめに

単科の精神科病院に足を踏み入れてから、気がつけばもう十五年になる。何割かの同世代の仲間は、病院臨床に限界を感じたり大学教員となったりして、すでにこの世界から遠のいていったが、私自身は今もここに留まり続けている。それは、ここでの心理臨床に私なりの課題と理由を感じ取っているがゆえのことであり、また支えとなる研修や訓練があるからこそである。本章では、心理士として単科の精神科病院で働くということがどういうことなのか、まずその特徴と課題について触れる。またそれをふまえて私自身の歩みを振り返るとともに、単科の精神科ならではの重篤なケースとの心理療法実践において、特に必要とされる治療者としての内的課題と研修・訓練について述べたい。

1　単科の精神科病院で働くことの特徴と課題

まず第一の特徴としてあげられるのは、対象とするクライエントの病態水準の重さである。多くの病院でそうであるように、私の勤める病院でも七割が精神病圏の患者であり、その大半を統合失調症の患者が占めている。臨床心理士には、これらの患者を対象とした深い心理学的理解とそれに基づく心理療法を担えることがまず最も期待される役割となる。ともすると精神病圏の患者にはインテンシブな心理療法は適用できないといった誤った認識や、不用意な接近によって患者の病態が悪化することへの恐れなどから、統合失調症への心理療法は敬遠されやすくもある。しかし統合失調症臨床における最近の変化として、牛島[6]によれば、病態の軽症化という時代的変化とともに非定型抗精神病薬の登場による効果などによって、心理療法を必要とするケース、すなわち自我の弱い自分を受け入れて人格が成長・発達を遂げていくケースが出てきているという。また昨今の主流となった認知行動療法に対する警告として、シュビングやセシュエ、サリヴァンといった先達たちの心理療法や治療関係に関する優れた諸概念を見直そうという主張もある（永田[4]）。こうしたことからすれば、今後も統合失調症者に対する治療者との二者関係を重視した心理療法は、患者のニーズに沿うものとして、単科の精神科で働く心理士こそが果たせる重要な役割として存続してゆくものと思われる。

また、最近では統合失調症の患者ばかりではなく、時代を反映した心の病である人格障害やＰＴＳＤの患者の来院も増えている。クリニックや総合病院から紹介されるケースでは特に、統合失調症の発症が危ぶまれたり、自殺企図などの行動化や一過性の精神病状態への退行など、入院治療を伴うインテンシブな心理療法を要する重篤なケースが多くなっている。したがってこれら境界例・重症例の心理療法に取り組んでゆける力量をつけてゆくことも、ここで働く臨床心理士にとって大切な課題と言えよう。

次に第二の特徴と課題として、病院に入院施設が併設されていることとそれに伴って必要となる視点についていくつかあげておく。入院治療を送る病者にとっての病院は「治療の場」であると同時に「生活の場」でもある。彼らに対しては、心理療法場面だけでなく生活場面全体と、他患者・職員・家族・地域といった彼らを取り巻く人間関係全体とを含んだ大きな枠組みの中で、心理的援助を提供していく必要がある。また入院が時に何十年と長期に及べば、人生全般を見渡す展望のもとで支えていく視点も必要となる。このような現場にあって息長く働き続けられるためには、病者とともに歩み成長していく「共存者」としての視点をもつことも鍵となってゆく。

また病院内での臨床心理士の存在には、病者を取り巻く環境の一部としての意味もある。心理療法場面以外の日常的関わりにおいては、患者との距離や自分に向けられたさまざまな投影に配慮した関わりが求められる。他職種スタッフとともに集団療法を実施したり、スタッフミーティングに参加する際には、それらの動きによって心理士がスタッフ集団に溶け込み、そこで他職種とともに多方面から患者を把握し、さまざまな質的関係性を提供しながら協力して患者を支えていくことが必要となる。

次に第三の特徴と課題として、チーム医療について述べておこう。単科の精神科医療現場で心理検査や心理療法を担当するときには、多職種からなる治療チームメンバーのひとりとして参加することが前提にある。心理検査で得られた所見も、的確でわかりやすい言葉に変換して関係スタッフに伝え、その後の患者との関わりに還元させていくことがここでの課題である。また心理療法を担っていく際には、医師をはじめ複数専門職者たちとの相互の連携が欠かせない。行動化の激しいケースでは、限界設定をする際に病院体制にまで協力を依頼することもある。また分裂機制によって対人操作するケースにおいては、適切な連携なくしてはスタッフ相互間に葛藤が誘発されてしまうこともある。さらに統合失調症を含めた重篤なケースの場合には、治療者自身の深い内的関与が伴うにつれて、強い転移逆転移関係に巻き込まれていく性質がある。それだけにチームスタッフの存在とそこでの情報交換が、治療者としての観察自我を保ち、現実感覚を見失わないための重要な足場となる。つまり重篤なケースの心理療法は、チームスタッフ間に相互の理解と信頼という「支え」と「守り」があってこそ、はじめて腰を落ち着けて取り組むことが可能になる。そのためには、日頃からスタッフ間で意志疎通が取れていることが欠かせない。また願わくば、治療チームが医師をリーダーとしつつも対等な立場と職業的同一性のもとで患者を支え、スタッフを支え、またそれぞれの患者スタッフ関係をも支える「器」として機能していることが理想であろう。心理士ひとりの力は微力であるが、チームに器としての「支え」と「守り」の力が働くときには、患者自身の自己治癒力とともに環境全体の思わぬ治癒力が引き出されもする。それによって難しいと思われていたケースにさえ進展がもたらされるのが、チーム医療の醍醐味であろう。多くの精神病院ではそこまで病院全体の治療的風土や各スタッフの職業性が成熟していないかもしれない。しかし、チームスタッフ間の連携を促し、「関係」をつないでゆくこと自体を臨床心理士の専門性と考えて、ねばり強く環境に働きかけてゆけることも必要な課題といえるであろう。

そして最後に第四の特徴と課題として、「病院」が利潤追求を目的とする社会組織であり、心理士もこの組織の一従業員であるという現実をふまえておくこと、これが案外重要であるため付け加えておきたい。組織に所属すると、社会的身分や専門性とともに、自らの生活が保障されるという安心感がある。一方で組織の制約によって、患者や治療者のあり方と、治療構造自体が規定されもする。そこには、病院の歴史や理念、経営状態、管理運営体制や建物の物理的条件などから、広くは精神医療全体を取り巻く国の政策や法律の変化などが含まれる。これらは時に心理士としてのアイデンティティとのあいだで深刻な葛藤を引き起こすこともある。しかし、自らの目指す心理療法に深く専念できる環境を保障されるためにこそ、常識的な社会人として、組織のあり方と自分のとるべき立場について冷静に認識していくことが課題となろう。

2　私の受けてきた研修とこれまでの歩み

大学院時代には、授業のカリキュラムとして二つの精神科病院において、毎週一回半期ずつの臨床実習を行った。名古屋大学教育学部の伝統と思われるが、実習はまず白衣をつけず課題や役割を与えられることもなく、全くの生身のまま入院病棟に入り、そこで患者とともに一日を過ごすことから始まる。この体験において初めて私は、精神科病院と精神病の患者とに出会うことになったわけだが、実習生にとってこれは、これまでの人間観や自己観が覆され、最も自分が試されるイニシエーション的体験となることが多い。一つ目の病院での実習は半年間これにつき、続く二つ目の病院において初めて、心理検査や生育歴等を聴取する心理学的見立ての実習を持つことになった。そしてこれら二つの実習を経た時点で、卒後の進路として病院臨床への意志を私は固めた。翌年には以前より学ぶところの大きかった病院心理士にスーパーヴァイザーを依頼し、彼の指導の下、さらに別の病院で週一回一年間、心理検査と継続面接の研修を積んだ。またその頃から月一回、病院心理士の集まるクローズドな研究会にも参加し始めている。そこでは重篤で深刻な精神科症例への心理療法の実際を間近に知る機会を得ることになった。また仕事として日々心理療法を行う現場心理士たちのさまざまな生の声を聞き、専門家としてのものの見方やあり方、課題についての多くを吸収していったように思う。現在の私にとっても、この研究会は重要な研修の場である。またそれ以上に、心理士としての互いの成長を見守りあう、境遇を同じくする同志との交流の場となっている。職場で生じる諸々の問題から公私に渡る問題までも共有できることによって、病院心理士として生き残るための大きな支えとなっているようである。

このような研修過程を経た後、現在の単科精神科病院に職を得たわけであるが、就職後まず取り組んだことが、第一の特徴と課題として述べた、統合失調症を中心とした病態の重い患者の個人心理療法と心理検査の技術を磨くことであった。それは主にスーパーヴィジョンによって訓練されたが、当時常勤心理士が他にいなかったこともあって、担当ケースの見立てと治療方針については、スーパーヴィジョンなしではとても荷がこなせなかったように思う。また自分では抱えきれないと感じた困難なケースであっても、スーパーヴァイザーの指導と支えによって自分の器以上のものが提供できる可能性が出てくることを体験した。こうして患者との二者関係による心理療法に専念し、転移・逆転移関係をくぐり抜ける経験を積み重ねるうちに、他スタッフと協力していく必要性が生まれ、チーム医療における心理士の役割についての模索が始まっていった。その過程で、器としてのチームの存在や病院組織の守りと効用、制約と限界という第四の課題について意識されるようになったと思う。つまり心理士としての成長の過程において、患者の心のさらなる深みに降りてゆこうとするときには、それと同じ比重だけ外的現実的世界とのつながりが意味あるものとして認識されていくのであろう。

3　精神病者との関わりにおける治療者としての内的体験

では、単科の精神科病院で働くために最も重要な第一の課題である統合失調症や重症例の心理療法を担っていく力量は、どのように身につけていったらよいのだろうか。これについて、精神病者の世界に足を踏み入れ、彼等との関わりを持っていくときに直面する心理士としての内的体験を通して述べておきたい。

統合失調症、特に慢性期の患者と生身のひとりの「人」として初めて関わりを持とうとすると、これまで慣れ親しんできた自分自身の対人関係のパターンや大学で学んできたカウンセリング技法だけでは、目の前の病者に対してほとんど通用しないことに気づく。実習のように白衣という「守り」をつけずに病者に関わる場合や、明確な役割意識の乏しい状況で関わる際には特に、普段は意識することのなかった「自分がいったい何者であるのか」といった感覚や「自分が自分である」といった感覚の不明確さが露呈されやすい。それは毎回の実習や面接の終了後に離人感様のものとして体験されることもある。またそれらの体験に耐えきれずに病者と内的に距離を置いて関わると、これを敏感に察知した病者の怒りを受ける場合もある。いずれにせよ、精神病者の問題であったはずの自己不確実な感覚が、ここでは逆転移的に自分自身の問題として体験されていることに気づくこと、そしてその内なる体験をどう自分の課題として受けとめていけるかが問われることとなる。

また、急性期状態の患者に生々しい妄想をはじめて語られ、憑依を目の当たりにすることになれば、平常心ではいられず怖じ気づくのが自然であろう。隔離室内の患者のうめき声や叫び、その容姿の異様さ、室内の独特な匂いと汚さなどは、これらを見学しただけでも、精神病へのおどろおどろしさに圧倒されて涙することもある。豊かな現代社会の裏側で、人の心の世界においては依然としてこのような精神病の荒ぶる力が存在すること、そしてそれに苦しむ病者を目の辺りにすることは、隔離室という独特な暗い雰囲気とともに関わる者にはかなりのショックを与える。しかし、そのようなむごたらしくおどろおどろしいものから目をそらさず、無意識の荒ぶる力に凌駕された病者の心の世界と向き合える存在であるかどうかということは、単科の精神科で働き、統合失調症の心理療法を担っていく心理士にとっては、避けては通れない最も深刻で重要な課題となろう。

仏教では肉体への我執を絶つ修行として、死体が朽ちていく様を九段階に分けて想像することを九想観という。河合は[2]、この九想観を若い女性の死体が腐乱していく様として絵画的に表現した『九想詩絵』に触れた折に、ユング心理学的に読めば、仏僧たちはここでアニマ（魂）の消滅を体験しているのではないかと述べている。筆者には、このような『九想詩絵』を観想しようとする姿勢は、どこか最も重篤な精神病者の内的世界に向き合おうとするときの、治療者にとって必要な姿勢と重なっているように思えてならない。ほんの少しのぞき見するというのではなく見続け（観想し続け）、自らの内に生じる耐え難い痛みの感覚（逆転移）を抱え続けることが果たしてできるのか。病者の心の世界を自らの心の内に体験される逆転移を通して共感的に受けとめ、「ともにあること」をこころざすならば、これらの内的課題に真に向き合うことはやはり避けられない道であろう。

渡辺[7]は心理臨床家が重い精神病に関わることについて、①「無意識への畏怖」が体験されること、②人の「心の底に潜むもの」を直接観察し触れる機会が得られること、③そして病者における精神の死と、心理士自身の幼児的万能感が克服されるイニシエーションとしての死、の二つの「死の体験」がもたらされる、などの意義があると述べている。重篤な統合失調症や精神病圏のケースとの関わりにおいては、畏怖すべき無意識の破壊的な力のありようと直に接することによって、心理療法がとるに足らない無力なものに感じられがちであり、治療者としての万能感幻想や未熟な自己愛の克服が、繰り返し要請される。しかしこのような内的課題を通して自分自身の心の最も深く病んだ部分とむきあい、これを受け入れていく試練、渡辺の言葉を借りれば「死の体験」をイニシエーションとしてくぐりぬけることなくしては、病者への真の共感も生まれはしない。

武野[5]は、統合失調症の心理療法を行うにあたっては「我々自身の内部にある分裂病的傾向を恐れることなく存在理由を持つものとして受け入れ、それとどう折り合ってゆくかを考えるべきである。そうすることによって分裂病者も自身の病を受け入れることができるようになる」と述べる。角野[1]も、治療者が自分の「分裂病コンプレックス」と接触することが、病者への共感と心理療法の出発点になると述べている。これら精神科医でもあるユング派の分析家たちによって述べられているように、統合失調症者の心の世界に触れていくためには、治療者自身の心の中の最も病んだ部分、統合失調症的傾向に対して開かれ、これに触れてゆけるかどうかが、最も重要な内的訓練課題であると考えられる。

そのための方法としては、統合失調症者との面接について、特に逆転移への内省を重視したスーパーヴィジョンを受けたり、教育分析によって自身の無意識世界に触れていくことも必要である。また個人で行えることとしては、日々のケースや統合失調症を含めた重篤なケースに関わる際に生じる自らの心の感覚、時には身体感覚を含めた逆転移感情に対して、常日頃から敏感に意識的に向き合ってゆくことが何よりの訓練となろう。

私自身の経験としても、ある統合失調症の女性患者との心理療法過程において、その治療的展開への支えになったものは、このような逆転移を通した彼女への共感的理解によるところが大きかった。思春期に発病して十年以上の入院生活を送った彼女は、度々亜混迷状態となっては外部との疎通が取れなくなってしまうため、安定した時期が一年と続かない。衝動的に自殺企図を試みるため、身体拘束を含む何ヶ月という長期に渡った隔離室生活を余儀なくされることも度々である。しかし七年の面接経過の中では退院し、単身生活を送るまでに至った。

彼女との関係がそうであったように、疎通がままならず表情や動きもない最も重篤な状態にある病者との関わりでは、これまでの面接経過や治療関係を振り返りながら、自分自身の心に生じてくるさまざまな思いと向き合う作業、内なる体験を意識化していく作業によってしかその状態を理解していく手がかりを得ることはできない。それはなんともいえない疲労感や無力感、重苦しい罪悪感や胸の痛みを覚える作業ともなる。しかし病者のありようから焦点をそらさず、今ここでの状態に注目し続けていく時には、両者の間には母子一体的な融合関係が生じていく。それは自他の区別のない生後間もない乳児に対して、母親が感情移入によってその求めを察知し必要を満たしていく過程と重なる。母親との間でこれが繰り返されることによって赤ん坊の自己感覚がまとまったものとして育っていくように、病者の自己感覚も治療者の感情移入的な理解によって、解体の危機を逃れてまとまりを取り戻していく。無意識の力に呑み込まれていた自我が、弱々しくも再び姿を顕わし始めていくのである。

河合[3]は統合失調症的なものを背景にもつ重症例の心理療法においては、「治療者自身が融合の状態に入ってゆけること、(略)意味以前の世界に開かれている必要がある」と述べるが、重篤な状態にあるほど、治療者が患者の心的世界に融合していくことによってのみ、そこで生じる自らの内なる体験としての逆転移を手がかりに、患者の世界を共に感じていくことが可能となるように思われる。

しかしそれには危険が伴うことも忘れてはならない。角野[1]によれば、統合失調症の心理療法に際して自らの「分裂病コンプレックス」と接触していくためには、病者と関わることによって動き出す「治療者自身の夢」「治療者の感情が揺さぶられること」「治療者の精神的身体的症状の出現」が手がかりになるという。私の場合それらは、自分の感情や身体が石のように固まってくる離人感的な感覚として体験されたり、患者の自我も自分の自我をも圧倒するような「無意識の洪水が町を呑み込んで氾濫する夢」や、「隔離室で瀕死の患者を死なせまいと乳児のように抱きかかえて授乳させようとする夢」として体験されたりした。精神病や統合失調症を背景にもつ患者との心理療法や、強い転移逆転移関係の中に治療者が引き込まれていくケースの場合には、治療者が患者の世界に融合していくために、一過的に精神病水準にまで陥ってしまうほどの危険にさらされたり、自我境界を越えて深く揺さぶられることもある。しかしそこで踏みとどまり、逃げもせず、破壊されもせず、患者と自分の心の最も深く病んだ部分に触れてゆく過程をくぐり抜けることによって、治療的転機が訪れることがあるのもまた事実である。

そしてこの過程が無事に進展していくために必要となるのが、外的現実的な足場と守りの存在である。すでに述べたように、具体的にはスーパーヴィジョンによる支えと訓練をうけていることと、相談できる心理士の仲間の存在、また院内のチームスタッフとの相互の信頼と協力体制が得られていることが重要である。これらが支えと守りになって、患者とともに困難な過程を生き抜いていくことが可能となるのである。

以上はおもに重篤な精神病、統合失調症のケースを主な対象として述べた。境界性人格障害や統合失調症的なものを背景にもつ重篤な人格障害のケースについても基本は同じである。むしろ統合失調症者とのこのような心理療法的関わりで得られた力量こそが、全ての心理療法の基本にあるといえるであろう。

4　なぜゆえに精神病者との心理療法をこころざすのか

「ひとりの人間をして、精神病者の理解と治療へと向かわせる由縁は、精神病者を前にして、ひとりの人間に立ち向かおうとする心理療法家の内には「瀕死の傷ついたアニマ像」が存在し、これに直面しようとする衝迫である（木村敏訳）」とビンスワンガーは語る。この言葉に深く共感する渡辺[8]は、重篤な精神病者の心理療法にのことだということを最も厳密な意味で理解できること、つまり狂気を我々人間に共通の運命として見うること起こったことは万人に起こりうるものであることを心の底から認めうること、問題となっている事柄は自分自身（逆転移）によって強く動かされていると述べている。

最後になるが、単科の精神科病院で働き続けてゆけるためには、ここで働こうとするその思いが一体何ゆえのことなのか、何に動かされて精神病者とともに歩もうとこころざしているのか、常に自分に問い続けてゆける姿勢が必要であろう。これは統合失調症の心理療法に取り組む際に、自分の中の統合失調症的要素やもっとも傷つき病んだ部分に対して開かれている必要があるとして、すでに述べてきた姿勢に通じている。この問いへの答えも教育分析やスーパーヴィジョンの他、日々のケースや転機となるケースとの関係によって引き起こされる転移・逆転移への深い自覚と理解を通して見いだされうる。さらにそれは自分自身の人生上の課題の変遷に応じて繰り返し問い直されていくことによって、普遍的で個別的な答として深く実感されてゆくものであろう。時に辛い内的作業となろうが、狂気を普遍的なものとみなす人として対等な治療者のあるべき真摯な姿勢も、これによって真に身についてゆく。そしてその時にこそ、病者と治療者との二人の間に「癒しの力」が芽生え、それぞれの心の世界の変容として、統合失調症的要素を受け入れようとする自分と、万能でもないが無力でもない等身大の治療者として成長していこうとする可能性が一歩ずつ開けていくのである。

もちろんこの内的課題は孤独にひとりで行うものでは決してない。これまで繰り返し述べてきたように、病院のチームスタッフや心理士としてのスーパーヴァイザーと研究会の仲間、さらにはプライベートでの家族の存在など自分を取り巻く人々とのつながりによって守られ支えられてこそ、途中で投げ出すことなく取り組めるものなのであり、実はそのことが同時に、病者にとっての現実的世界の基盤を支えることにつながっているということも最後に強調しておきたい。

文献

（1）角野善宏『分裂病の心理療法―治療者の内なる体験の軌跡』日本評論社、一九九八年。
（2）河合隼雄『明恵夢を生きる』京都松柏社、一九八七年。
（3）河合俊雄「分裂病を背景に持つ症例とイメージによる心理臨床」『境界例・重症例の心理臨床』心理臨床の実際、第五巻、一九九八年、八三―九一頁。
（4）永田俊彦「統合失調症慢性期患者の内的世界」『精神科治療学』20（6）、二〇〇五年、六〇五―六〇七頁。
（5）武野俊弥「分裂病とユング派の治療」『精神療法』21（3）、一九九五年、三九―四八頁。
（6）牛島定信「統合失調症における個人精神療法：序論」『精神療法』31（1）、二〇〇五年、三―八頁。
（7）渡辺雄三「心理臨床にとっての精神分裂病」『臨床心理学大系第9巻心理療法（3）』金子書房、一九八九年、二四三―二五六頁。
（8）渡辺雄三『精神分裂病者に対する心理療法の臨床心理学的研究』晃洋書房、二〇〇三年。

その2　精神科クリニックで働くために

三宅朝子

1　精神科クリニック……私の働く現場

精神科クリニックと一言で言っても、それぞれのクリニックでの治療体制や雰囲気、そしてそこで働く臨床心理士の役割や機能はさまざまであろう。多くの施設がプライベート・クリニックであり、公立の施設とちがって、治療方針や理念なども管理者の考え方（時にはパーソナリティー）が大きくストレートに反映してくる。クリニックによってさまざまな治療文化や強烈な個性を持っている場合もあるだろう。したがって、私の働く職場の在り様やそこでの私の経験は、多くのバリエーションの中の一つに過ぎない。

ある日の待合室の風景である。時間は朝九時半。会社のフレックスタイムを利用して通院している会社員が、手帳を開いて予定を確認している。その隣には主婦らしき女性が雑誌を読んでいる。少し離れたところで大学生らしき男性が腕組みをして座っている。これが夕方になると、携帯電話のメールをみている女子高生や持参のゲーム機に夢中になっている小学生などにかわったりもする。この待合での人々の様子は、背景をそのまま待合室から街角、駅のホームへと移してもほとんど違和感はないだろう。

私が現在勤めているこのクリニックは、愛知県の名古屋市近郊にある神経科精神科の診療所である。私はここで現在常勤として勤務をしている。このクリニックに訪れる患者は実に様々である。病態としては、神経症圏から精神病圏までとバラエティーに富んでいる。年齢層としては、三歳の幼児から、小中学生、高校大学生、成人(会社員もいれば主婦もいる)、さらには八十歳を超える老人までと幅広い。すべてのライフステージを網羅しているといえるかもしれない。

精神科クリニックというと、ビルのワンフロワーで行われている場合が多いようだが、ここは、周辺に水田が広がり、いくつかの民家が散在する中に建っている。精神科クリニックにしては比較的大きな建物で、一見、内科や小児科を思わせる外観である。玄関から中に入ると、待合が広がり、天窓のガラス越しに明るい採光があり、観葉植物がおかれている。ちょっとした美術サロンのように、シャガール、ローランサンなどの絵画がならんでいる。もし、そこにテーブルが置かれ、お茶が出されればそのまま喫茶店に早変わりできてしまいそうである。そこには、いわゆる精神科の持つ「重く暗い」イメージはない。

今では私の精神科臨床の半分以上がこの精神科クリニックでの経験になりつつある。そもそも私は、単科の精神科病院から精神科臨床をスタートさせた。そこには鉄格子や鍵のかかった重い扉があり、今の職場とは雰囲気がかなり違う。そこで数年の常勤職を勤め、わずかながら総合病院も経験した後に、その後現在のクリニックが私の現場になった。

2　要るものと要らないもの

今までの自分の精神科臨床の体験を振り返ると、そこが精神科病院であれクリニックであれ、基本的に臨床心理士として必要なものは大きくは変わらないように私は思う。その中でも初心の段階で通り抜ける必要があるポイントとしてとりわけ二つのことが思い浮かぶ。

まず一つは、人の心にかかわることへの覚悟である。人の心にかかわることは、人の生き死に、つまり命にかかわることである。安直な感覚で足を踏み入れてはいけない「仕事」なのだと私は思う。そうした覚悟を求められるのは心理士だけではなく、医療従事者であれば言うまでもないことだろう。医師であれば、解剖実習を通してまずその洗礼を受け、人の命にかかわることの責任と覚悟を作り上げていく。看護師も、実習を通して現場の生々しさに慄きながらも覚悟を決めていく。外科での手術室でのありさまを見てその場で気絶してしまった話を看護学生から聞くこともある。自らの身や心を削るような体験を通して、その仕事の重さを心に刻み一人前になっていくのだろう。心理士の場合、実際の仕事の中で血を見ることも肉を見ることもない。それだけに今ひとつ、生命にかかわる覚悟が甘くなりがちではないだろうか。スキルや理論の獲得といった以前に、こうした覚悟をすることが心理士として人にかかわる上での土台になるように思われる。現在いろいろな大学院などで研修や実習のプログラムが工夫されているようだが、それらを通して「覚悟」に至ることがどれだけ可能になっているだろうか。われわれ心理士には解剖実習はない。それに代わるもの、またそれ以上のものというとなかなか難しいところもあるだろうが、もっと検討されていく必要があるだろう。

私は、大学院時代に病院実習を体験した。その頃はまだ文部科学省認可の日本臨床心理士認定協会は形にはなっておらず、病院実習が大学院の教育の中に組み込まれていることは珍しかった。また、病院実習は相当な覚悟で臨床現場に頼み込んで実習させていただくという意識もあった。実習では、私は精神病院の閉鎖病棟の中で毎週一日朝から夕方まで患者とともに過ごした。治療者としてではないので、白衣は着ていない。また何らかの役割が与えられているわけでもなかった。壁に向かって独語をする人。急に服を脱ぎだす人。宙に向かって狼のようにほえる人。保護室の匂い。鉄格子越しに見える空。その中で私は、無意識の坩堝に投げ込まれたようだった。様々な患者さんたちと接する中でいろいろな感情が自分の心の中に沸き起こり揺れた。そうした自分の感情と自問自答した。実習後は毎回ひどく疲れを感じた。実習一日が終わる度に、レポートを何枚も書いて提出した。実習先の先輩心理士の方たちにもいろいろと話を聞いていただいた。レポートについても多くのコメントを頂いた。その頃は実習生の数も少なく、幸いなことに先輩方や指導教官からきめ細かくフィードバックを受けることができた。こうした中で私は人の心の世界の恐ろしさを再認識すると共に、それでもなおその世界を垣間見ないではいられないという思いを自らの中に確認することにもなった。それが私の背中を押し、この仕事に足を踏み入れようと心に決めた。これがまずは最初のイニシエーションだったのかもしれない。果たして、この実習が医師の解剖実習に匹敵するようなものであったかどうか。そこまでには至らないものだったのかもしれない。ただ、私自身ある種の極限を体験したように思う。そこで、「人という存在」の重みを感じ深みを垣間見て、生半可な気持ちで踏み込んではいけないという思いを強く感じたことも確かである。

その後、私は大学院修士課程を修了してすぐ、単科の精神病院に常勤の臨床心理士として就職した。私は、早く一人前の治療者として役に立ちたいと思っていた。多くの知識や理論を吸収しようとしていた。いろいろなケース検討会や勉強会に参加した。しかし、「臨床心理士なんてやめてしまいたい。」と私が思うまでに半年もかからなかった。学会などで報告される華やかに展開していくドラマチックな世界とはおよそかけ離れた毎日が続いた。「要る人になりたい。」と私はあせった。慢性化した統合失調症の患者はそう簡単に変化するわけではない。何もかわらない。「私はいてもいなくてもいい人。要らない人」という思いをつのらせていった。まるで時計が凍りついて止まってしまっているように感じられた。自分のやっている仕事がひどく無意味に感じられた。継続して面接していた患者が突然退院していても、心理士である私には知らされていないことが度々あった。こんなことがあると無力感はよりいっそう強くなった。「精神科医は必要な人、看護師も必要な人、心理士は要らない人。」そんな図式が頭を駆け巡っていた。患者の無意識の「すべてを破棄してしまう悪い母親対象」が私に投げ込まれ、それを私が逆転移として体験していたのかもしれない。今振り返れば、そんな理解もできる。

こうした無力感と戦いながら、私はそこで数年を過ごした。非力な自分をとことん感じることは、私が心理士として通過する必要のあるポイントだったように思う。「ただ何もせず傍らにい続けることの意味」を理解していなければ、どんなテクニックもどんな理論も生かされない。精神科医のように管理をすることからも自由であって、看護師のようにお世話をすることも役割と考えないでいられる。そこで、初めて見えてくる患者さんの内的世界があり、そこではじめて展開する患者との新たな関係がある。しかし、その当時はそうした思いを抱く余裕はなかった。

もし、私がこうした機会を持たないまま臨床心理士としてやってきていたらどうなっていただろう。一つ間違えると将棋のこまを動かすように患者を操作することに満足してしまう穴に陥っていたかもしれない。また、時に「ミニ精神科医」、「ミニ看護師」になっていても、それを「臨床心理士の仕事」と理解して邁進していたかもしれない。

クリニックでは問題の軽い人が患者として来ていると思われがちである。それは、精神科クリニックの特徴の一つとして、精神病院や総合病院などと違い、病床を持たないところが多いからであろう。つまり、外来中心で比較的入院の必要性がない患者を守備範囲とすることが多いといえる。私の勤めるクリニックも、現在病床は持っていない。先に述べたように、待合の雰囲気も一見したところ精神病院の閉鎖病棟とはまるで違う。心理面接での話題も概ね了解可能で、自分を操る悪魔の声の話などはめったに耳にしない。社会適応という基準で比較すれば、精神病院の閉鎖病棟の患者よりもクリニックの患者の方が確かに「軽い」のだ。しかし、心が抱えている問題が軽いということではない。ひとつ間違えば心の壁は倒壊して恐ろしい世界に飲み込まれてしまう紙一重のところで、外的適応が維持されている。決して安全なのではない。しかし、患者さんの外的適応やまとまりのある話しぶりから、われわれはある種の錯覚を持ちやすい。治療者側は、ついつい何かがやれてしまう気になりがちで、時に独りよがりの自己愛的な世界に陥ってしまう危険性もはらんでいる。精神病院の閉鎖病棟にいる患者に対しては「ただならぬ」感覚を自然と抱くのに、精神科クリニックではそうした感覚が薄くなりがちである。これは怖いことである。理路整然と自らの思いを熱く語っていた青年が一転して psychotic breakdown をおこし、「死にたい」という思いなど語ったこともなかった人が唐突に自殺をしてしまう。意外に多くの危険が潜んでいる。穏やかな街角の風景の中にも実は地雷がたくさん隠されているのだ。患者からもれ出るわずかな危機サインに鋭敏な感覚、センサーを頭のどこかで常に働かせておく必要がある。重篤な精神病圏の患者さんとのかかわりを経験していないとこうしたセンサーを持つことはなかなか難しいように思う。「精神病院での勤務経験もしくは研修経験が豊富ではない人をあまり当てにはできない」という声を何人かの精神科医から聞くこともあった。一方で、昨今は臨床心理士になるために、精神科臨床は要らないのではないかという声を、臨床心理士の間で耳にする。そこには大きなギャップがある。はたして統合失調症の患者とのかかわりは、臨床心理士の研修として、必須ではなくオプションなのだろうか？

「軽い」というものの、実際のところシンプルな神経症の患者がやって来るのは珍しいのが最近の特徴である。症状レベルでは一応神経症圏の範疇に入れるが、実のところ人格障害圏のケースとして捉えたほうがよさそうな人が多い。ある領域は高く適応水準が維持されながらも、一方である場面では現実吟味がひどく低下し、不安の質が非常に重篤な人が増えている。クリニックのスタッフの間ではよく、「神経症はどこへいったのか？」と話している。最近の神経症の人の行き先は案外もっと身近なところかもしれない。私は、「臨床心理士を目指す大学院」ではないか？と思ってみたりしている。

また、私の勤めるクリニックでは幼児、小中学生も通院している。子供のケース、とりわけ年齢が低くなればなるほど、その治療に関して、「とりあえず、遊んでいればよくなる」と思われがちだ。しかし、ただ遊んでいるだけで子供はよくなってはいかない。大人と比べて、子供は抑圧など防衛が形成途上であるゆえに、無意識的なものが簡単に表現されやすい。面接場面で直接的に攻撃性が表出されやすく、行動化もおきやすい。原始的心性があらわになりやすく、かなり早い段階から子供の投影同一化は治療者へ投げ込まれる。ビックは、「子供の分析家の逆転移によるストレスは、大人、少なくとも精神病ではない大人のセラピーをしている分析家より大きい」と述べている。[1] 私は、子供との面接時、比較的重い病態の大人の患者さんを相手にしている時に感じるような感覚を抱くことがしばしばある。それは、境界例の患者の行動化に対して抱くようなはらはらした感覚だったり、精神病の患者に対して感じるような迫害的な破壊性に飲み込まれそうな恐ろしさだったりする。子供の治療でも、重篤な患者とかかわった体験が、私を支えてくれているように思われる。子供の治療は決して初心者向けのものではない。

簡単そうに見えるものほど実は難しいものであったりする。応用問題は、基礎を知らぬまま取り組むとたいへんなことになる。

3　のめり込むことと離れてみること

臨床心理士としての仕事には、患者の内的の世界に、または患者との関係性の中にのめりこむことと同時にそこから離れて客観的に見ることが求められる。これは、ラッカー[2]のいう「共感する自我」と「観察する自我」ともいえるだろう。これは治療者として患者にかかわる面接場面だけではなく、他職種と協力して連携していく上でも重要な感覚のように思われる。他職種の仕事についてよく理解すること、これは協力体制の前提として大切なことである。精神科クリニックは比較的スタッフ総数が少ないので、お互いの仕事をカバーしあうことが多く、職種の違いが不明確になりやすいことがある。知らぬ間に「ミニケースワーカー」や「ミニ看護師」などになってしまう恐れもある。「共感」が行き過ぎて「同一化」してしまってはいけない。共感と同時にクリニックの組織内の力動を客観的に見ることも必要であると思われる。

精神科クリニックの組織は規模が小さく、一人の人格のようにみえるところがある。家族をas a wholeと捉えてその力動を見ていくように、クリニックの組織を見てみると、職種間の距離や緊張関係、さらに境界のありようは、その施設ごとに個性的である。組織のライフサイクルがどの段階にあるのかによって、心理士に期待される役割や機能も変化していく。それを吟味して、心理士は今何をなすべきかを考えていく必要がある。内に入り込みながら、時に外から離れてみていくことはいろいろな局面で大切なことだろう。

河合[3]は、「自己を相対化し客観化する態度を養うために、心理臨床の教育としてあまり早くに直接的に臨床的なことに触れさせることは望ましくない」と述べている。ケースと取り組み格闘し学ぶ一方で、自己相対化の目を養う領域を持っていることは大切なことだろう。そうした意味からすれば、すでに学部の頃から、ケースにかかわること、ロールシャッハなどの心理テストを学ぶことも、それ一本にのめり込むのであれば弊害もあるかもしれない。最近は患者として、臨床心理士を目指しているという学生がやってくることがある。もちろん教育分析やSVではない。彼らの多くは実習で体験したという自分のロールシャッハデーターを持ってくるが、治療ということを考えるとこの体験がマイナスになっていることは多い。往々にして、彼らの自己相対化の目は研修によってかえって疲弊している。初心の段階での病院実習やロールシャッハ体験がとても有意義なものであることは私自身も体験し実感している。しかし、学部、大学院の早い段階でこうした実習を一律に導入することも、再検討した方がよい時代になってきているようにも思われる。どんな世界も、形が整い、規模が大きくなると、本質的な意味を失っていくことがある。心理臨床そのものに、相対化の視点が求められてきているように思われる。

文献

（1） 木部則雄『こどもの精神分析　クライン派・対象関係論からのアプローチ』岩崎学術出版社、二〇〇六年。

（2）Racker, H.（1968）坂口信貴訳『転移と逆転移』岩崎学術出版社、一九八二年。
（3）河合隼雄「心理療法家の教育と訓練」『心理療法論考』新曜社、一九八六年。

その3　総合病院精神科で働くために

野田麻理

1　総合病院精神科の役割の変化

厚生労働省主導の医療制度改革の影響や医療ビッグバンを前に、精神医療はここ数年大規模な方向転換をせまられているが、総合病院精神科もその例外ではない。総合病院精神科の役割はここ数年で激変し、「総合病院精神科で心理士として働くために」必要なことを考えるとき、現状を認識し今後の見通しを理解しておくことは不可欠である。筆者が総合病院での心理臨床に携わり始めた、時代が昭和から平成に変わる頃は、軽症うつ病・不安神経症・パニック障害・メンタルヘルス活動・人格障害・摂食障害等が注目され、外来での精神医療の重要性が指摘され、総合病院に次々と精神科が新設された時期だった。どの総合病院精神科も外来診療は多忙を極め、その中で心理療法へのニーズは高まった。

しかし近年「総合病院」自体に求められる役割が大きく変化した。総合病院は、手術等急性期の高度専門医療の提供、すなわち入院治療を提供し、そしてその前後の慢性期の外来診療は地域、市中の開業医が受け持ち連携して診療を行うという構造が着々と作られつつある。つまり「総合病院は急性期患者の集中治療をするところ」という特化した役割が明確になり、ベッドをもたない（総合病院精神科のうち六割が無床）総合病院精神科は、外来患者を増加の一途をたどる精神科クリニックに譲り、入院は従来とおり単科精神病院が受け持つ中、役割の見直しを迫られた。

「総合病院におけるネクストステップ」によれば総合病院精神科の果たすべき役割は以下のように分類・整理される。①一般医療における役割（リエゾン・コンサルテーション精神医学。疾病の受容や疾病にともなう変化に対するストレスや適応障害・術後や薬剤起因性のせん妄や精神障害・緩和ケア・高度先進的医療へのかかわり等）、②精神医療における役割（精神科急性期医療の分担・精神疾患の初期診断と初期治療・身体合併症医療）、③一般社会における役割（メンタルヘルスの啓蒙活動・災害時等のこころのケアへの関与・職員のメンタルヘルス保持等）

これらはいずれも重要な役割であるが、精神医療の中では特殊な分野とも言え、救急対応等の医師の負担は過重ととらえられ、クリニック開業ラッシュや単科精神病院も人材不足という事情もあって、総合病院精神科を志向する医師は不足している。その結果、精神科が閉鎖、休止、非常勤化される総合病院があとを絶たない。

2　総合病院心理士としての仕事の実際

さてこのような総合病院精神科の役割変遷の過渡期にあって、筆者の心理士としての仕事もここ数年で激変した。最初の十年余は多忙な精神科医師の依頼にこたえ、精神科の中でひたすら、人格障害・神経症・摂食障害等の心理療法と児童の遊戯療法や心理検査を行った。スクールカウンセラー制度の発足前で不登校の小中高生にも数多く会ってきた。この中でのちに軽度発達障害・統合失調症と診断される患者や、自身の逆転移の扱いに苦慮する境界例や境界例児童との出会いもあり、外来診療の中ではあるが、多様な人格水準の患者との多様なかかわりを日に数ケースこなすという多忙な日々が続いた。総合病院とは言っても精神科の中でだけ働いていたといっても過言ではない。時に入院中の境界例や摂食障害患者とのかかわりの中で内科・小児科病棟スタッフとの協働を試みたが互いの理解や意思疎通が十分であったとは言いがたい。

しかしここ数年精神科医不足の時期があり、先述した総合病院精神科の役割変化や病院の事情もあり精神科外来患者数は激減し、心理療法依頼も減少した。

そんな中転機となったのが病院移転にともない緩和ケア病棟が設立されるのにあたって筆者が設立準備委員会に招かれ、数年にわたって行われた事前準備の病院全体の症例検討会で意見を述べる機会が与えられたことだった。これにより院内に心理士の存在と役割が認知され始め、緩和ケア病棟では病棟スタッフの一員（精神科兼任）となり、体制作り・患者や家族の心理的援助・スタッフやボランティアのサポートを行い、カンファレンスにも毎回参加した。最初は全事例への関与が期待されるかと考えそれに近い看護スタッフの期待も感じたが、一年かけて、心理士の視点・発想・対応は看護スタッフに吸収され、心理士の介入の必要性も減り、五年目の現在は日々スタッフの相談にはのりながら、困難な事例のみ直接的な関与を依頼されるという状況に落ち着いた。

また、緩和ケア病棟も軌道に乗り始めた頃、筆者と同じくリエゾン志向の後輩心理士が入職したことに力を得、心理士として院内で積極的に活動の場を広げる努力と工夫を始めた。小児科医からの発達検査の依頼を期に、極小未熟児の新版K式での定期（一歳半、三歳）発達検査のシステム化・NICUでの母親への心理士関与の開始を皮切りに、（精神科ではなく）小児科での心理検査と心理治療、心理的問題を呈した産科患者への関与、HIV・白血病・心身症・がん告知後の適応障害等に内科医との協働によるカウンセリングを行いカンファレンスに参加するなど内科病棟への関与も始めた。さらに三人目の心理士が小児科所属として加わってからは小児病棟の病棟活動や院内学級への関与も開始した。また職員のメンタルヘルス相談窓口として多くの職員の相談を受けている。他に、麻酔医からのペインクリニック関与依頼、薬剤師等他の専門職とともに地域市民への相談窓口を設ける計画、新人看護師早期離職防止のシステム作り、遺伝カウンセリングのサポート、医療事故の際の患者や患者家族や医療者への関与等仕事は急激に増え始めている。

このような他部署からの期待を受けて、心理士の対応を構造化していくために多くの他職種と会話を交わす中、できること・できないこと、心理士に期待される役割ややるべきことが明確になってきた。医療経済上大きな量的貢献はできない心理士は、総合病院としての重要な領域（たとえば当院でいえば、緩和ケア病棟や拠点病院である小児科・周産期センター・がん治療）において必要とされ、適切なサービスを提供するという質的な貢献を示すことでその存在意義は高まる。精神科閉鎖とともに職を追われる心理士の現状も見るにつけ、便利屋となり専門性を見失う危険性には留意すべきではあるが、期待にこたえ、実績をつむことこそが、安心して仕事ができる基盤となり、ひいては他者に媚びずに信念に基づいた心理臨床が継続的に実践できることにつながるのではないかと感じている。

昭和六十三年から総合病院精神科で勤務して十九年になるが、現在は仕事の半分以上が精神科以外の仕事である。総合病院が皆そのような状況であるわけではないが、心理士の仕事の内容は同時に勤務している精神科医の意向で規定され、精神科医が不在となればその存在も危うくなるという不安定な状況はどの病院でも変わりはないだろう。筆者は、精神科以外での心理臨床にも興味と関心を持ち、この新たな経験を総合病院心理士のあり方のひとつとして発信していく意義もあると考え、やりがいも感じているが、やはり自分の基盤は個人精神療法（遊戯療法）であり、最初の十年余精神科でそれに専念できたことは得がたい体験であった。精神科臨床での膨大な数の予診と心理検査、幾多の個人精神療法の経験と三人のバイザーによるスーパービジョン、信頼する精神科医・心理士との出会いが筆者の基盤である。

3　研修と訓練

さらに総合病院で働く上で貴重な経験だったと思うのは、新人の頃数年にわたり名古屋大学精神医学教室の精神療法グループの事例検討会に参加したことである。精神科医による精神療法の治療例を毎回見聞きし多くの困難な症例の精神療法過程を擬似体験できた。その検討会では毎回シニアとフレッシュの二人のコメンターが指名されていたが、筆者はもちろんフレッシュとして何度も伊藤克彦先生や成田善弘先生のコメンターの責を負った。そこでは新人も一個人として尊重されるとともに、個人的な見解を述べることが求められ、思慮が足りない意見は容赦なく批判され議論となった。当時は緊張し負担にも感じていた体験だが、病棟で他科の医師や看護師等他職種と話すとき、心理士が新人であるかベテランであるかに関わらず、心理士の発言は専門家の見解として一人歩きしていく現状をみるにつけ、責任もって発言し議論するという訓練であったと感謝している。

もうひとつ訓練という意味では、森省二先生の児童精神療法研究会で、常にそれはなぜか、これは何を表現し象徴しているかと意識無意識にまたがって連想を膨らまし、五感を研ぎ澄ませながら自分なりの実感をもった解釈を思考によって意識化言語化するという「自分で感じ考える」訓練は貴重な経験だった。疑問を持ち、立ち止まって連想を膨らませ、そうか！と気づく理解を得、その仮説に基づきさらに連想を膨らませつつ、現実と照らして修正し、見立てを更新していくという具体的実際的プロセスは、経験を重ねてもそれに代わる方法は見つからない。

4　総合病院精神科の心理士に求められるもの

「総合病院精神科で心理士として働くために」何が必要であろうか。

アセスメント能力

先に示した総合病院精神科の役割の変化と医師不足という現状もあり、総合病院精神科の心理士には、広い範囲の問題が投げ込まれる。したがってまず必要なのは精神科的診断、少なくとも薬物療法等精神科医師の関与が必要（有効）かどうか、身体科の医師と心理士の協働でできそうか、あるいは心理士の守備範囲を超えた問題か等を早期に判断することである。そのためには優れた精神科医の診断と治療をまじかに見、たとえば入院患者のせん妄や不眠や鬱がいかに起こり薬物療法や対応の工夫でどのように改善するかを学ぶ必要がある。精神科疾患を知り精神科治療をある程度経験したうえで初めて精神科医師から離れて（必要なときにはすぐに依頼をするという関係で）仕事ができるということは忘れてはならないだろう。

病院に心理的な問題が全くない患者はいない。そんな中、心理士に関与依頼があるのはある意味その科・病棟の看護師や医師がかかえきれない問題患者であり、その中には人格障害と理解される患者も含まれ、問題は簡単には解決しない。しかし、心理士がその見立てに基づき、患者自身の特徴を整理しそれによってひきおこされる感情（逆転移）の存在を説明し、予想される今後の問題や対応の留意点を伝えることで、医療者は自身の逆転移を整理し見通しをもった対応が可能になる。つまり力動的個人精神療法の経験に基づく力動的な見立て、アセスメントが必要であり、研修においては力動的個人精神療法の経験と精神分析の知識を獲得することが必要であると考える。

家族のアセスメントや、生き方や価値観などの社会的なアセスメントも重要である。身体疾患の治療においては重視されないが、心理的問題の背景やその解決のためにその人の人となり、とりまく家族を含めての見立ては不可欠である。緩和ケア病棟において「来るべき死」は患者のものであり家族のものであり、心理的援助の対象は本人であり家族である。NICUにおいても産科病棟においても「新しい命」と母親や家族を切り離すことは難しい。全体性、過去から未来へわたる連続性を意識しながら重層的な見立てをすること、その知見を還元していくことは心理士の大切な役割だと感じている。また「死」や「病」「障害」を前にした人の反応は千差万別である。それぞれの人にとっての意味や価値観を知ることが独特の反応や問題を理解する助けになると考えられる。しかし、正直簡単に分かることはないし、何もできないと感じるまま患者が鬼籍に入るのを見送った経験も少なくない。自身の無力感をみつめ、せめて他の医療者への共感とサポートの糧にしようと思いながらも、死と日常的に向き合う急性期病院の現実に圧倒されそうになるのは心理士も例外ではない。

コミュニケーション能力

これを誰にも分け隔てなく円滑なコミュニケーションを持てる能力や社交性という意味で言うなら筆者にそれを語る資格はない。しかし情報を得、見立てを伝え、介入を行う手段は、やはりコミュニケーションである。まずアセスメントにあたっては個人精神療法では主に患者本人とのやりとりとなるが、依頼医（身体科医師）・看護スタッフからの情報収集・本人家族との面接・見立てのフィードバックと関与介入の相談・話し合いやカンファレンスへの参加・面接の継続・依頼医や看護スタッフとの方針の確認等心理士の仕事は、すべてコミュニケーションから成り立っている。そして単に情報収集と言っても、病棟・患者個人・家族との関係・病気の進行等のどこに問題の所在があるか等の立体的・重層的な見立てをするために、看護スタッフと話しながらもスタッフが実は何に困りどう思っているのか、医療者間の問題や病棟の事情が関係していないかの見立ても並行しながらの情報収集である。スタッフと話しながら、個人精神療法での患者とのかかわりのように、傾聴し共感し、時には直面化し、解釈し、反応を確かめながら問題を整理していく。そのように問題を整理して心理士の理解を伝えるという医療者とのコミュニケーションにより彼らの「困った」という実感が軽減され、本来の抱える能力を発揮して患者を自分たちで抱えられるようになり、心理士自身は患者本人には会わないまま関与を終えるという経験も少なくない。リエゾン・コンサルテーションはコミュニケーションによって成り立つものと言われるが、心理士のそれはさらに精神療法的コミュニケーションによってサポーティブに（時には洞察志向的にも）行われることに価値があるのではないかと感じている。したがってここでいうコミュニケーション能力というのは精神療法能力という意味であり、それは社交性ではなく精神療法の経験によって培われるものである。

バランス感覚

これを説明するのは難しい。チーム医療といわれて久しいが、医師と看護師を中心とする病院という場所に、臨床心理士という新参の専門家がどのようなスタンスで関わっていくか。配慮とともに示すべき専門性、心理療法と急性期身体疾患治療の時間感覚の違いを超えてどう相互理解を図るか。過剰な期待には現実的な目標設定の共有を、過小な評価には理解を求めるための説明とアピールを。手柄を自分のものと考えず、無力感に押しつぶされず。すべてにバランス感覚が問われる。そして尊敬する村瀬嘉代子先生との二度のかかわりで学んだことであるが、「理論を知り技法を十分に学んだ上で、自己の関心や得意な技法・理論に患者や現実をあてはめるのではなく、周囲の期待する役割を意識し、柔軟にかつ信念をもって、実際に即した必要で可能な対応を的確に行う。そして仕事であるからには、迅速に正確に量をこなし、専門家としての役割を果たすこと。」これは筆者の臨床心理士として働く上での目標であるとともに、総合病院精神科で働くためのバランス感覚の基盤と言えよう。

これらのアセスメント能力、コミュニケーション能力、バランス感覚は、精神科研修を基盤とした臨床実践の上に成りたち、他職種との連携等多様な経験を積み重ねることで高められていくものであろう。精神科研修、臨床実践、多様な経験の重要性を強調したい。

文献

（1）「総合病院におけるネクストステップ」総合病院精神医学15（2）、二〇〇三年。
（2）佐野信也／野村總一郎「リエゾン精神医学における精神療法～心理教育的アプローチ」総合病院精神医学15（2）、二〇〇三年。

付　章　臨床心理士養成大学院における精神科臨床実習の実際と問題

その1　A大学院における精神科臨床実習

古井　景

1　A大学院における精神科臨床実習の実際

A大学院（臨床心理士養成課程）では、二年次に臨床心理実習1a（前期開講・一単位）および臨床心理実習1b（後期開講・一単位）において、精神科等の病院での実習と福祉施設等での実習を受けることになっている。一施設につき四八時間以上の実習体験に基づき、実習記録と体験整理レポートを提出させ、現場指導者からの評価を加え、担当教員が成績評価を行っている。平成一八年度は、病院実習施設として五病院（大学病院二・単科精神科病院二・総合病院一）、福祉施設実習として四施設（情緒障害児短期治療施設二・児童自立支援施設一・障害児福祉施設一）の協力を得て実施された。平成一九年度は、病院実習施設として四病院（単科精神病院二・総合病院一・クリニック一）、福祉施設実習として三施設（情緒障害児短期治療施設二・障害児福祉施設一）の協力を得て実施されることになっている。実習内容・形態・受け入れ人数は各施設で様々である。精神科臨床実習についてのみ述べると、一実習一名ずつの参加で週一日・八時間の実習を六回あるいは八回（二ヶ月間）、または、連続して六日間行う形をとっている。病院では、大学院から実習指導を依頼した各病院の常勤職員である臨床心理士より指導を受けることとなるが、協力病院の事情にあわせて学生への対応がなされるため、実習内容は病院によって様々である。

精神科臨床実習に先だって、一年次に精神医学特講（前期開講）、心身医学特講（後期開講）、心理査定実習（前期・後期開講）等の関連科目が開講されている。また、多くの大学院生は、授業としての精神科臨床実習とは別に、各院生の責任において、病院・クリニック等の医療施設での実践的研修（週一日・数ヶ月〜一年）を行っている。

2　授業としての精神科臨床実習を行う困難さ

本来、実習科目として位置づけられている場合、大学院の「授業」にふさわしい内容が組み立てられ、すべての学生に対して同一の環境条件で提供されなければならない。しかしながら、各協力病院の都合に合わせた形で実習生が勉強をさせていただいている現状では、病院間での実習内容に違いが生じるのはやむを得ない。無理を言って病院に大学院生の実習を引き受けていただいている状況であり、大学院側が決めた実習内容に沿って実習を進めていただくようにお願いをすることは困難である。全ての大学院生が、実習を受け入れてくださる協力病院全てをローテイションで回るという形であればよいが、一学生一病院という現状では、大学院生間で受ける実習内容に差が生じてしまうことになる。実習生の受け入れ体制が整っている病院では実習生のためのプログラム（スケジュール）が用意されており、実習生はプログラムに従って臨床実習を行うことになる。他方、実習のためのプログラムが用意されていない病院では、実習生が病院の通常の流れの中に（邪魔にならないように）参加させていただくことになる。前者と後者のどちらが望ましいかは、一概に言えない。学生の側にたってみれば、前者ではきめ細かい指導を受けることができる一方受動的な学生にとってはキャンパス内の教室で授業を受けることと同じになってしまう可能性がある。後者は病院という環境での場の雰囲気を読みとり適切な判断の下に行動するという実践的な勉強ができるが、消極的な大学院生の場合単なる見学で終わってしまう恐れがある。実習の充実さの違いは病院側の要因よりも、実習に参加する学生の質によるところが大きいのかもしれない。積極的な大学院生は、どのような状況であれ充実した実習をこなすが、消極的で受動的な大学院生はどれだけ指導をしても、また、どのような勉強の機会を与えても単なる作業をこなすようにだけで終わってしまうであろう。時には、授業の単位を取得するためだけに病院実習に参加しているような大学院生も見受けられる。こういった大学院生を病院に送り出すことは、大学院としてあってはならないことであり、大学院生に対する事前教育のあり方も重要になってくる。病院側からすると、実習プログラムを用意することで学生の勝手な判断で医療の妨げや患者への危害を生じる可能性は低くなるが、その分指導者の負担が多くなる。実習プログラムを用意しない場合は、その逆である。いずれにせよ、異なる病院に対して、大学院側が実習プログラムを提示し、これに沿った形で精神科臨床実習を行っていただくように、病院に依頼することは困難である。病院側の実習生受け入れにおける負担を考えるとかなりのものであり、「大学院生の実習のためにあえて病院が労を費やすこと」を大学院から病院にお願いすることは容易なことではない。実習生の指導をお願いすることによって、医師や臨床心理士の本来の業務に支障が出ることは間違いがない。場合によって、実習協力費（謝礼）を支払うこともあり得るが、その場合でも極わずかな額にすぎず、病院側の負担を補えるものではない。実習をお願いする大学院側としては、とにかく頭を下げてお願いするしかない。病院にとって「臨床心理士を目指す大学院生の実習（授業としての病院実習）」を引き受けるメリットがあるかどうかを考えた場合、現状においてはほとんどないといってよいのではないだろうか。四十八時間という短い実習期間では、精神科医療の説明を受け病院見学を行う程度で実習期間が終わってしまう。大学院生にとっては、短い期間であっても、「百聞は一見にしかず」の言葉通り貴重な体験であることは間違いないが、病院側が得るメリットはどの程度あるのであろうか。実習ではなく、研修という形で週一日で一年間、心理査定など責任を持って業務の一部に関わるのであれば、多少は病院側の手伝いをすることにもなるであろうが。授業としての精神科臨床実習と実践的研修とでは、異なる位置づけで考えなければならない。もちろん、実践的な研修を病院で受けさせていただくためには、大学院生の心理査定などに関する知識や技術が十分に身に付いていなければならない。実習とは異なり、研修となると大学院生自身の覚悟がしっかりとしていなければ、務まらない。実習は用意されたものであり、研修は大学院生自身の責任によって、実践を積み上げていくものである。

若手医師獲得のために研修医制度を整える病院や、看護師採用のために看護実習を積極的に受け入れる病院が増えてきている。が、臨床心理士獲得のために多くの病院が実習を積極的に引き受けていく……という状況は（国家資格化の行方に因るが）すぐには望めないであろう。

私は臨床心理士の認定資格を有するが、元々は医師であり医学部で医学生としての病院実習を受けてきた。医学生と臨床心理士養成課程の大学院生とを比較すると、病院実習のあり方はかなり異なっている。まず、医学部は医学生の実習（授業）の場として附属病院（大学病院）を必ず持っている。大学病院は、高度な医療を提供する医療施設としての位置づけもあるが、研究のための施設でもあり、何よりもまず医学生の実習・研修医の研修といった教育指導のための施設である。このため、大学病院では医師（医員）の他に、大学に籍を置く教員（教授・准教授・講師・助教）の兼務に加えて大学病院に籍を置く教員（教授・准教授・講師・助教）が存在する。医学生は、病院に籍を置く教員によって「授業」としての実習を受けることになる。当然のことながら、すべての学生が全科をローテイションで回り、同じ内容で実習を受けることになる（病棟で関わる患者が異なるなどの差は生じるが)。さらに卒後研修機関として研修医が、実践的研修を受けていく。臨床心理士養成大学院は、臨床心理面接を行うべく相談室を持ち、大学院担当教員が指導に当たってはいるが、病院を持つことは困難である。医学部が併設されている場合は、大学病院での精神科臨床実習を行うことが可能であるが、臨床心理士養成大学院の教員が大学病院に在籍している場合を除いて、同じ大学といえども学部の違う学生の実習となると病院側の受け入れが良好とは限らない。当然のことながら、大学院生を教育することを職務とする専任スタッフが病院に勤務しているわけではない。このような状況で、大学外の病院において、大学院の授業として構造化された精神科臨床実習を提供することは容易なことではない。

3　精神科臨床実習の理想

精神科実習の理想としては、臨床心理士養成大学院が実習の場としての精神科病院を併設することであるが、これはとうてい無理な話である。臨床心理士養成大学院の教員（精神科医師や臨床心理士）が精神科病院に非常勤として勤務、あるいは、精神科病院の医師もしくは臨床心理士が臨床心理士養成大学院の非常勤教員として在籍するという形をとることで、大学院生の病院での精神科臨床実習を「授業」として積極的に行っていくことが可能となる。実際、大学院生の実習先の確保のために、大学院の教員が病院に非常勤で関わることが少なくないようである。私が在籍する大学では、言語聴覚師・視能訓練師の養成課程を持つため、実習機関として附属クリニック（耳鼻咽喉科・眼科・リハビリティションン科）を平成一八年五月に開設した。クリニックの開院に伴い、私が心療内科・神経科・精神科の教授として兼任でクリニックに在籍し、診療行為を行うことになった。私以外の臨床心理士も勤務している。大学院生に診察の陪席をさせるとともに、心理査定（人格検査・神経学的発達検査・知的機能検査など）を行わせている。クリニックでは入院設備を持つ病院とは異なり、重篤な疾患に出会うことが少ないため、学外の精神科病院での実習は欠かせないが、臨床心理士養成大学院の教員が在籍する附属クリニックの併設という形ができたことで、大学院教員が直接指導を行える精神科臨床実習の場を持つことができた。医学部は持たないため、臨床心理士養成課程の大学院生のためだけの精神科臨床実習の場である。また、心理臨床相談室とクリニック（精神科）との連携により、クリニックで投薬を行い相談室で心理面接を行う事例が増えてきており、主治医との連携の下での心理面接を相談室で体験できるようになった。

臨床心理士養成課程の大学院生は医学生とは異なり、資格取得前にその業務に直接従事することができる。医師の業務は、医師の国家資格を取得する以前には行えないため、医学生の実習といえども直接「患者の身体」にふれることは許されず、医業および類似の行為を行うことはできない。しかしながら、現時点において臨床心理業務は国家資格ではなく法律的な制約もないため、臨床心理士の資格取得前である大学院生であっても臨床心理業務を行うことは可能である。平成一八年四月より、医療機関において医師の指示により、かつ、結果の分析を医師が行う場合は、医師以外の者（心理職）が心理査定を行ってもよい（保険診療とみなされる）ことになった。授業としての精神科臨床実習はあくまでも精神科臨床に関わる最低限の知識を身につけるものとし、これとは別に心理査定など病院における臨床心理業務に関わっていく精神科研修（週一日・数ヶ月〜一年）を積極的に行っていくことが望まれる。幸いにして、授業としての実習ではなく実践としての研修であれば、大学院生を受け入れてくださる医療機関は少なくはない。前にも述べたが、実習は用意されたものであり、研修は自らの責任において研鑽を積むものである。私の学部のゼミ生には、三年生から四年生にかけて一年間、精神科病院あるいは精神科クリニックのディケアでボランティアとして活動をさせている。学部生に関しては、心理査定などの臨床心理業務には直接関わらせてはいないが、ボランティア体験を通じて、精神科医療・精神科疾患・精神障害者への社会支援などの知識を深めさせている。学部のゼミ生が全て大学院進学・臨床心理士資格取得を希望するものでもなく、また、希望したところで大学院に入学できるわけでもない。また、大学院に入学した学生の全てが、大学院入学以前に精神科でのボランティアを経験しているわけでもない。このような現状なため、学部四年間と大学院二年間の計六年間に渡る教育とは言っても、実際のところ、学部と大学院の間にはつながりは強くはない。医学部のような一貫した六年間の教育課程ではなく、実質、大学院の二年間で臨床心理士に関わる教育を授けなければならない。欲を言うならば、学部四年間の間に、教育的に準備された精神科臨床実習を経験し、大学院では実践的な研修として精神科病院で業務をこなしていくことができればと願っている。

その2　N大学院における精神科臨床実習

坪井裕子

1　大学院における臨床心理実習の枠組み

筆者が勤務しているN大学院は、臨床心理士資格認定協会の定める臨床心理士養成第一種指定校である。臨床心理士の養成には、基礎的な講義だけでなく、心理臨床に欠かせない演習・実習が重要なものとして位置づけられている。そこで、筆者の勤務する大学院の実習のうち、特に精神科臨床実習の実際を紹介し、その課題について検討したい。

まず、N大学院における臨床心理実習の枠組みについて述べておく。「臨床心理実習」は、大学院の必修授業であり、実習はその一環として行われている。実習は、大学付属の臨床心理相談室における学内実習と、学外実習施設での児童臨床実習、および精神科臨床実習に大きく分かれている。大学院修士課程一年次の必修科目である「臨床心理基礎実習」における心理臨床の心構えや倫理に関する講義、面接技法や心理療法技法についてのロールプレイを含んだ学習と、「臨床心理査定演習」における臨床心理査定や心理検査の習熟をふまえたうえで、「臨床心理実習」は行われる。「臨床心理実習」の目的は、実際の心理臨床現場での体験を通して、臨床心理の総合的な学習を図るとともに、将来、心理臨床現場において、臨床心理士としてクライエントを担当し、援助するために必要である臨床心理学の倫理、援助態度、援助技法を習得することである。

児童臨床実習では、地域の教育委員会と提携して、小学校・中学校での教育相談サポーターや、適応指導教室で、基本的には週一回の実習が行われている。さらに情緒障害児短期治療施設における短期集中型実習や、小児科クリニックにおける週一回の実習等も含まれている。精神科臨床実習では、大学が実習先として提携する単科精神科病院、総合病院の精神科、精神科クリニック等で、基本的には週一回、実習させて頂いている。大学院修士課程一年生の前期は、このような学外実習施設の見学を行い、心理臨床現場のイメージを明確にするとともに、児童臨床、精神科臨床のどちらを中心に進みたいのかについても希望を取っている。それに基づき、修士課程一年生の後半から、心理臨床現場での実習ローテーションが始まる。ただし、児童臨床、精神科臨床のどちらを主として選択するにせよ、精神科臨床における実習は、最低三十時間は行うこととし、全体の実習時間は、最低でも二百時間は行うことが決められている。この基準はかなり多いように思われるかもしれないが、約一年半にわたって、週一回、一日八時間の実習を行うとなると、実際には二百時間は軽く越えてしまう。これまでの大学院生の例を見てみると、毎年、平均すると四百時間を越える実習を行っている。

指導体制については、担当教員の指導、教育、スーパービジョンのもとに、院生は実習を行うこととなっている。学外実習の場合は、大学付属の臨床心理相談室では経験できないようなケースに触れ、実際の精神科臨床における経験を積むことになる。担当教員と、学外実習先の臨床心理士（N大学院では、臨床現場の経験豊富な臨床心理士を「学外講師」として委嘱している）との連携による指導、教育が行われている。実際には、大学院生は毎回の実習ごとにレポートを作成し、各実習施設において、担当の臨床心理士に目を通していただき、指導を受けている。さらに、毎回のレポートを大学院の臨床心理実習担当教員に提出し、実習の指導を受けるというシステムになっている。そのうえに、毎週一回、大学院の授業で、臨床心理実習先での体験から、クライエント・患者さんに対する臨床心理学的理解、臨床心理学的態度、臨床心理学的援助技法を学ぶためのカンファレンス等を行い、実習体験のフォローをしている。このようにみてくると、N大学院では、臨床心理実習にかなり重点を置いているといえるだろう。

2　精神科臨床実習の具体的な内容

精神科臨床実習では、具体的にどのようなことが行われているのだろうか。ひとくちに精神科臨床といっても、単科の精神科病院と、総合病院の精神科、そして外来専門の精神科クリニックでは、病院の役割が異なると同時に、患者さんの病態水準も異なり、そこで働く臨床心理士の仕事内容にも違いがあると考えられる。

平成十八年度の例でいうと、N大学院では、単科の精神病院二ヶ所、総合病院精神科一ヶ所、精神科クリニック三ヶ所に協力が得られ、計六ヶ所と、精神科臨床のための学外実習施設としての契約を結んでいる。大学院生は一つの病院、クリニックに偏ることのないよう、最低でも二ヶ所の実習を行っている。

精神科臨床実習では、病院やクリニックの現実を知ることと、精神科の患者さんと直に接すること、臨床心理士の仕事の実際を知ること等が実習の目的となる。

単科の精神科病院と総合病院の場合では、もちろん異なる部分はあるが、入院設備を持っていることから、病棟体験をすることが、実習の大きな課題となる。特に、単科精神科病院での実習は、統合失調症の患者さんの急性期と慢性期の違いや、閉鎖病棟と開放病棟の違い、さらにデイケアの患者さんの様子を、肌で体験できる貴重な機会である。入院患者さんの中には、重篤な状態の方もいらっしゃる。これまで、本で読んだり、講義で話に聞いていた患者さんの姿を、実際に間近で見たり、言葉を交わしたり、接してみたりすることによって、実習生は大きな衝撃を受けるようである。そこで何を感じ、何を学びとることができるのかが、実習の意味にも関わる問題となってくる。実習内容は、各病院の方針に任されているため、一日中、病棟で患者さんと比較的ゆったりと関わることを中心にしているところもあれば、午前・午後に分けて、病棟体験以外に、外来診療時の陪席や、心理検査の陪席等を組み込んでいるところもある。心理検査の実際について、テストバッテリーの使い方や、ロールシャッハ検査のスコアリング、検査報告書の書き方などのご指導までいただく場合もある。担当の臨床心理士は非常に忙しい中で、時間的な余裕がないにもかかわらず、なんとかやりくりをしてくださっている。

精神科クリニックでは、比較的軽度な神経症レベルの方から、境界例や人格障害など、統合失調症だけでなくさまざまな問題を抱えた患者さんに出会うこととなる。まさに現代社会のあらゆるメンタルヘルスの問題が凝縮されているといえる。実習内容は各クリニックの方針によるため多少の違いはあるが、実習の初期は、クリニックとはどういうところかから始まり、予診のとりかた、診察の陪席等の経験を積むことが多いようである。クリニックによっては、オプションで、アルコール依存症の患者さんのミーティングや、心理教育プログラムへのオブザーバー参加が許される場合もある。実習に慣れてくると、心理検査を実施したり、患者さんのカウンセリングを担当したりすることもある。患者さんを担当することで、医師との連携の実際についても学ぶこととなる。忙しいクリニックでは、三十分枠での面接を行う場合もあり、なかなか医師との連携が取りにくいところもある。そのような体験をすることで、大学院の講義で聞いた基本とは異なる現実を知る。提携先のクリニックはどこも患者さんが多く、実習生は、実際の忙しさ、大変さを知って、臨床心理士の仕事は夢に描いていたようなものではないということを知るようである。

3　精神科臨床実習での学び

N大学院における臨床心理実習において、精神科臨床実習は必須であり、特に心理臨床の基礎となるものであると考えられる。そこで、実習生はどのようなことを学んでいるのだろうか。実習の目的である精神科臨床の現場を知ること、患者さんの理解と援助を学ぶこと、心理査定や心理検査、心理療法の実際を学ぶこと、精神科医療の中での心理職のありかたを考えること等々、実習生が学ぶべき課題は多い。

そのなかでも、筆者が最も重要だと考えるのが、病棟体験と、患者さんからの学びである。病棟体験は、ある意味で患者体験でもある。筆者自身、学生時代に精神科臨床実習で初めて閉鎖病棟に入ったときのことを、今でもよく覚えている。実習生として行っているのだから、閉鎖病棟について、頭では十分に理解しているつもりだったが、「ガチャン」とドアに鍵をかけられたときの、あの心細さは何とも言えないものであった。また、病棟で患者さんと関わるといっても、最初は何をして良いのか分からず、非常に戸惑ったこと、それでも、毎週通い続け、患者さんと一緒に散歩したり、時には一緒にボーッとしたりする中で、いつの間にか、患者さんの世界になじんでいる自分にも気づいていたことなどが思い出される。

さきほど、実習生は、精神科臨床の現場に入ると、「大きな衝撃を受けるようである」と書いたが、その衝撃、ショックとはいったいなんだろうと考えるところから実習が始まる。「人のこころ」とは、あるいは「こころを病む」とはどういうことだろう、もっと大げさな言い方をすれば「生きる」とは、などと、考え始めたらキリがないようなことを考えるのが、精神科臨床実習ではないだろうか。特に、重篤な患者さんとの出会いからは、より一層深く、「人間とは」という根源的な問いを突きつけられるだろう。

精神科臨床実習で実習生に、是非、学んで欲しいのは、「人と（自分と）向き合うこと」である。実習生という立場で、非常にあいまいな存在である自分が、患者さんやそのご家族とどう向き合うか、あるいは、病棟で何をしたら良いのかわからず戸惑う自分、何もできない自分とどう向き合うか、その体験をきちんとして欲しいと思う。精神科臨床実習のある日に限って、体調が悪くなったり、朝起きられずに遅刻してしまったりする実習生がいるという話も聞く。それは、もしかしたら、精神科臨床の重みに、無意識なりにも気付いているからこその反応なのかもしれない。精神科臨床実習に深く入り込まずに、さらりとこなしてみせる実習生よりは、心が動いているのかもしれない。もちろん、それにきちんと気付いて、さらにそこから一歩踏み出すことが大事である。

しかしながら、精神科臨床実習では、学ぶべきことが多いので、ともすると、予診の取り方、面接の仕方、心理検査の実施方法、報告書の書き方、等々のノウハウに偏ってしまいがちになる恐れがある。あるいは受け持った患者さんのことで精一杯で、自分の心の動きを考える余裕がないかもしれない。大学院生には、精神科臨床実習で、是非、こころで感じる体験をして欲しいと思う。そして、大学院の講義で聞いた臨床心理学が、現場の体験をすることで、生きた臨床心理学となるように、患者さんを通して学んでいただきたいと思う。

4　精神科臨床実習の課題

これまで述べてきたように、精神科臨床実習は心理臨床を学ぶ基礎として、非常に意味の大きいものである。しかし、現在の実習には、様々な課題がある。そこで、いくつかの課題を整理してみたい。

一つには、学外実習施設は、実習先の「ご好意」によって、大学院との提携が成立している状況であるということである。これは、N大学院だけの問題にとどまらず、臨床心理士養成大学院全体に関わる問題である。N大学院は六ヶ所の精神科臨床実習先があり、かなり充実しているほうであると考えられるが、臨床心理士養成大学院が増えたために、他大学院では、実習先の確保が困難となっているという話もある。一方で、実習生の受け入れが大きな負担となっている実習施設、病院等もあると聞く。これらの点に関しては、日本心理臨床学会第二十五回大会での自主シンポジウム「臨床心理士は精神科臨床から何を学ぶか―大学院での臨床心理実習を視野に入れながら」でも話題になっていた。一つの案として、大学院が独自に実習先と提携をするのではなく、臨床心理士養成大学院が共通に実習できるような、精神科臨床実習システムを構築することが必要であろう。

実習内容についても、現在は、各病院、クリニックの方針に任せている部分が多い。実習先の担当臨床心理士に、忙しい勤務時間の合間を縫って、実習生の指導をお願いしている現状では、細かい実習内容について大学院側と連携ができているとは言いがたい。大学院の教員側も実習生のレポートを通してのチェックとなることが多いため、タイムリーな把握が困難となる場合がある。また、大学院の授業で、実習のフォローを行っているが、週一回の授業で、毎回二人が発表するという形式のため、実習生一人当たり毎週の実習に対して、月一回程度のフォローしかできないことになる。順調に行っているときは良いが、何か問題があったときにすぐに対処できるかどうかは実習生の意識にもかかっている。

さらに、実習受け入れ先の臨床心理士の負担に対して、どう応えるかという大きな問題がある。N大学院としては、実習先に勤務する臨床心理士を「学外講師」として委嘱しているが、ほとんどが、個人の努力と好意に甘えているという実態である。「学外講師」が、実習生の教育・指導に当たる場合、例えば週一回は、本来の勤務から自由になれるような条件作りが必要だと考えられる。それには、財政的な裏づけがないと困難であろう。具体的には、大学側から、実習先の施設、あるいは「学外講師」に対して、その時間分の給料を補填するといったことが考えられるが、これがどの程度、現実的に可能かどうかは、財政事情の厳しい折、なんとも心もとない。しかし、この課題をクリアしていかないことには、実習の質にも関わってくる問題となる。

このように、実習システム、実習内容、財政的裏づけの問題と、課題は山積している。臨床心理士資格認定協会や、臨床心理士養成大学院全体で、新たな実習システムを構築していけるようになるのが理想である。精神科での常勤職を経験していない筆者が大きな声で言えることではないが、問題解決のためには、臨床心理士養成に際して、精神科臨床実習がどれほど重要であるかということについて、養成に関わる側の共通理解を得ることが必要であろう。

おわりに

渡辺雄三

本書、ことに第II部「臨床の現場から学ぶ臨床心理学の課題」の各章を通覧してみて、改めて思うのは、亡くなられてもう十二年の歳月が流れてしまったが、故・名古屋大学名誉教授、村上英治先生のことである。直接的にしろ間接的にしろ、第II部の執筆者の多くが、名古屋大学の教育学部か医学部の教育と伝統の中にあり、その両方にまたがって大きな影響を与えたのが村上英治先生の存在であった。また、第I部の執筆者の、氏原寛（敬称略、以下同）、成田善弘も村上先生とは少なからぬご縁をお持ちである。

第II部第五章で森田美弥子が先生について言及しているが、重篤な精神病の患者さんと重度の知的遅滞の子どもたちへの、献身的とも思える熱いかかわりと人間味に溢れた心理的援助とが、終生変わることのなかった、先生の臨床姿勢であり、また学問の方法であった。村上先生ご自身、精神科臨床への思いについて、次のように語られている。

「病院臨床から出発した私にとって、精神病院での実践は、私の臨床活動の中核でもあり、原点ともなっています。ロールシャッハ法を学び、投映の世界に照らし出された患者・クライエントの内的過程に目こらすことから始めて、それこそ自分ひとりの独自の、一回限りのかけがえのない生命《いのち》を生きつづけていく重みを、あるいは自己との対決に、あるいは家族との桎梏の中で、投げかける本来的な叫びに、ただひたぶるに耳傾けようとする「臨床のこころ」を、私はこうした「病院臨床」の場で肌で学んできたつもりでおります」(村上英治「まえがき」村上英治監修『生きること・かかわること』名古屋大学出版会)。

私もその一人だが、第II部の執筆者の幾人かは、精神病院臨床に強い思いを抱く、こうした先生の臨床姿勢に共感してその門を叩き、熱い薫陶を受け、ひたむきな臨床家であれと育てられ、非常に大きな影響を受けると共に、やがては、現場の臨床家として大学人である先生と向かい合い、問いかけ、ときに対決して、自らのあり方とその学問的方法とを模索し続けてきた(同じことが、川戸圓と総田純次における大阪大学の辻悟先生の存在について言えるのかもしれない)。第II部の原稿の中からは、それぞれの悪戦苦闘ぶりとその成果とが、伝わってくるようである。そして、間接的に影響を受けた者も含めて、江口昇勇、森田美弥子、米倉五郎、祖父江典人、岡田敦、藤田晶子、そして私自身は、今では大学教員になってしまったが、ある時期には、ほとんど重なって、また、今も現場の臨床家として奮闘している小泉規実男、佐藤明美、三宅朝子、野田麻理も加えて、少し遅れては高橋蔵人、山田勝もそこに参加して、それぞれが愛知県下の病院精神科で心理臨床家として働いていた。しかもその多くが、恵まれない私立単科精神病院の常勤者であった。お互いに研鑽し励まし合う不遇な病院臨床家仲間であると共に、またそれぞれがライバルでもあった。今思えば懐かしいが、ときには、激しい争いや敵対が生まれたりもした。しかし、それぞれの底につねにあったのは、熱い「臨床のこころ」であり、少しでも相手より優れた本物の心理臨床家であろうとする競争心であり、野心であった。それが互いを競わせ、磨かせ、成長させ、それぞれの今になっているようである。

しかし、残念なことに、最近は、名古屋大学の伝統でもあり村上先生の口癖でもあった「臨床のこころ」が、少々、影が薄くなっているように思われる。名古屋大学に限らず、全国的にもそのような気配を感じるが、昔に比べて知的に優秀で器用な臨床心理士は多くなったが、熱い「臨床のこころ」を持った臨床家は、少なくなったのではあるまいか。重篤な精神病者というアイデンティティの危機に瀕する具体的な対象が眼前にあったからこそ、それなりのアイデンティティを獲得することができたのではないかと、私自身についても思うのだが、重篤な精神病者にかかわり、彼らを深く理解し、彼らを援助することの中に、自らのアイデンティティを探し求めざるを得ない臨床家、そしてそれ故に、（良くも悪くも）熱い「臨床のこころ」を抱えて臨床実践に励み続ける臨床家が、昨今、珍しくなってきたようで、（村上先生の「熱さ」に時に批判的であった私にしても）物足りなさを感じてしまう。精神科医にしても、自らの内の「狂気」をもてあましているような、人間くさい、しかしそれだけに精神病者に深く寄り添える精神科医が少なくなつて、スマートな医者が多くなっている気がする。

これらは反面では、臨床心理学・精神医学の学問としての成熟であり、また臨床心理士や精神科医がより健全になってきたということでもあろう。確かに、私も含めて、自分自身の処理できない内的な問題を抱えているが故の「熱い」臨床家であるとき、往々にして、クライエント（患者）との適切な関係や距離を欠いたかかわりとなり、さまざまな歪んだ転移／逆転移感情を生み出して、結果的に治療の進展を妨げることになってしまう。また、私が臨床家として出発した頃は、精神病や境界例に対する治療論はまだ未熟で、彼らへの心理療法もただ闇雲に体当たりで取り組んでいた感があった。それだけに、クライエントに大きな迷惑をかけ、またセラピスト自身も深く傷つくことが多かった。

それに比べて、最近の臨床心理士は、臨床心理学・精神医学の学問的進歩もあって、かなり厄介な境界例のクライエントに対しても、それなりの関係性と距離感を持って対処できるようになってきている。精神医学が脳科学や薬物療法へとますます傾く一方で、それとは矛盾するように（だからこそとも言えるが）、精神病院や精神科クリニックなどでは、臨床心理士がかなり難しい境界例の心理療法を担当していて、精神医療における臨床心理学の存在意義は（精神医学が評価しているよりも）決して低くはないのではないか、と思われる。臨床心理士による心理療法（カウンセリング）が精神科医の診療と並行して行なわれているからこそ、経営的にも成り立ち、またクライエントの評価も得ていると思われる精神科クリニックは少なくない。にもかかわらず、そこでの臨床心理士の時間給がコンビニのアルバイト並みなどという話を聞くと、第I部で執筆していただいた成田善弘、松木邦裕、横山博を始めとする、よきパートナーとして臨床心理士を応援してくださっている精神科医に対しては失礼な物言いになるかもしれないが、医療経済の問題であると同時に、臨床心理士の存在意義に対する否認なり極度の過小評価が、意識的にしろ無意識的にしろ、精神科医の内に存在しているのではないかと、つい思いたくなってしまう。あまりに脳科学や生物学に傾斜した現代の精神医学・精神医療を、それが実践学から遊離した空虚なものへと陥らないように補完し、背後で支えているのは、少々我田引水かもしれないが（精神医学が意識している以上に）臨床心理学や心理療法の存在なのではないか。

先に、熱い「臨床のこころ」を持った臨床家は少なくなったのではあるまいか、と述べた。確かに、「昔はもっと厳しい状況だったけども、熱い臨床のこころを持っていた。それに比べて最近の若い人は……」などと、つい年寄りぶって愚痴りたくなる時もないではない。しかし、精神科臨床における臨床心理士の存在意義の高まりと、それとは裏腹の厳しい精神医療の状況を見てみると、「臨床のこころ」を持った臨床家が、単科精神病院を中心とした精神医療の中で生き残り続けることの大変さは、臨床心理士の個人的問題よりも、昔とは違うまた現在ならではの臨床心理学が置かれた状況に、より大きな問題があるのではないか、とも思われる。

臨床心理士が精神科臨床の中で生き続けることの大変さは、何よりもまずは、精神医療・精神医学の問題であろう。しかし同時に、この大変さには、現在の臨床心理学特有の問題も深く関係しているようである。

私たちの時代は、臨床心理学という学問そのものが、まったくマイナーな、日陰の学問であった。だからこそ私たちは、同じようにマイナーな日陰の病院臨床家である自分自身と臨床心理学とを重ね合わせ、同一化して、それだけに熱い「臨床のこころ」を抱いて、非常に過酷な病院臨床を生き続けることができた。第II部の執筆者の多くがお互いにそうであったように、厳しい時代を共に生きる戦友として、一緒に生き延びてきた。

それに対して、現在の臨床心理学は、時代に沿ったメジャーな分野として脚光を浴びている。昔を知る私としては隔世の感さえするが、ことに大学における臨床心理学は、ブームと言えるほどに繁栄し、多くの学生を集め、百五十に及ぶ臨床心理士養成大学院が全国各地に作られ、私のような「学歴障害者」である人間でさえ大学に呼ばれて教員となり、しかも大学内でも（学生募集のためには）無視できない分野として重んじられている。まさに、大学における臨床心理学は、「咲く花の匂うがごとく今盛りなり」である。

その一方で、現場における臨床心理学、ことに精神科臨床の現場における臨床心理学は、コンビニのアルバイト並みの時間給は極端な例かもしれないが、今なお多くの病院では、昔とほとんど変わらず、非常に恵まれない条件で雇用されており、しかもその仕事に対する理解も、先にも触れたように、未だに決して満足のいくものではない。心理査定を単に経営的素材としてしか、心理療法を「困った患者の愚痴を聞くこと」程度にしか、思っていない管理者や精神科医さえいる。

ここには、「大学臨床心理学」といったものと、「現場臨床心理学」といったものとの間の、大きな乖離、ギャップの問題が、現われ出ているのではないだろうか。私自身も、現場の臨床家から大学で臨床心理学を講じる者へと転身して、この「大学臨床心理学」と「現場臨床心理学」との乖離、ギャップの存在を、（大学という反対側に立つことで現場に浸りきっていた時以上に）強く感じた。

現在の臨床心理学の世界には、「大学臨床心理学」と「現場臨床心理学」との間に大きな乖離、ギャップが存在しており、両者を非常に不健全な関係にしている。そして、一方は臨床心理士への現実離れした幻想をかき立て、他方は過酷な現実を突きつけて大きな幻滅を与える。その落差があまりに大きいために、臨床家が、熱い「臨床のこころ」を抱いて、単科精神病院を中心とした精神医療の中で生き残り続けることを、皮肉なことに、（もしかすると私たちの時代にも増して）困難なものにしている。

その問題を、第I部第五章では、基本的な学問的態度や方法論に絞って考察してみたが、態度や方法論にとどまらず、現在の「大学臨床心理学」と「現場臨床心理学」の間には、経済的・社会的処遇を中心としたあまりに大きな乖離・ギャップが生じている。それは、大学における学問と、その現場への実践、応用との関係、すなわち研究・教育と実践・実務との関係としては、かなり不健全な姿と思われる。経済面をとっても、医者や弁護士の世界に見るように、大学の研究者よりも現場の臨床家・実務家の方が少なくとも収入の面ではむしろ恵まれない限り、その関係は一方的な上下関係のままの、緊張感と流動性を欠いた澱んだものとなり、決して健全とは言えない。だが臨床心理士の現状は、そんな話はほとんど空言にすぎない（ごく一部の開業心理療法家はそれを実現しているだろう）。しかしそれでも、私自身の経験からすると、それに費やすエネルギーを考えたら、大学人と比較してまったく割に合わない）。収入だけではない。熱い「臨床のこころ」を持った優秀な臨床心理士にとって、臨床現場が、大学世界などに比べてずっと魅力を持った世界にならなければならない。それこそが、村上先生が言い続けられた、「臨床のこころ」を現実的なものにする、もっとも本質的な課題と思われる。

バブルに思えるほどの「大学臨床心理学」の繁栄に酔うことなく、今一度初心に戻って、臨床心理学は、何よりもまず臨床現場から学ぶべき学問であり、臨床現場のための学問であることを改めて確認し、それをもう一度深く自覚すること、そして、現場の臨床家を本当に大切に考え、処遇することこそを、臨床心理学という学問の必須の課題として考えるべきだろう。

こうした問題意識と危機感を背景として、『臨床心理学にとっての精神科臨床――臨床の現場から学ぶ』と題した本書が、編集、執筆されることになった。

この書を通して、臨床心理学が、臨床現場から学び、臨床現場のための学問として、現場においても大学においても、もう一度点検され、「大学臨床心理学」と「現場臨床心理学」のギャップが少しでも狭められ、対等な緊張関係へと成熟することを期待すると共に、熱い「臨床のこころ」を持った臨床家が、現場で生き生きと活躍できることを切に願ってやまない。そして、今なお不遇な状況にある現場の心理臨床家、ことに精神科臨床の現場で、日夜悪戦苦闘しながら働いている臨床家に、この書が、役立ち、励まし、力づけるものになってくれれば、こんなに嬉しいことはない。

最後に、この書の出版にあたって、人文書院編集部長・谷誠二さんには、企画から編集、出版に至るまで熱心なご支援とご理解を賜った。谷さんに心よりの感謝の気持ちを表わして、本書の結びとしたい。

坪井裕子（つぼい・ひろこ）
名古屋大学大学院教育発達科学研究科博士課程単位取得満期退学。名古屋大学博士（心理学）。名古屋市児童福祉センター心理職等を経て、現在、人間環境大学講師。臨床心理士。
「ネグレクトされた女児のプレイセラピー――ネグレクト状況の再現と育ち直し」（心理臨床学研究22(1)、2004）
「Child Behavior Checklist/4-18（CBCL）による被虐待児の行動と情緒の特徴――児童養護施設における調査の検討」（教育心理学研究53(1)、2005）

『コラージュ療法・造形療法』（共著、岩崎学術出版社、2004）他。

小泉規実男（こいずみ・きみお）
1951年生まれ。日本福祉大学社会福祉学部卒。名古屋大学教育学部研究生、南豊田病院臨床心理室勤務（常勤）を経て、1990年より小泉心理相談室心理臨床家。現在、臨床心理士、日本精神分析学会認定スーパーバイザー、日本福祉大学大学院心理臨床専攻修士課程非常勤講師。
『カウンセラーの仕事』（共著、朱鷺書房、1995）
『人間援助の諸領域』（共著、ナカニシヤ出版、2000）
「あるスキゾイド来談者の攻撃性が扱えるようになるまでの過程」（精神分析研究、2005）他。

藤田晶子（ふじた・あきこ）
1952年生まれ。名古屋大学大学院教育学研究科発達臨床学専攻博士前期課程修了。兵庫県心理判定員、専門学校カウンセラー、講師、八事病院心理士、学生相談カウンセラー等を経て、現在、日本福祉大学／心理臨床研究センター准教授、臨床心理士。
『慢性分裂病者にみられたコラージュ表現』（日本芸術療法学会誌 vol. 28(1)、1997）
『職場不適応をおこした青年女子の面接過程』（日本箱庭療法学研究 vol. 10(2)、1997）など。

佐藤明美（さとう・あけみ）
1967年生まれ。名古屋大学大学院教育学研究科発達臨床学専攻博士前期課程修了。1992年よりあいせい紀年病院、現在に至る。臨床心理士。
『仕事としての心理療法』（共著、人文書院、1999）
『人間援助の諸領域』（編・共著　ナカニシヤ出版、2000）など。

三宅朝子（みやけ・あさこ）
1988年名古屋大学大学院教育学研究科教育心理学専攻博士前期課程修了。（医）資生会八事病院（常勤）を経て、1992年より吉田クリニックに勤務。現在、（医）秋桜会吉田クリニック／心理療法室主任。臨床心理士（常勤）。
『仕事としての心理療法』（共著、人文書院、1999）
「治療者交代についての一考察——ある境界例女性の事例と通して」（心理臨床学研究16(3)、1998）など。

野田麻理（のだ・まり）
1963年生まれ。名古屋大学大学院教育学研究科教育心理学専攻博士前期課程修了。1988年より安城更生病院精神科（常勤）、現在に至る。臨床心理士。
『子どもの精神療法——症例とスーパービジョン』（共著、金剛出版、1991）
『今日の児童精神科治療』（共著、金剛出版、1996）
『医療現場に生かす臨床心理学』（共著、朱鷺書房、2004）他。

古井　景（ふるい・ひかり）
1962年生まれ。愛知医科大学大学院医学研究科・博士（医学）。医師国家資格取得、小児科での研修を経て精神科医となる。その傍ら衛生学（社会医学）に従事。愛知医科大学衛生学講座講師・同附属病院精神科講師を経て、現在、愛知淑徳大学コミュニケーション学部・大学院コミュニケーション研究科／愛知淑徳大学クリニック教授。精神科医師・臨床心理士。
『医療現場に生かす臨床心理学』（共著、朱鷺書房、2004）
『心理療法の実践』（共著、北樹出版、2004）
『ゴム風船の中で生きる若者たち——自称「うつ病」とその対応』（ゆいぽおと、2006）他。

『仕事としての心理療法』（共著、人文書院、1999）
S・H・マクダニエル他編『治療に生きる病いの経験―患者と家族、治療者のための11の物語―』（共訳、創元社、2003）
M・ホワイト『セラピストの人生という物語』（共訳、金子書房、2004）他。

高橋蔵人（たかはし・くらと）

1963年生まれ。愛知教育大学大学院修了。京ケ峰岡田病院を経て、1994年より西山クリニック、現在に至る。臨床心理士。
『仕事としての心理療法』（共著、人文書院、1999）
「青年期の分離個体化に関する研究」（心理臨床学研究 vol. 7(2)、1989）
「心理療法の中でいかにコトがおさまっていくか」（精神療法 vol. 19(1)、1993）他

森田美弥子（もりた・みやこ）

1953年生まれ。名古屋大学大学院教育学研究科博士課程満期退学。刈谷病院常勤サイコロジスト、名古屋大学学生相談室専任室員を経て、現在、名古屋大学大学院教育発達科学研究科教授。臨床心理士。
『臨床心理査定研究セミナー』（編著、至文堂、2007）
『臨床実践の知』（共編著、ナカニシヤ出版、2003）
『心理臨床家－病院臨床の実践』（共著、誠信書房、1982）他。

米倉五郎（よねくら・ごろう）

1947年生まれ。南山大学文学部卒。名古屋大学医学部（精神医学教室）研究生修了。中部労災病院精神科を経て、1976～2003年社会保険中京病院精神心療科臨床心理士（常勤）。現在、名古屋工業大学保健センター・カウンセラー（非常勤）、愛知淑徳大学／大学院教授。臨床心理士。
『心理臨床家の職業病』（編著、心理臨床第6巻1号、星和書店、1993）
『その後のボーダーライン』（編著、心理臨床第10巻2号、星和書店、1997）
『日本の心理臨床―過去現在未来』（共著、人文書院、2007年予定）。

祖父江典人（そぶえ・のりひと）

1957年生まれ。東京都立大学人文学部卒。名古屋大学医学部精神医学教室研究生、国立療養所東尾張病院心理療法士(常勤)、厚生連更生病院臨床心理士(常勤)、愛知県立大学文学部社会福祉学科専任講師を経て、現在、同学科准教授。臨床心理士
『心理療法の実践』（成田善弘編、北樹出版、2004）
『現代のエスプリ別冊　オールアバウト「メラニー・クライン」』（松木邦裕編、至文堂、2004）
『病院臨床と対象関係論』（仮題）（新曜社、2007年予定）など。

川戸　圓（かわと・まどか）

1947年生れ。大阪女子大学修士。榎坂病院治療精神医学研究所研究員、スイス・ユング研究所留学、ユング研究所研究生として日本で事例研究、その後再度スイス・ユング研究所留学。1981年より川戸分析プラクシス心理療法家、現在、大阪府立大学人間社会学部教授。臨床心理士。
「実体験としてのイニシエーション」（河合隼雄編『心理療法とイニシエーション』岩波書店、2000）
「〈モノ〉の語りとしての妄想と物語り」（河合隼雄編『心理療法と物語り』岩波書店、2001）他。

岡田　敦（おかだ　あつし）

1952年生まれ。上智大学文学部卒。名古屋大学医学部精神医学教室にて卒後研修（研究生）。共和病院精神科、サテライト桜クリニック臨床心理士（常勤、および非常勤）を経て、現在、椙山女学園大学／大学院教授。臨床心理士。
『転移／逆転移』（共著、人文書院、1997）
『心理療法の実践』（共著、北樹出版、2004）

【執筆者略歴】（掲載順・編者については奥付頁参照）

成田善弘（なりた・よしひろ）
1941年生まれ。名古屋大学医学部卒。名古屋大学医学部精神医学教室副手、愛知県立城山病院医員、名古屋大学医学部附属病院精神科助手、社会保険中京病院精神科部長、椙山女学園大学／大学院教授を経て、1994年より桜クリニック嘱託、2006年より大阪市立大学／大学院教授、現在に至る。精神科医、臨床心理士。
『心身症と心身医学』（岩波書店、1986年）
『青年期境界例』（金剛出版、1989年）
『精神療法家の仕事』（金剛出版、2003年）他。

松木邦裕（まつき・くにひろ）
1950年生まれ、熊本大学医学部卒。九州大学医学部心療内科、福岡大学医学部精神科、タビストック・クリニック、福間病院等を経て、1999年より精神分析オフィス、現在、兵動クリニック／精神科医、精神分析オフィス／精神分析家。
『分析空間での出会い』（人文書院、1998）
『精神病というこころ』（新曜社、2000）
『私説　対象関係論的心理療法入門』（金剛出版、2005）他。

横山　博（よこやま・ひろし）
1945年生まれ。京都大学医学部卒。京都大学医学部付属病院精神神経科に所属し、精神科医となる。精神病院勤務を経て、1984～1985年、1988～1989年、チューリッヒ、ユング研究所に留学、ユング派分析家の資格を取得す。1994年臨床心理士資格取得。1995年より甲南大学文学部人間科学科教授、現在に至る。
『神話のなかの女たち』（人文書院、1995）
『心理療法　言葉／イメージ／宗教性』（編著、新曜社、2003）
『心理療法とこころの深層』（新曜社、2006年）他。

氏原　寛（うじはら・ひろし）
1929年生まれ。京都大学文学部卒。帝塚山学院大学大学院人間科学研究科教授。学術博士、臨床心理士。
『ユングを読む』（ミネルヴァ書房、1999）
『カウンセラーは何をするのか』（創元社、2002）
『カウンセリング・マインド再考』（金剛出版、2006）他。

江口昇勇（えぐち・のりお）
1949年生まれ。名古屋大学大学院教育学研究科博士課程前期課程修了。松蔭病院（常勤）、東海銀行カウンセラー（非常勤）、同朋大学助教授、愛知淑徳大学／同大学院教授を経て、2004年より愛知学院大学／大学院教授、現在に至る。1996年より数校の中学／高校においてスクールカウンセラーを歴任。臨床心理士。
『母なる愛　光と影』（中央法規、1989）
『障害者といかに出会うか』（黎明書房、1990）
『クラスに悩む子どもたち』（共著、人文書院、2004）他。

山田　勝（やまだ・まさる）
1962年生まれ。愛知教育大学大学院修士課程修了。名古屋大学医学部精神医学教室、一宮市立病院今伊勢分院（非常勤）、愛知県立城山病院（非常勤）を経て、1991年より愛知県立城山病院（常勤）、現在に至る。臨床心理士。

【編者略歴】

渡辺雄三（わたなべ・ゆうぞう）

1941年生まれ、名古屋大学工学部中退。佐藤神経科病院、松蔭病院心理臨床家（常勤）を経て、1987年より渡辺雄三分析心理室心理療法家。現在、人間環境大学／大学院教授。臨床心理士。
『病院における心理療法』（金剛出版、1991）
『仕事としての心理療法』（編・共著、人文書院、1999）
『夢が語るこころの深み』（岩波書店、2006）他。

総田純次（そうだ・じゅんじ）

1960年生まれ。大阪大学医学部卒。大阪大学医学部付属病院精神神経科、国立大阪南病院精神神経科での研修医、レジデント医、大阪労災病院精神神経科勤務を経て、2001年より人間環境大学助教授、2003年から臨床心理士認定協会の指定大学院も担当、現在に至る。精神科医。
『精神病理学の認識論的基礎』（晃洋書房、2003）
『精神分析学を学ぶ人のために』（共著、世界思想社、2004）など。

ISBN978-4-409-34034-9　C3011

臨床心理学《りんしょうしんりがく》にとっての精神科臨床《せいしんかりんしょう》
——臨床の現場から学ぶ

二〇〇七年六月　五　日　初版第一刷印刷
二〇〇七年六月一〇日　初版第一刷発行

編　者　渡辺雄三
　　　　総田純次

発行者　渡辺博史

発行所　人文書院
〒六一二-八四四七
京都市伏見区竹田西内畑町九
電話　〇七五（六〇三）一三四四
振替　〇一〇〇〇-八-一一〇三

印刷　創栄図書印刷株式会社
製本　坂井製本所